Gesunde Reflexe – Heilsames in neuer Qualität

Eduard Überbacher

Gesunde Reflexe – Heilsames in neuer Qualität

Biokybernetik nach Dr. Ing. Jan Gerhard Smit

löwen-
stern
verlag

Bibliografische Information der Deutschen Nationalbibliothek
Die Deutsche Nationalbibliothek verzeichnet diese Publikation in der Deutschen Nationalbibliografie; detaillierte bibliografische Daten sind im Internet über http://dnb.d-nb.de abrufbar.

Umschlaggestaltung: Renate Wettach unter Verwendung eines Fotos von AngelikA Fürstler und eines Fotos von Adobe Stock.
Lektorat: Hubert Storath, Renate Wettach.
Bilder: wenn nicht anders vermerkt, stammen alle Bilder von Eduard Überbacher.

ISBN 978-3-98864-005-5 (Print Softcover)
E-ISBN 978-3-98864-006-2 (ePUB)

Frankfurt am Main 2023, 1. Auflage
Druck: CPI Druckdienstleistungen GmbH, Ferdinand-Jühlke-Straße 7, 99095 Erfurt

Verlag, Redaktion, Herstellung, Design & Layout:
Renate Wettach, LöwenStern Verlag,
E-Mail: geschaeftsfuehrung@loewenstern-verlag.de
www.loewenstern-verlag.de

Inhaltsverzeichnis

Abbildungsverzeichnis

Einführung

„Gesundheit kommt vom Himmel“,

sobald wir als gesundes Baby auf die Welt kommen.

Im weiteren Lebensverlauf haben wir allerdings selbst das Zepter unserer Gesundheit in der Hand. Niemand kann beispielsweise einem erwachsenen Menschen vorschreiben, wie er sich ernähren soll, niemand hat die Oberaufsicht über individuelle Gewohnheiten. Vorrang hat immer der freie Wille eines Menschen, ob man gesundheitsbewusst lebt oder ständig im Stress ist, oder sich sonstwie überlastet. Die Oberaufsicht über die Lebensgestaltung hat immer der Mensch selbst.

Für unangenehme Folgen aus Lebensgewohnheiten kann folglich auch niemand anderer die Verantwortung tragen, weil eben der Mensch selbst die Ursache setzt und eventuell ungünstigen Entwicklungen Vortrieb gibt. Niemand, außer der Mensch selbst, ist in solchem Fall in der Verantwortung oder besser gesagt **„Selbstbestimmung“**.

In vielen Fällen erkennen Menschen ihr Zuwiderhandeln gegen ihre Gesundheit erst dann, wenn der Körper nicht mehr kompensieren kann. Ja, unser menschlicher Organismus hat die Gabe, zu kompensieren. Eine Art zu kompensieren ist es beispielsweise, Fehlernährungen mit dem vorhandenen Vorrat an Vitaminen und Mineralstoffen auszugleichen.

Was ist beispielsweise, wenn der Organismus dauerhaft in einem viel zu sauren Milieu überleben muss, weil dieser Mensch ständig im

Stress ist, weil er Unmengen an Kaffee, Zigaretten und Zucker zu sich nimmt und auch noch ständig sauer machende Handlungen setzt?

Der Körper kompensiert, indem er sich die dringend benötigten Basen (Kalzium) aus den Zähnen und Knochen holt. Was ist jedoch, wenn dieser Vorrat verbraucht und nicht mehr ausreichend vorhanden ist?

Wenn jemand sich stark ins saure Milieu gebracht hat, dann hilft auch die innere Regulation nicht mehr viel. Das Körpermilieu muss auch gesund sein. Vergleichen wir dies einmal mit dem Fisch im Wasser. Lebt er im klaren Quellwasser, weiß er zwar nichts über das Wasser, dennoch ist er gesund. Lebt der Fisch im Brackwasser, wird er nicht gesund bleiben können. Er fühlt nur, dass es ihm nicht gut tut, hier zu sein. So ähnlich ergeht es auch den Menschen, wenn sie in ihrem Biotop ständig denaturierte und chemisch-synthetisch versetzte oder gar giftige Nahrung zu sich nehmen.

Man darf auch wissen, dass der Körper für synthetische Produkte keine Enzyme hat, um sie in brauchbare umzuwandeln. Sind sie nicht umwandelbar, werden sie möglichst weit weg von den Organen abgelagert, um diese zu schützen. Auch ein Ausscheiden ist dann nicht möglich, weil sie dafür nicht aufgenommen werden konnten. Synthetische Stoffe werden mit Fett als Schutzummantelung versehen. Also wer Körperfett züchten möchte, muss nur viel Synthetisches essen (ironisch gemeint). Sorry!

In einer solchen Situation können wir in der physikalischen Regulation nur Punkte stimulieren, welche die Entgiftungsorgane anregen. Was diese dann letztendlich schaffen, hängt von der Menge und Art der Belastungen ab. Mehr ist nicht möglich. Hier sollte schon der Mensch selbst sein Lebensverhalten in ein gesünderes bringen. Darum sollte der Mensch seine Intelligenz nutzen und selbst schauen, was ihm gut tut, und nicht nur darauf, was ihm gut schmeckt. Leider ist das meiste, was gut schmeckt, auch sauer. In der Biokybernetik nach Smit kann man nur regulieren, was vorhanden ist. Am besten ein gesundes Körpermilieu, damit die vorbeschriebene Ursache schon ausgeschlossen werden kann.

Nachdem dieses Buch der physikalischen Regulation gewidmet ist, können wir hier nur von einem gesunden Körpermilieu ausgehen.

Wird beispielsweise die Balance von Seele – Geist – Körper durch Stress oder körperlich-physische Strapazen überlastet, dann treten auch in einem solchem Fall Kompensationen ein, die dem gesamten System „Leben" einen spontanen Ausgleich geben.

Nun sind wir schon fast mittendrin in der Erläuterung darüber, dass unser naturgegebenes System „Leben" automatisiert abläuft, ohne dass wir daran denken müssen. Egal, in welcher Situation wir uns befinden.

Sind wir im Stress oder in einer Ruhephase, so spielen Sympathikus und Parasympathikus im gesamten vegetativen Nervensystem eine große Rolle in der Erfüllung lebenswichtiger Aufgaben.

Dieses Buch ist kein medizinisches Fachbuch, welches bisher bekanntes Wissen minutiös auflisten und wiedergeben soll. Vielmehr kommt es aus der **„Erfahrungslehre"** der physikalischen Regulation. Ebenso aus der Erforschung durch Dr. Ing. Smit und aus der Praxis, wie sie der Autor kennengelernt und erlebt hat.

Physikalische Regulation ist ein neues Feld für unseren Geist, zu dem man am besten Zugang findet, sobald man in der Lage ist, bisherige Konventionen loszulassen. Dass dies gerade den medizinisch Gebildeten besonders schwer fällt, muss man verstehen und auch akzeptieren.

Medizinische Laien, für neue Sichtweisen offene Menschen, insbesondere Kinder, tun sich hier wesentlich leichter. Kinder und Tiere müssen nichts verstehen, sie spüren und sehen die Wirkungen und nehmen diese gerne und widerspruchslos an.

Eine Nutzung der „körpereigenen Funktionen“ ist das Normalste der Welt, weil jeder diese Möglichkeiten in sich trägt. Vielleicht noch ein Stück normaler als das tägliche Zähneputzen, wofür man ja auch keinen Arzt benötigt. Bei bewusster Nutzung körpereigener Funktionen greift man auf Automatismen, Reflexe und Dominoeffekte zu, die jedes Kind selbst aktivieren kann, sobald es weiß, wie.

Dieses Buch möchte Ihnen einen neuen Weg aufzeigen, der sehr einfach durchzuführen und sehr gut präventiv einzusetzen ist. Es beinhaltet auch Beschreibungen, wie Sportler sich ohne jegliches Doping leistungsfähiger gegenüber anderen machen und nach dem Wettkampf schneller regenerieren können. Selbst bei einigen chronischen Leiden könnte die langersehnte Körperantwort eintreten. Nun bitte ist zu verstehen, dass hier weder Heilversprechen, noch pauschale Erfolgsaussichten für Krankheitsbilder enthalten sein können. Zur Behandlung von Krankheit sind Medizin und Therapie heute sehr gut aufgestellt. Worüber wir hier sprechen, erfüllt uns zum Thema Gesundheit. Denn wer sich um Gesundheit bemüht, wird sie auch meist erreichen.

Wir wissen ja, die Medizin beschäftigt sich mit tausenden Formen von Krankheit, wohingegen die Gesundheit eine Einzige ist. Wie beschrieben, handelt es sich, ausgenommen Unfallfolgen oder Behinderungen, in vielen Fällen um die Auswirkungen der eigenen Lebensführung, welche so individuell in ihrer Vielfalt sein können, wie sie eben die Anzahl der Menschen vorgibt.

Gesundheit

Wir bewegen uns also in einer Betrachtung der Möglichkeiten, wenn man den Wunsch hat, sich auf einfachste Weise selbst zu helfen. Mit dem Ziel, sich in eine Lebenssituation zu bringen, die von Gesundheit, Lebensfreude und Glück genährt ist.

Diese neue Möglichkeit, eigene körperliche Reflexe zu nutzen, ist bisher in dieser einfachen und gleichzeitig „kausal“ wirksamen Form noch nie dagewesen. Der Menschheit eröffnen sich damit ganz neue Gesundheitsperspektiven über einfachste Aktivierungen. Es werden dafür keine Geräte oder Hilfsmittel benötigt. Es muss auch niemals etwas gekauft oder nachgekauft werden, weil körpereigene Reflexe auf „natürliche“ Weise vorhanden sind. Jeder hat sie, ob Mensch oder Tier!

Der Autor dieses Buches hat während zwölf intensiver Jahre Erfahrungen gesammelt, die ihn niemals von der Begeisterung loskommen ließen. Im Gegenteil, es verstärkte sich jeweils die Bestätigung aufs Neue, wenn wieder eine Erfolgsmeldung hereingeflattert kam.

Um die geneigte Leserschaft auch daran etwas teilhaben zu lassen, sind in diesem Buch einige Erfahrungsberichte enthalten.

Somit wünscht der Autor den Lesern schlüssige Antworten auf viele Fragen und auch Freude am Erkennen der großen Chance, die man für seine individuelle Gesundheit damit nun ergreifen kann.

Autor

Es waren die Erlebnisse und Erfahrungen mit dieser Methode, sie brachten mich schließlich dazu, dieses Buch zu schreiben. Es gab ja viele Höhen und Tiefen, als mir die Ehre zuteil wurde, die Geschichte dieser Gesundheitsmethode zu übernehmen und weiterzuführen. Doch nun von Anfang an:

Geboren wurde ich in der österreichischen „Steiermark," als eines von vier Kindern in einer Kaufmanns-Familie. In meiner Schulbildung hatte es zur höheren Reife nicht gereicht, zu sehr war mir das Leben wichtiger als die hohe Welt der Theorie. Mit dem stupiden Auswendiglernen hatte ich es auch nicht so ganz. So ging ich den Weg meines Vaters und Großvaters und absolvierte die kaufmännische Lehre. Ich bin verheiratet und stolzer Vater eines Sohnes, aus erster Ehe. Er ist heute in der IT-Branche als Programmierer glücklich. Wobei ich sehr erfreut bin, welchen Bewusstseinsstand er schon als kleines Kind erreicht hatte. Seit er denken konnte, zeigte er sich als ausgesprochener Naturliebhaber und machte seinen Vater darauf aufmerksam, dass man seine Freunde nicht essen sollte. Denn er weiß genau, dass auch Tiere fühlen. Heute haben wir einen weisen Spruch dafür:

> „Wenn Menschen denken, dass Tiere nicht fühlen, müssen Tiere fühlen, dass Menschen nicht denken."
>
> Autor unbekannt

Er setzte diese Einstellung sofort um. Ich selbst benötigte noch mehrere Jahrzehnte, diesen Weg ebenso zu gehen. Mit der Erkenntnis, dass ich in der Lage bin, mich auch anders zu ernähren. Wir können eben von unseren Kindern lernen.

Nach meiner kaufmännischen Lehre führte mich der Berufsweg, mitsamt Familie, in das schöne Kärnten. Zuerst nach Pörtschach am Wörthersee, dann in die kleine Stadt Villach mit ihrer Nähe zum Faakersee, wo ich 1½ Jahre lang lebte. Es handelt sich um ein großes Feriengebiet mit Bergen und Seen, wo mich die Natur sehr inspirierte, auch hier zu leben. Der Berufsweg war erst von Erfolg gekrönt, dann aber gab es plötzlich den angestammten seriösen Betrieb nicht mehr, auf dessen Produktgrundlagen ich innerhalb von 17 Jahren meine berufliche Existenz aufgebaut hatte.

So musste ein neuer Weg beschritten werden, was nicht ganz einfach war, weil Kunden es gewöhnt waren, die höchste Qualität von mir vermittelt zu bekommen. Diese Qualitätsstufe gab es jedoch nicht mehr. Man konnte es drehen und wenden wie man wollte. Es war eben eine eigene Produktion dieses Geschäftspartners, der die hohe Produktqualität auf Kosten des Erzeugungsaufwandes betrieben hatte. Dies wäre jedoch nicht das Problem gewesen, sondern persönliche Gründe der Erben, die ein Missmanagement ausgelöst hatten. Ich wollte meine Kunden aber nicht mit minderer Qualität oder mit unrichtigen Versprechungen abspeisen. Also war es die einzige Lösung, die Branche zu wechseln.

In der neuen Aufgabe bin ich nach zwanzig Jahren Selbständigkeit daher in einem Angestelltenverhältnis gelandet. Nach dem Erlernen der für mich neuen Produkteigenschaften, kam auch hier sehr schnell der Erfolg. Denn einige Kunden konnte ich auch in der anderen, für mich neuen Branche weiterhin bedienen und ihnen durch meine Beratung deutlich sichtbare Erfolge bringen. Sowohl in der Kostenersparnis als auch in der Effizienz ihrer Erfordernisse.

Dies sprach sich schnell herum und ich konnte innerhalb von 3½ Jahren 300 % Steigerung des Produktverkaufes generieren, weil so viele

Neukunden hinzugekommen waren. Die Freude war groß, denn ich sah mich wieder auf dem richtigen Weg. Denn ich hatte mir bereits als 15-Jähriger Gedanken zu meinem Berufsweg gemacht und den Beschluss gefasst, niemals etwas zu tun, was andere schädigt. Solcherart Branchen und Beispiele möchte ich lieber weglassen, weil ich niemanden vor den Kopf stoßen will.

Mein Weg in der für mich neuen Branche war also ebenfalls erfolgreich. Wie mein guter Bekannter, Therapeut aus London, der in seinem Buch „Mikropressur" nach Dr. Ing. Jan Gerhard Smit, so treffend formulierte:

> „Dieses Buch ist denen gewidmet, die sich nicht davor scheuen und erkannt haben, dass duftende Rosen und die Wahrheit nicht ohne Dornen auskommen."
>
> Joska Ramelow

So zeigten sich schnell die Dornen, unter denen ich leben musste, in einer unzureichenden Organisation des Auftragsweges bei diesem Hersteller. Dieser war unglaublich aufwändig für mich, weil das Computerzeitalter bei ihm aus Kostengründen damals noch verweigert wurde. Damit war ich zusätzlich zur Bewältigung der täglichen Arbeit abends, nachts und an Wochenenden vollauf beschäftigt, um Formulare auszufüllen und Faxe zu versenden.

Als all meine Überzeugungsversuche zu einer einfacheren Auftragsbearbeitung und Techniker-Anforderung scheiterten, kündigte ich nach einer weiteren Demütigung dieses Dienstverhältnis auf, ohne zu wissen, was danach kommt.

So freute ich mich zunächst über etwas freie Zeit, die ich mit dem Motorrad und meinem Segelboot verbringen wollte. Diese „Auszeit" war für drei Monate geplant. Was dann jedoch geschah, hatte ich vollständig unterschätzt. Ich landete im „Burnout" und konnte mich erst nach eineinhalb Jahren langsam wieder an den Gedanken gewöhnen, Termine zu machen. Davor war ich in einer unbeschreiblichen Situation. Wenn ich nur daran dachte, das Telefon zu nehmen, um eventuell einen Termin zu vereinbaren, musste ich mich augenblicklich übergeben. Ersparen wir uns, liebe Leserinnen und Leser, weitere Details dieser Zeit.

Was mir sicher geholfen hat, war der Wunsch, den ich an unseren Schöpfer richtete. Denn gedanklich saß ich bereits unter der Brücke am Fluss und überlegte, wie es denn wohl sei, wenn nun der Winter kommt, und wie ich in der Zugluft bei eisiger Kälte mein weiteres Leben verbringen soll. Dieser Gedanke war es schließlich, der mich verzweifelt um des Vaters Hilfe bitten ließ. Ich formulierte ein Versprechen, von dem ich heute überzeugt bin, dass es schließlich mein Leben grundsätzlich auf einen neuen Weg brachte:

„Bitte lieber Vater, bitte hilf mir, aus dieser Situation herauszukommen. Ich möchte wieder glücklich und erfolgreich werden und deshalb verspreche ich dir, dass ich in meinem weiteren Leben, auch wenn ich eines Tages sehr erfolgreich sein sollte, immer gut, korrekt und ehrlich zu den Menschen sein und bleiben werde und dass ich meine Aufgabe wahrnehmen werde, die besagt, hilf den Schwächeren, denn dafür haben die Stärkeren ihre Kraft und Talente bekommen."

Weiter lautete das Versprechen auch: „Sollte ich dieses Versprechen jemals vergessen, bitte bestrafe mich sofort, damit ich mich augenblicklich wieder daran erinnere."

Werte Leserinnen und Leser, Ihr könnt mir gerne glauben, wie ernst und ehrlich dieser Wunsch aus meiner Seele kam, und Ihr werdet im Laufe dieses Buches sehen, wie schön und wunderbar die erwünschte

Hilfe in Erfüllung ging. Ich danke Gott heute und immer wieder für seinen Segen, den er mir zukommen ließ. In keiner noch so bunten Fantasie hätte ich mir jemals ausmalen können, was dann schließlich geschah.

So stehe ich heute als einer da, der vom Urheber dieser Gesundheitstechnik, Dr. Ing. Jan Gerhard Smit, per Vollmacht betraut wurde, sie weiterzuführen, sie unter die Menschen zu bringen, unter geordneten Verhältnissen zu unterrichten und sie Ihnen, liebe Leserinnen und Leser, für die eigene Nutzung freizugeben.

Es ist genauso gekommen!

Innerhalb von zehn Jahren hatten etwa 6 000 Menschen diesen Unterricht im deutschsprachigen Raum bekommen. Es sind auch Ärzte aufgesprungen und Heilpraktiker, Physiotherapeuten, Masseure und vielerlei weitere Berufsgruppen im Bereich Gesundheit, die mit wachsendem Erfolg und Begeisterung diese Errungenschaft praktizieren.

Der erste Kontakt zu einer medizinisch Gebildeten war der Kontakt zu einer Magistra der Psychologie/Psychosomatik aus Brasilien. Ihr größter Wunsch war es, Hilfe für die Straßenkinder in ihre Heimat zu bringen. Auch das gelang und gelingt zusehends immer eindrucksvoller. Das ist für mich einfach unglaublich.

Heute steht die **Biokybernetik nach Smit**, wie wir diese Gesundheitstechnik bezeichnen, mit Mikropressur, in Brasilien mit medizinischer Anerkennung, als komplementärmedizinische Methode da. Sie wird untermauert von randomisierten Studien, die allesamt sehr überzeugend ausgefallen sind. Ebenso in der medizinischen Uni São Paulo, in Zusammenarbeit mit einer begeisterten Professorin und den Studenten. Zudem wird diese Gesundheitstechnik derzeit in zwei großen Krankenhäusern Brasiliens genutzt, wobei eines davon das zweitgrößte der Welt ist, mit 7 500 Mitarbeitern, 3 000 Ärzten und 1,9 Millionen Patienten jährlich. Nun wird auch daran gearbeitet, dass diese Studien in Englisch formuliert werden, um sie der Medizin weltweit zukommen zu lassen.

Die vormalige Magistra ist inzwischen Ärztin geworden. Sie koordiniert das gesamte Geschehen der Biokybernetik nach Smit in Brasilien und sie ist voll im Einsatz für die obdachlosen Menschen und Straßenkinder. Mehr dazu in einem eigenen Kapitel.

Kann sich jemand vorstellen oder es auch nur für möglich halten, dass ein vormals kleiner Einzelunternehmer aus der Steiermark wie ich, ohne Kenntnisse in portugiesischer Sprache und auch sonst ohne höhere Schulbildung, solches erreichen kann? Ich habe nur EINE Erklärung dafür, es ist „Gottes Führung“ und „Gottes Weg“, auf den er mich gebracht hatte, nach verzweifelter Bitte und nach diesem Versprechen.

Es ist meine Gewissheit, weil ich im Rückblick auch erkannte, dass ich alles, was ich bis dahin für mein Leben als Prägung erfahren durfte, nun benötige, um diese Aufgaben zu erkennen und zuverlässig zu erfüllen. Deshalb sehe ich mich auch nur als Werkzeug, nicht als wichtigtuerischer Hampelmann. Ich denke auch, dass mein Hang zur Empathie und Liebe zu allen Lebewesen einen wichtigen Ausschlag gegeben hatte.

Nun eine Bitte an alle Atheisten unter den Lesern: Jeder Atheist hat seine Gründe für seine Überzeugung, deshalb ist diese zu respektieren, genau wie alle anderen Überzeugungen zu respektieren sind. Intelligente Menschen haben die Gabe, zu denken. Diese Gabe kann jeder für sich und seine Erlebnisse und Überzeugungen nutzen. Für mehr Frieden in dieser Welt!

Ebenso verhält es sich mit den unterschiedlichen Religionen. Jeder, der seine Religion gefunden hat, sollte bitte daran festhalten. Es ist seine individuelle Stütze für seinen Glauben an das eigene Weltbild.

Das sollte kein Thema für andere sein, weil jeder die Gabe hat, für sich selber zu denken.

„Der Glaube an unseren Schöpfer hatte mir Hoffnung gegeben."

Wir Menschen leben in einer Gemeinschaft, die jeder Einzelne braucht, um sein Leben zu gestalten. Oder will mir jemand erklären, er könne mit einem Auto zur Arbeit fahren, welches er sich selbst gebaut hat? Hier, denke ich, wird es nur Wenige geben, auf die dies zutrifft. Alle anderen können bestenfalls mit einem Tretauto aufwarten.

An diesem Beispiel sehen wir auch, wie uns der Faktor Geld von der Dankbarkeit trennt. Geld ist doch nur ein Zahlungsmittel, das ständig hin und her getauscht wird. Das Geld selbst macht gar nichts, außer es wird für Betrug missbraucht. Täuschungen, die dann „einem" Geld bringen, welches von vielen anderen bezahlt wird.

Es sind immer die Menschen, die tatsächliche Leistungen erbringen, deshalb sollten wir uns mehr um die Menschen bemühen. Nicht nur um jene, die das schnelle Geld bringen, auf welche Art auch immer!

> „Die Analphabeten des 21. Jahrhunderts werden nicht die sein, die nicht lesen und schreiben können, sondern diejenigen, die die Lügen nicht verlernen, die ihnen beigebracht wurden".
>
> BQ (online)

Allen Menschen sollten wir grundsätzlich für ihr liebevolles Tun dankbar sein. Denn deren Geist und Organismus haben gearbeitet, um mir beispielsweise ein Auto, einen Computer, ein Segelboot, ein Motorrad, ein Haus zur Verfügung zu stellen. Unter diesem Aspekt ein weiser Spruch:

> „Solange wir zum Wohl der anderen handeln, sollten wir darum weder arrogant sein noch uns für wunderbar halten, sondern einzig am Nützlichsein für andere unsere Freude haben, ohne Erwartung darauf, dass ein Resultat reift.“

Danksagung

Dieses Buch ist entstanden, weil die schöpferische „Vorsehung" Wege ermöglicht und freigemacht hatte, die Biokybernetik nach Smit buchstäblich in letzter Sekunde für Mensch und Tier zu retten.

Dem Urheber, Dr. Ing. Jan Gerhard Smit, war es in die Wiege gelegt, diese zu finden, zu erforschen und den Menschen bereitzustellen. Seine letzten Ängste, diese Methode würde mit ihm eines Tages ins unvermeidliche Grab gehen, waren gebannt, als er sie dem Autor dieses Buches übertragen hatte. Die Verbreitung des Wissens konnte somit auch über seinen Tod hinaus weitergeführt werden.

Dieses Buch ist dem Erforscher Dr. Ing. Jan Gerhard Smit und all jenen gewidmet, die den Autor im Laufe der Entwicklungen in der Biokybernetik nach Smit unterstützt und begleitet haben. Ebenso jenen, die ihn oder seine Mission mit anderen Augen gesehen haben und vieles anders gemacht hätten.

Großer Dank des Autors gilt auch dem Sohn von Dr. Ing. Smit, Torsten Smit, der mit seinem Einverständnis diesen weiteren Weg ermöglichte. Großer Dank den Ehefrauen des Autors für die wunderbare Unterstützung und das Verständnis für diese Mission. Nichts davon ist selbstverständlich, und dennoch war es sehr wichtig, vom Verständnis der Partnerin gestützt zu werden.

Ganz besonderen Dank an meine heutige Ehefrau Alexandra, die nicht nur mitgeholfen, sondern sich immer aktiv am Geschehen beteiligt und vieles eingebracht hat. Beispielsweise die Gründlichkeit in der Strukturierung aller Arbeitsgrundlagen, um für alle Teilnehmerinnen und Teilnehmer inhaltlich gleiche Schulungen durchführen zu können. Sie ist es auch, die heute unermüdlich daran arbeitet, diese

Mission zu einer vortrefflichen zu machen. Denn sie weiß genau, dass Gemeinsamkeit sich vom Duett zum Quartett steigert. Dadurch, dass die Gehirne zweier Menschen, wenn sie zusammenstehen, optisch ein Kleeblatt bilden. Damit ist Glück vorprogrammiert.

Großer Dank gilt ferner den guten und verlässlichen Geistern in der Organisation sowie auch jenen, die aktiv Schulungen durchführen und vor Ort die Biokybernetik nach Smit vertreten. Glück und Segen der lieben „Kollegin“ in Brasilien, die als Ärztin tagtäglich gar Unglaubliches für die Menschen leistet, gemeinsam mit der Professorin in der medizinischen Erforschung und deren gesamtem Team.

Gedankt sei allen, die diesen Weg gestaltet und mitgeprägt haben. Denn nur in der Gemeinsamkeit ist Nachhaltigkeit möglich. Ganz nach dem Vorbild eines Organismus. Jede Zelle eines Organs kennt ihre Aufgabe und betätigt sich darin. Nur so ist es möglich, dass sich aus einzelnen Zellen innere und äußere Organe bilden und diese wiederum gemeinsam einen gesunden Menschen hervorbringen, in seiner Gesamtheit.

Erstbesuch bei Dr. Ing. Jan Gerhard Smit

Nun möchte ich gerne vom Erstkontakt zu Dr. Ing. Smit berichten:

Der Anlass war, die Urheberschaft seiner Methode herauszufinden, nachdem sich jemand in Österreich als deren „Erfinder" ausgab. Es war sommerlich heiß mit ungewöhnlich hohen Temperaturen: mehr als 37 Grad Celsius im Schatten, genau wie die Körpertemperatur eines Menschen. Deshalb plante ich für den Termin am 20. August 2012 die Fahrt nach Dresden schon sehr früh am Morgen des Vortages.

In der Nacht kamen darüber hinaus Verkehrsfunkmeldungen durch, wonach an der gedachten Route Verkehrsprobleme wegen übergroßem Sommer-Reiseverkehr angekündigt waren. So entschied ich mich, einen Umweg zu nehmen, um wenigstens etwas flotter voranzukommen. Bei der Ankunft in Dresden stellte ich das Auto vor dem Hotel ab und blickte zufällig auf den Tages-Kilometerzähler: 888,8 km war zu sehen. Geneigte Leserinnen und Leser, die eine Ahnung von Numerologie haben, wissen, was diese Zahl zu bedeuten hat. Meine Demut gegenüber Dr. Ing. Smit war damit bereits um eine weitere Stufe gewachsen.

Am 20. August 2012 um 14 Uhr hatte ich den Termin bei Dr. Ing. Jan Gerhard Smit, Räcknitzsstraße 16: Freundlicher Empfang bei Kaffee und Kuchen und sogleich Gespräche „in medias res"[1]. Mit dabei waren seine Frau Renate und ich in Begleitung meiner damaligen Frau Margit. Die beiden Frauen verstanden sich sofort prächtig und ich

1 Lateinisch: „mitten in die Dinge hinein"

konnte meine Ohren nicht mehr von Dr. Ing. Smits Ausführungen abwenden. Ich erzählte ihm auch von meinen Erlebnissen mit dem angeblichen Erfinder in Österreich und was wir dort alles gemeinsam aufgebaut hatten, wofür er nur ein mildes Lächeln übrig hatte. Denn er kannte ihn schon aus einem unliebsamen Gespräch: Als dieser bei Dr. Ing. Smit vorstellig geworden war, lehnte er es ab, ihm die begehrten Unterlagen zu geben. Seine Frau gab ihm Zeichen und war mit ihm konform, dass diese Person nichts davon bekommen sollte.

Jedoch kam er ohne Termin am nächsten Tag mit dem „Fuß in der Türe“ wieder. So erhielt er lediglich eine CD, in der dasselbe zu finden war, was auch längst auf der Website veröffentlicht war. Nicht mehr und nicht weniger. So gab dieser Herr der Dr.-Smit-Technik dann einen anderen Namen, welchen er für sich als Marke sicherte. Ihm gehört in Wahrheit also nur dieser andere Name als „eigene Erfindung“. Und nichts aus der tatsächlichen Methodik und Praktik nach Dr. Ing. Smit.

Eine spätere Gerichtsverhandlung zeigte dies ebenso deutlich. Selbst dem Gericht blieb er jegliche Antwort schuldig, was im Konkreten von ihm stammen würde. Dennoch kann ich diesem Herrn heute dankbar sein, denn ohne ihn wäre ich nicht zu Dr. Ing. Smit gekommen und diese weitere Entwicklung hätte nicht stattfinden können.

Für mich war alles in wunderbarer Stimmung bei der Familie Smit. Dies steigerte sich noch, als sich Dr. Ing. Smit plötzlich zurücklehnte mit den Worten: „Ich möchte jetzt mein Testament machen.“ Zuerst wusste ich nicht, ob er das wohl mir gegenüber meinte? Er bejahte meine Rückfrage und schlug vor, dies auch sogleich schriftlich festzuhalten. Nach dem Verfassen der Vollmacht hatten wir einen Gedankenaustausch über die Zukunftspläne, in denen er für mich die Hauptrolle spielen sollte. Er winkte allerdings immer wieder ab mit den Worten, er wäre zu müde und „will nicht mehr“. Immerhin war er zu diesem Zeitpunkt bereits 83 Jahre alt.

Er sagte mir immer wieder, dass ich alles mitnehmen solle, was er an Unterlagen hat. Natürlich wollte ich an diesem Tag erst mal gar nichts mitnehmen, sondern verschob es auf einen späteren Zeitpunkt. Die Heimreise ging dann überglücklich vonstatten, mit vielen Gedanken über die künftige organisatorische Strukturierung.

Wie es dann mit unserer Zusammenarbeit weiterging, ist ebenso wie das später stattgefundene Video-Interview mit Dr. Ing. Smit ausschließlich den Vereinsmitgliedern vorbehalten (laut Vorstandsbeschluss).

Nachdem der Autor Zeit seines Lebens die Zusammenarbeit mit Kolleginnen und Kollegen suchte, führten die Überlegungen zu dem Ergebnis: Es kommt nur eine einzige Rechtsform in Frage:

„Ein gemeinnütziger Verein“ sollte gegründet werden.

Es gibt wie bei jeder Rechtsform Vor- und Nachteile. Das Ziel ist jedoch klar: Wir wollen die Menschen die Gesundheitserfolge dieser besonderen Technik „spüren“ lassen. Denn allein der Versuch, dieses multikomplexe Geschehen im Organismus zu verstehen, ist eine Hürde, die eher verunsichert als dass sie Begeisterung hervorruft. Der Versuch, es im ersten Moment zu verstehen, macht zu viele andere Schubladen auf, die man schon kennt.

Somit geht es um die Freiheit der Gesundheit, die wir als Grundrecht des Lebens in uns haben. Man sollte eben das, was den Menschen selbst gehört (die inneren Möglichkeiten), nicht in ein Geschäftsmodell packen, das nur auf den Vorteil eines Einzelnen ausgerichtet ist.

Biokybernetik Smit, eine Erfahrungslehre der inneren Regulation!

Biologische Regulation

„Regulation (Verb: regulieren) ist der Überbegriff für eine Fülle von Prozessen, die der Aufrechterhaltung oder Wiederherstellung der Integrität des Organismus dienen. Sie sind somit unmittelbar mit den Begriffen dynamisches Gleichgewicht, Homöostase und inneres Milieu (Osmoregulation) verknüpft. Regulationsmechanismen finden sich auf molekularer Ebene (Metabolitregulation, Enzymregulation, Genregulation), der Organebene als Regulation des Zellverbands, Gleiches gilt für die hormonelle und nervöse Regulation aller vegetativen Funktionen."[2]

Nach diesem kurzen Ausflug in die Wissenschaft kann man unschwer erkennen, dass unser Organismus ein riesiges Spektrum an Einflüssen „reguliert". Wie hier zu sehen ist, wird hauptsächlich die molekulare Ebene betrachtet. Diese ist allerdings nur eine Ebene von nachrangiger Ordnung.

Als erste Ordnung muss das Licht gesehen werden, welches fast jedes Lebewesen zum Leben benötigt. Die Steuerung folgt einem Plan und setzt entsprechende Impulse der „Informationen". Intelligentes Leben

2 Quelle: Lexikon der Biologie „Spektrum.de" www.spektrum.de/lexikon/biologie/regulation/56046

benötigt „Informationen“ auf jeglicher Ebene in Sekundenbruchteilen, um das beabsichtigte Ziel zu erreichen: „Leben“. Diese Ebene der Informationen wird, wenn man freien Naturwissenschaftlern folgen kann, vermutlich vom Licht und auch vom Wasser orchestriert.

Fest steht, der Organismus reguliert das multikomplexe Geschehen in Echtzeit, Tag und Nacht, egal was wir im Moment tun. Ob wir gerade schlafen oder im Stress sind. Er ist ständig interaktiv mit allen Organen und ebenso mit den geistigen Elementen im Informationsaustausch. In Bruchteilen von Sekunden, überall, und praktisch gleichzeitig, für alle Erfordernisse, um das „Leben“ aufrecht zu erhalten. Der Organismus arbeitet ständig daran, sich zu „retten“.

Zum „Licht“ im Organismus hatte sich Prof. Fritz-Albert Popp sehr verdient gemacht. Einige ernst zu nehmende Professoren stritten sich allerdings über Pro und Kontra der Poppschen Entdeckung der „Biophotonen“. Mit dem Licht in den Zellen will sich der Autor dieses Buches in einem gesonderten Kapitel etwas eingehender widmen, weil nur Licht die nötige Geschwindigkeit mit Information hat, so dass unsere Regulationen so funktionieren wie vorstehend beschrieben.

Dr. Ing. Jan Gerhard Smit stellte auch eine vereinfachte Grafik zur Verfügung, an der die Vernetzung aller körperlichen Elemente ersichtlich ist.

Elemente, die jedes für sich eigene Regelkreise haben, vernetzen sich auch übergeordnet zum Gesamtsystem Mensch. Nur auf solche Weise ist eine **Regulation mit Information** an alle Systeme möglich. Alles ist mit allem in Verbindung.

Durch unser Lebensverhalten als Einfluss von außen haben vegetative Regulationen darüber hinaus auch „Notaufgaben“ in Echtzeit zu leisten. Sie reagieren sofort auf jegliche Fehlentwicklung.

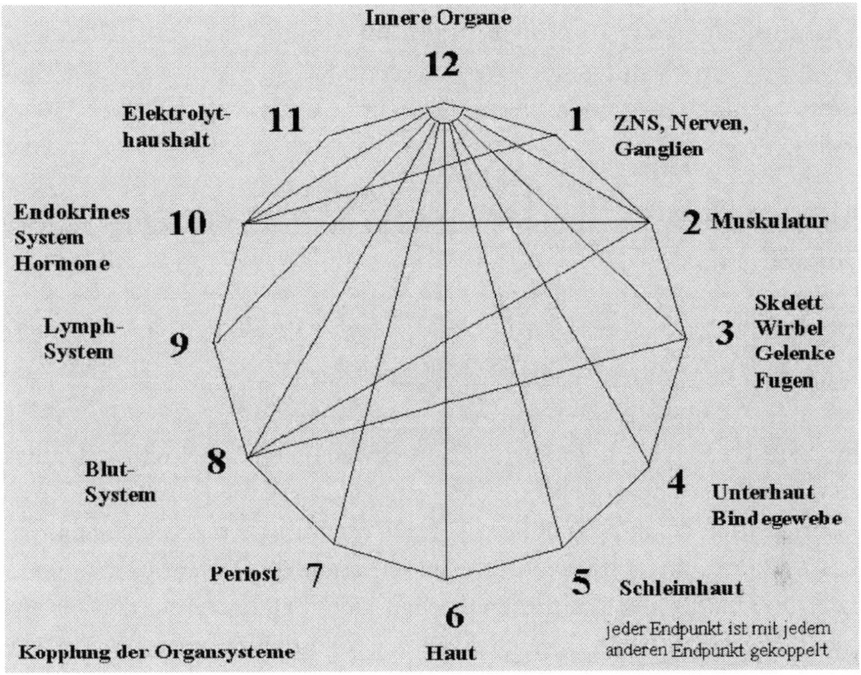

Abb. 1: Grafik: © Dr. Ing. Smit

Jedoch nicht in jedem Fall können körperliche Blockaden auf diese Weise gelöst werden. So kann die Regulation nur versuchen, das vorhandene Problem mittels Kompensationen abzumildern. Beispielsweise kommen Reaktionen der Muskulatur und damit auch des Knochenbaus zum Tragen, wenn sich Muskeln bewegen oder auch nicht. Damit wird der Knochenbau beeinflusst. Jetzt kommen wir zum Punkt:

Gibt es eine verspannte Muskulatur als Folge einer Überlastung, wird der Mensch sofort schief. Oder besser gesagt, er kommt aus der natürlichen symmetrischen Ordnung, was die gesamte Statur und Struktur anbelangt. Die Medizin erklärt eine Fehlstellung als Fehlstatik. Eine solche hat allerdings mit längerer Dauer weitreichende Folgen für das Wohlbefinden und bezüglich der Schädigung des knöchernen Stützapparates.

Die muskuläre Verspannung hilft uns im Moment des Akutfalles, weil sie die Überbelastung kompensiert, jedoch mit dem Nachteil, dass diese Kompensation für andere Elemente unerwünschte Nebenwirkungen hat.

Also ist jede Kompensation, auf Sicht gesehen, unbedingt wieder aufzulösen!

Wie macht man das? Die Ursache suchen, die Störung, die Blockade oder das Fehl-Milieu ausgleichen oder auflösen.

Wir sind von vielen medizinischen Spezialisten umringt (jeder hat sein isoliertes Spezialgebiet), die zwar gelernt haben, in die mikroskopisch kleine Tiefe zu gehen, jedoch vermutlich nie gelernt haben, das Gesamte zu betrachten. Sie haben auch die Vorgabe, zwingend nach medizinischen Leitlinien zu handeln. Daran kann man erkennen, dass ein Suchen von Ursachen nicht im Programm ist. Daher sind wir selbst gefordert, uns zu beobachten, Anzeichen zu erkennen und entsprechend zu handeln.

Bitte, liebe Ärzte und Therapeuten, dies soll keine Kritik sein, denn diese Vorgangsweise hat zweifellos auch ihre Berechtigung. So wie es im Leben immer zwei Seiten gibt, mit jeweiligen Vor- und Nachteilen.

Die Arbeit der Ärzte ist auf alle Fälle positiv hervorzuheben, sind sie es doch, die eine besonders schwere Bürde haben, jedem helfen zu müssen, auch wenn der-/diejenige nicht immer will. Das gibt schon der Berufsstand vor.

Dr. med. Dieter Sielmann über die Statik des Menschen

Als Allgemeinmediziner aus dem Norden Deutschlands beschäftigt sich Dr. med. Sielmann eingehend mit der „Fehlstatik“ und beklagt insbesondere, dass sich die Medizin dafür nicht interessiert.

Es folgen Auszüge aus den Publikationen von Dr. med. Dieter Sielmann, mit freundlicher Genehmigung.
https://www.dr-sielmann.com/statik-des-menschen:

„Man hat den Eindruck, dass die klinisch-medizinische Wissenschaft in einer Sackgasse steckt und da nicht herauskommt, weil sie sich nicht mit der Symmetrie des Körpers befasst.

Die **Schmerztherapie** beschränkt sich auf zweifelhafte Operationstechniken, die zwar immer mehr verfeinert werden, aber keinen Sinn machen. Die **Pharmaindustrie** bringt nur Schmerzmittel auf den Markt, die von Professoren empfohlen werden, weil sie pekuniäre[3] Interessen ausleben können mit Studien und Vorträgen.

Doch dem Schmerzpatienten hilft das nicht. Auch wenn er noch so viele verschiedene Schmerzmittel schluckt. Meine Hypothese, dass der Schmerz aus der Fehlstatik des Menschen kommt, habe ich mit einer Studie belegt, die seit April 2016 in der Universität Freiburg auf ihre Auf- und Auswertung wartet.

3 D.h. finanziell, geldlich, materiell, wirtschaftlich.

Warum auch immer, die Statik des Menschen wird in der Schulmedizin grundsätzlich nicht beachtet. Dies ist ein riesengroßer Fehler, denn eine Fehlstatik des Menschen ist der häufigste Grund für Schmerz.

Wenn man Patienten zeigt, dass sie eine Beinlängen-Differenz von mehreren Millimetern aufweisen, meistens aufgrund einer Beckenverschiebung, dann hat jeder Patient bisher verstanden, dass es Sinn macht, die Beinlängen auszugleichen. Aus heutiger Erkenntnis macht es nicht nur Sinn, sondern es ist ein Muss, dass die Statik auf den Millimeter korrigiert wird, und das bei jedem Menschen, der Schmerzen hat.

Haben wir aber eine unterschiedliche Beinlänge, weil das Becken sich verschoben hat, dann werden die Muskeln einseitig angespannt. Eine angespannte Muskulatur verbraucht jedoch Energie, und da eine Anspannung der Muskeln die Durchblutung behindert, wird der Muskel schlechter versorgt.

Es wird über kurz oder lang zu Schmerzen in der Muskulatur kommen. Muskuläre Überlastungen sind mit keinem Gerät der Welt darstellbar.

Die Irrlehren der Schulmedizin

Warum die Mediziner nicht auf die Statik achten, liegt auch daran, dass diese Statik falsch gelehrt wird: „Eigentlich soll man als Therapeut nicht auf die Statik achten, weil der Körper sie ausgleicht.“ Dann hat man einfach aufgehört, weiter zu denken. Auf der anderen Seite ist das der Grund, warum ich so erfolgreich bin, weil eben meine Kollegen nicht auf die Statik achten. Sie klammern sich auch heute noch an Thesen, die nicht stimmen können.

Folgende Thesen der Schulmedizin können inhaltlich **nicht** richtig sein:

1. Eine Beinlängen-Differenz bis zu zwei Zentimetern wird nicht beachtet, der Mensch gleiche dies aus und es falle meistens nicht auf. Es stimmt zwar, dass der Körper diese Beinlängen-Differenz ausgleicht, weshalb man es meistens nicht sieht, ob jemand im Becken verschoben ist, weil wir nicht gelernt haben, darauf zu achten. Doch das ist jetzt Pflicht für jeden Therapeuten. Fordern Sie es bei einem Besuch ein, egal zu welchem Therapeuten Sie gehen. Jeder Millimeter zählt, und erst wenn die Statik ausgeglichen ist, war es ein guter Therapeut.

2. Das Kreuzdarmbeingelenk (ISG Iliosakralgelenk) sei nicht beweglich, wenn überhaupt, dann höchstens zwei Millimeter. Es bewege sich nur in der Geburtsphase. Das ist der größte Unfug, weil jeder sehen kann, dass das ISG beweglich ist. Sonst könnten wir keinen Rock'n'Roll tanzen. Die Enten haben kein ISG. Wenn das ISG sich nicht bewegen würde, würden wir wie Enten watscheln.

3. Zwei Drittel aller Menschen hätten, von Geburt an, anatomische Beinlängen-Unterschiede von mehreren Zentimetern. Das sei normal. Glauben Sie das? Der liebe Gott oder die Natur macht bewusst einen Fehler? Es gibt so gut wie keine anatomische, sondern hauptsächlich nur funktionelle Beinlängen-Unterschiede (man kann durch Richten der Statik jederzeit die Beinlängen normalisieren). Ich habe in meiner Praxis bisher nur fünf Menschen mit einer anatomischen Beinlängen-Differenz gesehen.

4. Da wir immer älter werden und die Menschen dadurch mehr Verschleiß oder auch Arthrose haben, sei dies der Grund für unsere vielen Schmerzen und Operationen. Glauben Sie mir, es gibt keinen Arthrose-Schmerz, und in der Natur gibt es einen gewissen Umbau, so dass es anders aussieht. Das ist aber kein Grund,

dadurch den Schmerz zu beweisen. Ein Gelenk kann aussehen, wie es will, es macht bis auf Gicht und Rheuma keine Schmerzen.

5. Schmerzen im Kniegelenk entstünden dadurch, dass die Menisken verletzt sind oder Verschleiß besteht. Wir wissen aber, dass es die Muskulatur ist, die fehlbelastet wird.

6. Bei Schmerzen in den Schultern sei der Grund: Schleimbeutelentzündung, Kalkschulter, Impingement oder Arthrose. Gerade bei der Schulter können wir sofort beweisen, dass die verspannte Muskulatur auf die Nerven drückt und damit der Schmerz zu erklären ist.

Da sieht die Schulmedizin ganz schön schlecht aus. Ich habe auch bei der Ärztekammer, bei den Medien und vor allem bei vielen Krankenkassen versucht, meine Erkenntnisse an den Mann zu bringen. Ohne eine Studie wurde jeder Versuch, meine Erfahrungen anzuhören, grundsätzlich abgelehnt.

Ausmessen der Statik

Es muss auch erwähnt werden, dass das Messen von unterschiedlichen Beinlängen an der Uni völlig falsch vermittelt wird. Man darf eine Statik nicht im Stehen ausmessen, weil das Kreuzdarmbeingelenk (Iliosakralgelenk, ISG) ja schon verschoben ist, und das gibt falsche Ergebnisse. Deshalb sollte man die Messung ausschließlich im Liegen machen, wenn das ISG entspannt ist. Ich mache die Statik immer im Liegen, zeichne auf den Unterschenkeln auf gleicher Höhe einen Strich und lasse den Patienten aufsitzen. Wenn das ISG auf einer Seite blockiert ist, wird man sehen, dass die Striche verschoben sind. Die Medi-Tapes lösen diese Blockaden über die Halsmuskulatur, weil diese übergeordnet ist. Und wenn ich die Blockade oben löse, wird reflektorisch auch das ISG gelöst.

Man sollte kurz ansprechen, dass sich jeder Wirbelkörper blockieren kann. Auch Narben können als Störfelder eine Fehlstatik verursachen. Das blockierte Kiefergelenk ist häufig Grund für eine Fehlstatik. Es ist spannend, aber man kann alles lernen, was ich auch in Kursen vermittle.

Wir haben uns vom Vierbeiner über Millionen von Jahren durch unsere Bewegung zum Zweibeiner entwickelt. Bis vor einigen Jahrzehnten mussten wir uns noch wesentlich mehr bewegen und waren emotional nicht so gefordert wie heute. Somit müssen wir feststellen, dass der Mensch seit einiger Zeit nicht mehr „artgerecht" gehalten wird.

Studie über die Statik bei 160 Grundschulkindern

In einer Grundschule von 160 Kindern waren zwölf Kinder „gerade", alle anderen hatten eine Beinlängendifferenz von fünf bis 25 Millimetern. Es wurden bei dieser Untersuchung zwanzig KISS-Kinder (Kopfgelenk induzierte Symmetrie-Störungen) neu diagnostiziert.

Diese Diagnose wird von vielen Kinderärzten und Lehrern als Mode-Erkrankung abgetan. Dieses Krankheitsbild gibt es aber wirklich und ist so wahnsinnig wichtig. Vergleicht man das ADHS (Aufmerksamkeitssyndrom)-Kind, was mittlerweile heute auch ernst genommen wird, mit dem KISS-Kind, so wird man kaum einen Unterschied zwischen beiden Erkrankungen erkennen. Beim ADHS weiß man: Wenn man es nicht therapiert, können 70 Prozent dieser Kinder drogen- und alkoholsüchtig werden; das kann bei KISS-Kindern auch geschehen. Ein KISS-Kind ist jedoch viel schneller erfolgreich und leichter zu behandeln als ein ADHS-Kind. Beide Erkrankungen fallen besonders dadurch auf, dass sich die Kinder nicht konzentrieren können, sozialunverträglich sind und in ihrer körperlichen und geistigen Entwicklung zurückstehen.

Warum werden wir immer wieder schief?

Stellt man einen Bleistift senkrecht hin, bleibt er ohne Schwierigkeit stehen, weil er sich im Gleichgewicht befindet. Wenn man diesen Bleistift nur einen Millimeter aus dem Gleichgewicht bringt, muss man Kraft aufwenden, dass er nicht umfällt. So ist es auch beim Menschen. Durch eine Verdrehung im Kreuzdarmbein (Iliosakralgelenk ISG) wird ein Bein länger und das andere kürzer. Der Mensch ist schief.

Schon das Übereinanderschlagen der Beine für wenige Minuten kann eine Verdrehung und eine Blockierung des Gelenkes nach sich ziehen. Aber auch das Tragen einer Geldbörse in der Gesäßtasche wird im Sitzen den Muskel mehr belasten und somit eine Verdrehung des ISG verursachen. Nicht zuletzt können seelische Konflikte die Statik zum Nachteil verändern.

99 % aller Schmerzpatienten haben unterschiedlich lange Beine, sie sind schief, somit wird die Muskulatur einseitig angespannt, und das nicht nur im Stehen, sondern auch im Sitzen. Wir Menschen sitzen zu viel und daher verkürzen sich die Muskeln, die um das ISG herum liegen, was auch die Verdrehung des Beckens erklärt. Man belastet die Muskulatur vom Becken ausgehend nach oben und auch nach unten. Die Muskulatur drückt im Halsbereich auf die Nervenenden. So kommt es zu Schmerzen in der Schulter, im Ellenbogen oder zum Taubheitsgefühl der Hände.

Aber es kommt auch zu Schwindel, Kopfschmerzen, Migräne, Sehstörungen, Hörstörungen oder Tinnitus, weil die Nerven, die in den Kopf ziehen, durch die verhärtete Muskulatur irritiert werden. Die Brustwirbelsäule kann auch die Fehlstellung im Becken ausgleichen und der Patient klagt in der Folge über Atemprobleme, Herz- oder Thorax-Schmerzen.

Die Hüftarthrose, der Bandscheibenvorfall oder die Verengung am Spinalkanal sind ausgesprochen selten der Grund für Schmerzen. Sieht man sich den Verlauf des nervus ischiadicus an und des musculus piriformis, der über diesem Nerv verläuft, dann versteht man, warum man Schmerzen hat. Die Erklärung: Durch eine Verdrehung des Beckens wird der musculus piriformis angespannt und der Patient verspürt Schmerzen und ausstrahlende Schmerzen im Bein.

Es kann jedoch auch durch Schonhaltung der betroffenen Seite nach einiger Zeit zu einer Überbelastung der Gegenseite kommen. Wen wundert es, dass viele Patienten erst an der Hüfte, dann am Knie Schmerzen verspüren, und weil das alles nichts verändert, werden sie dann im Lendenwirbel versteift. Nur: Danach sind die Patienten immer noch nicht schmerzfrei. Operationen sind keine Lösung, weil sie nicht indiziert sind, da der Schmerz aus der Muskulatur erklärt werden kann.

Wir müssen die Muskulatur therapieren

Sie werden allein dadurch schmerzfrei, wenn man ihnen die Blockade löst. Durch die Fehlbelastung der Muskulatur, die durch kein Gerät dargestellt werden kann, wird die eigentliche Diagnostik fehlgeleitet. Es wird behauptet, dass der Verschleiß der Grund für die Schmerzen sei. Weil es alle Ärzte so behaupten und gut davon leben können, ist die Lobby so stark, dass der einzelne Patient sich nicht dagegen wehren kann. ES MUSS SICHER NOCH OPERIERT WERDEN, ABER DEUTLICH WENIGER: Vor 1960 wurde nach den meisten Diagnosen nicht operiert, weil sie nicht bekannt waren. Es sollte jeder Therapeut dazu verpflichtet werden, bei einem Schmerzpatienten grundsätzlich zuerst auf die Statik zu achten.

Was macht eine Verdrehung des Beckens noch?

Wichtig ist die Erkenntnis, dass es im Becken zu einer Verdrehung kommen kann. Die Beckenschaufeln drehen sich gegensätzlich. Das heißt, dass sich die eine Seite nach vorne und die andere Seite nach hinten verdreht. Somit ist es möglich, dass mehrere Zentimeter Beinlängen-Differenz entstehen können.

Mit der Verdrehung im ISG ist auch eine wichtige Beobachtung zu machen: Da sich die Beckenschaufeln verdrehen, drehen sich die gesamten Beine mit, und diese Verdrehung geht bis zu den Füßen. Der eine Fuß steht mit dem Vorfuß nach innen, so dass das Fußgewölbe sich nach innen dreht. Der Schwerpunkt fällt nach vorne und man steht nicht mehr auf den Fersen, sondern auf den Vorfüßen, was mit der Zeit Spreizfüße und Vorfußschmerzen macht. Viele Menschen bekommen Einlagen, die nicht helfen, weil keiner auf das Becken geschaut hat. Das ist wiederum der Grund, warum viele Menschen vermehrt mit dem Sprunggelenk nach außen umknicken und sich Außenbänderverletzungen zuziehen können.

Im Knie kommt es durch die Verdrehung zu einer X-Bein-Stellung, was zu Knieschmerzen im Bereich des inneren Knies führt, weil die Muskeln am Knie falsch belastet werden. Wir wissen, dass leider der Innenmeniskus als Grund für die Schmerzen verantwortlich gemacht wird, was sicher nicht stimmen kann. Das andere Bein steht mehr mit dem Vorfuß nach außen. Damit wird auch hier die Fuß- und Kniemuskulatur falsch belastet und es kommt zu lokalen Schmerzen.

Einlagen und Schuherhöhungen sind meistens eine Körperverletzung

Wenn durch einen Unfall wirklich mal ein Bein zu kurz ist, ist eine Schuherhöhung oder Einlage sicher sinnvoll. Ich halte nichts von Schuherhöhungen oder Einlagen. Besonders bei Kindern sind sie meist unsinnig. Hier sind mit der richtigen Statik die Beschwerden weg. Eigentlich sollten wir barfuß laufen, um die Fußmuskulatur zu trainieren. Mit einer Einlage, die steif ist, ruht die Muskulatur und man bekommt noch früher einen Spitzfuß.

Die Statik ist aber auch für jeden Zahnarzt wichtig. Das Kiefergelenk passt sich der Fehlstellung genauso an wie jedes andere Gelenk. Es gibt Zahnärzte, die CMD (Craniomandibuläre Dysfunktion) behandeln. Leider achten sie nicht als Erstes auf die Körperstatik. Wenn man die Zähne einschleift und der Mensch hat eine Beinlängendifferenz, dann können die Beschwerden nicht besser werden.

Aber auch in der Neurologie sehe ich den Einsatz der Statik als sehr wichtig an. Viele neurologische Ausfälle sind im Halswirbelbereich erfolgreich zu behandeln. So haben mir Patienten berichtet, dass sie nach einer Atlaslösung keine Depressionen mehr hätten. Ein Karpaltunnelsyndrom, Gefühlsstörungen oder Schwäche in den Händen, Nervenkompressionen mit neurologischen Ausfällen: All das kann man durch Lösen der Muskulatur am Hals erklären.

Eigentlich müsste man fordern, dass vom Säugling bis zum Ende des Daseins immer wieder auf die Statik geachtet wird. Der Hallux valgus, eine massive Fehlstellung der Großzehe, ist nur durch die Fehlbelastung zu erklären, weil zwei Muskeln am Großzehengrundgelenk in der Wade durch eine Dauerspannung am Gelenk ziehen und es nach außen ziehen.

Die Medizin wird neu zu schreiben sein, weil die meisten Erkrankungen nur aus der Fehlstatik zu erklären sind. Wer es nicht glaubt, muss es nur ausprobieren und er wird es sofort sehen können."[4]

Dr. Sielmann behandelt eine Fehlstatik mittels Medi-Taping zu folgenden Krankheitsbildern: „Statik des Menschen", „Schulterschmerzen", „Migräne", „Kopfschmerzen", „Tennisellenbogen", „Fußschmerzen", „Hüftschmerzen", „Rückenschmerzen", „Knieschmerzen". Dazu gehört auch die Möglichkeit, bei Schwangerschaft die werdende Mutter mit Medi-Tape zu unterstützen.

Anmerkung:

In der **Biokybernetik nach Smit** spricht man entgegen der medizinischen Erklärung vom **lebenden, beweglichen Menschen**, der in seine „Symmetrie" kommt. Mit dem Begriff „Statik" könnte man fälschlicherweise verstehen, dass es sich um etwas Starres handeln muss. Das ist zutreffend eher für Bauwerke oder technische Konstrukte ohne Leben.

Dr. Sielmann Bücher: In der Bibliografie zu finden.

Dr. Sielmann lieferte hiermit ein gutes Erklärungsmodell. Weitere liegen ebenso auf der Hand, auf die wir im Verlauf dieses Buches einge-

4 Text aus den Publikationen von Dr. med. Dieter Sielmann, mit freundlicher Genehmigung. https://www.dr-sielmann.com/statik-des-menschen.

hen werden. Ist den aufmerksamen Lesern in den Eigenschaften der „biologischen Regulation“ vielleicht noch etwas anderes aufgefallen?

Wir haben von den multikomplexen Regulationsprozessen und deren Eigenschaften gelesen. Wobei bestimmt nicht „alle“ Prozesse erkannt und genannt werden konnten. Hier behält sich der Autor eine Wahrscheinlichkeit der großen Unvollständigkeit vor, weil sich bestimmt nicht alle möglichen Einflüsse bisher unserem Bewusstsein eröffneten. So gibt es Geheimnisse des Lebens, über die wir bestenfalls spekulieren können.

Hierzu passt der Spruch von Arthur Schopenhauer 1788 – 1860:

> „Jeder dumme Junge kann einen Käfer zertreten, aber alle Professoren der Welt können keinen herstellen.“

Dies gilt, trotz der Anmaßungen in der Gen-Technik, bitte bis heute! Gott sei Dank!

Aufmerksamen Lesern ist bestimmt aufgefallen, dass biologische Regulationsprozesse einen „abgegrenzten Wirkungsbereich“ haben. Daher müssen wir wissen, dass nicht alles im Leben automatisch geregelt wird.

Der Mensch darf selbst auch etwas einbringen. Unser Bewusstsein hat den Rest unter seiner Kontrolle, oder auch nicht?

Somit ist nun ein neues Kapitel zu eröffnen, welches die Muskulatur mit ihren Eigenschaften beschreibt. Denn wir haben gerade erfahren, dass die Muskulatur in der Aufrechterhaltung einer korrekten Symmetrie eine große Rolle spielt.

Muskulatur

„Die Muskulatur ist ein Organsystem in Gewebetieren und bezeichnet die Muskeln. Der Begriff bezieht sich zum Beispiel bei den Bezeichnungen Bauchmuskulatur oder Rückenmuskulatur auf die Muskelgruppen des jeweiligen Körperabschnitts und ihre Wechselwirkung.

Ein Muskel (lateinisch musculus ‚Mäuschen', mittelhochdeutsch auch „mūs", ein angespannter Muskel sieht unter der Haut wie eine Maus aus), ist ein kontraktiles Organ, welches durch die Abfolge von Kontraktion und Relaxation innere und äußere Strukturen des Organismus bewegen kann. Diese Bewegung ist sowohl die Grundlage der aktiven Fortbewegung des Individuums und der Gestaltveränderung des Körpers als auch vieler innerer Körperfunktionen.

Die grundlegende Einteilung der Muskulatur bei Säugetieren einschließlich des Menschen erfolgt über den histologischen Aufbau und den Mechanismus der Kontraktion. Demnach unterscheidet man glatte Muskulatur und quergestreifte Muskulatur. Letztere lässt sich weiter in die Herzmuskulatur und die Skelettmuskulatur unterteilen. Weitere Unterscheidungsmöglichkeiten ergeben sich durch die Form, die Fasertypen und funktionelle Aspekte (siehe unten). Das einem Muskel zugrundeliegende Gewebe ist das Muskelgewebe, welches aus charakteristischen Muskelzellen besteht. Beim Skelettmuskel werden die Muskelzellen als Muskelfasern bezeichnet."[5]

Liebe Leserinnen und Leser, dank Wikipedia, der freien Enzyklopädie, wissen wir nun konkreter, was eine Muskulatur ist: ein sogenanntes „Mäuschen, welches unter unserer Haut spielt". Eigenschaft: „… dass Muskulatur die Grundlage der aktiven Fortbewegung und der

---

5 Quelle: Wikipedia, https://de.wikipedia.org/wiki/Muskulatur

Gestaltveränderung des Körpers ist als auch vieler innerer Körperfunktionen."

Darauf möchte der Autor nun näher eingehen. Denn nicht nur der Herzmuskel ist lebenswichtig, sondern auch die Fortbewegung, die unser Leben auch lebenswert macht.

Die mögliche „Gestaltveränderung" kann uns jedoch dabei einen Streich spielen. Wie ist es möglich, dass die Muskulatur plötzlich nicht mehr erfüllt, wofür sie vorbestimmt war? Wie kann sie die Gestalt verändern?

Vor allem warum?

Warum ist die Muskulatur nicht in den komplexen Regulationsprozess unserer inneren Funktionen eingebunden? Das sind Fragen, über die man nur spekulieren kann. Natürlich werden Muskeln in erster Linie von außen beeinflusst. Damit hat der Mensch mit seinem „Bewusstsein" großen Einfluss darauf, ob er seine Muskeln auch immer ausreichend bewegt (kontrahiert) und vor allem, welche Muskelgruppen mehr oder weniger beansprucht werden (einige drohen zu verkümmern und andere werden überbeansprucht). Damit kann man seine Gestalt auch beeinflussen. Ob gut oder schlecht, darüber müsste man im Einzelnen entscheiden.

Große einseitige Veränderungen kann man oft bei Leistungssportlern beobachten. Skirennläufer zum Beispiel trainieren ihre Oberschenkel extrem, was zu richtigen Muskelpaketen führt, denen anderwärtig der Ausgleich fehlt und daraus leicht „Verspannungen" resultieren. Die Sportwissenschaft weiß um dieses Problem und versucht, den Ausgleich entsprechend zu regulieren.

Matrix-Rhythmus-Therapie

„Diese Therapie zeigt uns, dass unser Organismus eine natürliche Schwingung hat. Das Besondere an dieser Methode ist, dass sie von der natürlichen Schwingungsfrequenz des Körpergewebes ausgeht. Mit der Matrix-Rhythmus-Therapie wird in erster Linie die Skelettmuskulatur behandelt. Die zellbiologische Grundlagenforschung an der Universität Erlangen hat ergeben, dass unsere Gewebezellen in ihrer Umgebungsflüssigkeit, der Matrix, in einem bestimmten Rhythmus schwingen. Diese Schwingungen können nur in Extremsituationen, etwa bei Schüttelfrost oder Muskelzittern, von bloßem Auge beobachtet werden.

Die Skelettmuskulatur ist mit 45 Prozent Masseanteil der größte Antreiber des warmblütigen Organismus und der stärkste Taktgeber der Mikrozirkulationsprozesse. Während das Herz Blut in die feinsten Blutgefäße pumpt und dabei Sauerstoff und Nährstoffe zu den Zellen führt, braucht es die rhythmisch schwingende Skelettmuskulatur, um die Stoffwechsel-Endprodukte zu entsorgen. In der direkten Umgebung der Körperzellen sorgt diese Schwingung für eine Pumpwirkung, die Abwehr- und Abfallstoffe abtransportieren hilft. Funktionieren diese Muskelprozesse nicht mehr richtig, verlangsamt sich die Zellschwingung. Dadurch werden die betroffenen Zellareale nicht mehr ausreichend versorgt. In der Folge entstehen schmerzhafte Verspannungen, die Veränderungen im Muskel-, Knochen-, Gefäß- oder Nervengewebe nach sich ziehen.

Ohne die Pumpwirkung der gesunden, rhythmisch schwingenden Muskulatur ist die einwandfreie Arbeit der Zellen also nicht möglich. Mit der Matrix-Rhythmus-Therapie wird die Schwingung des

Zellgewebes mechanisch und im natürlichen Rhythmus wieder angeregt. Die charakteristische Schwingungsfrequenz der Skelettmuskulatur von 8 bis 12 Schwingungen pro Sekunde findet sich nicht nur im menschlichen Körper, sondern auch bei warmblütigen Tieren wie Pferden, Hunden und Katzen. Die Matrix-Rhythmus-Therapie wird deshalb in der Human- und Veterinärmedizin gleichermaßen eingesetzt. Sie wird sofort als sehr angenehm und entspannend erlebt. Ihre größte Wirkung entfaltet sie jedoch erst nach einigen Tagen, wenn die Zellen wieder richtig schwingen."[6]

6 Quelle: „Bodywork by Theres Maibach" aus Bottmingen/Schweiz, mit freundlicher Genehmigung von Theres Maibach. https://www.bodywork-tm.ch/physikalisch.htm

Zusammenspiel der Elemente – Biokybernetik

„Biokybernetik ist der Begriff aus der Wissenschaft, der die Gesamtmatrix komplexer Ordnungssysteme beschreibt und bezeichnet.

Die Biologische Kybernetik (engl. biological cybernetics) ist die Wissenschaft, die sich mit den Steuerungs- und Regelungsvorgängen in Organismen und Ökosystemen beschäftigt. In ihren Fachbereich fallen Prozesse wie die Regulierung der Körpertemperatur, das osmotische Gleichgewicht, der Säurehaushalt sowie diverse Stoffwechselprozesse und deren Regulierung durch Hormone, aber auch Wirkungsgefüge und Gleichgewichtsprozesse in der Ökologie.

Die acht Grundregeln der Biologischen Kybernetik nach Frederic Vester:

1. Negative Rückkopplung muss über positive Rückkopplung dominieren.
2. Die Systemfunktion muss vom quantitativen Wachstum unabhängig sein.
3. Das System muss funktionsorientiert und nicht produktorientiert arbeiten.
4. Nutzung vorhandener Kräfte nach dem Jiu-Jitsu-Prinzip statt Bekämpfung nach der Boxer-Methode.
5. Mehrfachnutzung von Produkten, Funktionen und Organisationsstrukturen.
6. Recycling: Nutzung von Kreisprozessen zur Abfall- und Abwasserverwertung.
7. Symbiose. Gegenseitige Nutzung von Verschiedenartigkeit durch Verbindung und Austausch.

8. Biologisches Design von Produkten, Verfahren und Organisationsformen durch Feedback-Planung."[7]

Liebe Leserinnen und Leser, in dieser Quelle findet man noch viel mehr über diesen Wissenschaftszweig, den wir hier nicht zu wiederholen brauchen.

Daher gehen wir nun sofort zum Urheber der gegenständlichen Gesundheitsmethode über, der sehr viel Interessantes zu erzählen hatte:

Dr. Ing. Jan Gerhard Smit

Seinen Ausführungen sind gleich mehrere Kapitel gewidmet, um die Einzigartigkeit und Besonderheit dieser Gesundheitstechnik zu erkennen. Doch lassen wir ihn lieber selbst alles erklären:

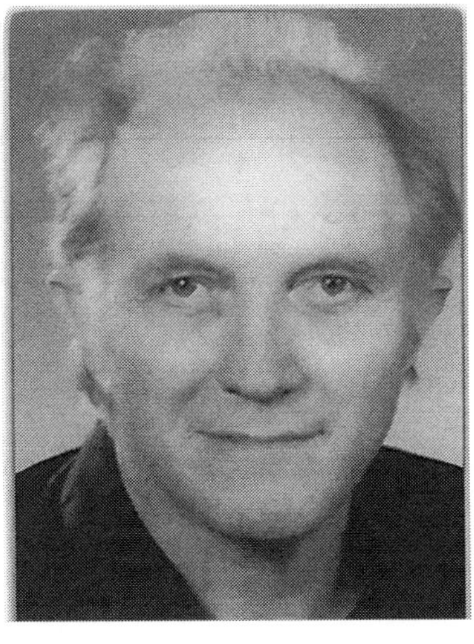

*Abb. 2: Dr. Ing. Jan Gerhard Smit, *22.09.1929 †10.03.2014*

7 Quelle Wikipedia: https://de.wikipedia.org/wiki/Biologische_Kybernetik

Seine Website, wie sie durch „Wayback Machine“ im Archiv aufgezeichet wurde: https://web.archive.org/web/20090929235125/http://home.arcor.de/drsmit/index.htm.

Buch-Manuskripte in der Datenbank TU Dresden:

- Schmerzen müssen nicht sein (Petition 2-16-15-8271-013805 in Google eingeben)
- http://www.qucosa.de/recherche (Dr. Ing. Smit eingeben)

Dr. Ing. Jan Gerhard Smit – Autobiografie

Dieser Lebensweg war die Voraussetzung für die Entwicklung der Biokybernetischen Diagnostik und Therapie als wissenschaftlich exakt reproduzierte Kybernetische Medizin, die bereits nach 1976 vom Bundes-Innenminister gefordert wurde.

Meine aktive Teilnahme am 17. Juni 1953 (laut Anklage war ich „Mitorganisator“ des ersten – friedlichen – Aufstands in der DDR) hatte zur Folge (kurze Zusammenfassung):

- Politische Verfolgung, Ausschluss vom Studium an den deutschen Hochschulen; nach Wiederaufnahme durfte ich nicht mehr in meinem Beruf als Geräteentwickler arbeiten.
- Schutz durch die Direktoren vor der Partei durch Aufgabenstellungen zur Lösung von extremen Problemen in der DDR.
- Erziehung zum ganzheitlichen vernetzten Denken.
- 1976 lebensbedrohliche Erkrankung.
- 1980 Zusammenarbeit mit der Akademie für Wissenschaften/Kybernetik und einer Ärztegruppe, die seit den 60ern neue Wege suchte, da sie die Grenzen der Schulmedizin erkannten.
- Entwicklung des 1. Akupunkturgerätes der DDR mit neuem Wirkprinzip.
- Entwicklung der Biokybernetischen Diagnostik und Therapie.
- Dienstlicher Auftrag, die Kybernetische Medizin in der DDR einzuführen.

Deshalb wurde ich auf Lebenszeit vom Studium an den deutschen Hochschulen ausgeschlossen. Nach langem Kampf wurde ich dann 1959 wieder zugelassen. Jedoch wurde ich bis zur Wende politisch verfolgt und durfte ab 1966 nicht mehr in meinem Beruf Forschung und Geräteentwicklung arbeiten.

Meine Arbeit wurde von der Betriebsleitung und den Kollegen aber weitgehend gefördert, allerdings wurde ich dann ausbildungsfremd bis 1984 in Sonderfunktionen mit weitreichender Kompetenz eingesetzt.

Geboren am 22.09.1929 in Chemnitz.

1936 – 1945	Grundschule, Mittelschule nicht abgeschlossen, da 1945 der Unterricht über ein Jahr lang wegen Kriegseinwirkung nicht stattfinden konnte. Deshalb sofort Lehre als Elektro-Installateur.
1945 – 1948	Elektroinstallateur mit Abschluss, Gesellenbrief.
1947 – 1948	Akademie für Technik Chemnitz, Ingenieurschulreife in Abendschule.
1948 – 1951	Direktstudium – Ingenieur für Elektrotechnik.
1951 – 1952	Sachsenwerk Radeberg, Aufbau des 1. Fernsehlabors, Entwicklung des Bildschirms des 1. Fernsehers der DDR.
1953	Fernstudium an der TU Dresden.
1953 – 1984	Funkwerk Dresden (VEB Messelektronik).
1953 – 1966	Entwicklungsingenieur, Grubenfunk. Messgeräte, 18 Patente. Die Wechsel der Funktionen ab 1966 waren durch die politische Verfolgung bedingt. Betriebswechsel nicht möglich. Fernstudium Dipl.-Ing. Elektronik.
1967- 1970	Promotion extern, Dr.-Ing.
1971	Bauelemente-Konsulent mit GD-Vollmacht zur Verbesserung der Versorgung der Forschung in der DDR mit Bauelementen.

1974	Wissenschaftlicher Mitarbeiter beim Produktions-Direktor
1976	Infolge der politischen Verfolgung entstand eine lebensbedrohliche Allergie.
1980 -1984	Da die Allergie durch die Schulmedizin nicht behandelt werden konnte, entwickelte ich mit Unterstützung der Akademie für Wissenschaften der DDR und der Gesellschaft für Klinische Medizin der DDR ...

... die **„Biokybernetische Diagnostik und Therapie nach Smit“** – die Entstehung, Suche und Beseitigung funktioneller Störungen im Organismus. Sie entspricht der Fehlerentstehung, Fehlersuche und Fehlerbeseitigung in gekoppelten Rechnersystemen“.

Der Zugriff auf das Informationssystem erfolgt über die Körperoberfläche als Tastatur und Bildschirm (Touchscreen), was die Chinesen schon vor 5 000 Jahren entdeckt hatten.

Ergänzung: Dr. Ing. Jan Gerhard Smit wurde vom damals berühmten Fernsehpionier und Kernphysiker „Manfred von Ardenne“ https://de.wikipedia.org/wiki/Manfred_von_Ardenne abgeworben.

Reflexotron

Entwicklung des Reflexotron als erstes Akupunkturgerät der DDR mit völlig neuem Wirkprinzip (1/20 000 der bisher verwendeten Ladung), Wirkung nach 0,1 Sekunden, reproduzierbar durch Änderung des schulmedizinischen Tastbefundes und der Reflexzonen.

Trotz der Festlegungen von Minister, Generaldirektor, Betriebsdirektor, Akademie der Wissenschaften der DDR und Gesellschaft für Klinische Medizin der DDR (und wie sich nach der Wende herausstellte: des zuständigen Generals der Stasi, da die DDR damit eine Spitzenstellung eingenommen hätte), das Verfahren unter meiner Mitarbeit in einem Institut weiterzuentwickeln und in der DDR einzuführen, wurde die Arbeit stark behindert (wie heute) und durch einen Stasi-Mitarbeiter unterbunden.

Die Übernahme in ein Institut unterblieb, da ich wegen des 17. Juni 1953 nicht „zuverlässig" war. Die politische Verfolgung wurde verstärkt. Der Betriebsdirektor konnte noch zwei Jahre lang das Ärgste verhindern.

Anerkennung meiner Theorie durch die Akademie für Wissenschaften der DDR/Kybernetik, Prof. Manfred Peschel.

Aufgrund der Ergebnisse der Erprobung änderte 1983 das ZK der SED die Gesundheitspolitik und behinderte Neuraltherapie und Akupunktur nicht mehr. Ich wurde durch einen Stasi-Mitarbeiter nach 31 Jahren aus dem Betrieb gedrängt, weil ich etwas erfunden hatte, was ich seiner Meinung nach nicht durfte.

1984	Als Notlösung wurde ich durch die Hilfe der Obengenannten im Transformatoren- und Röntgenwerk

eingestellt, damit der neben meiner Arbeit entwickelte Prototyp einer neuen Generation der Elektropunktur noch 1984 produziert werden konnte. Ein Novum in der DDR! Mit den dort produzierten Geräten wurden schätzungsweise etwa 200 000 chronisch Kranke vor der Wende von Schmerzen befreit. Die Erfolge gingen ohne Benennung meines Namens durch alle Medien. Damit bekam ich die Aufgabe, die kybernetische Medizin in der DDR einzuführen.

Zudem machte ich die erste Entwicklung einer Antidekubitus-Matratze (weltweit) für bettlägerige Patienten zur Verhinderung des Wundliegens unter kostenloser Mitarbeit vieler DDR-Bürger. Behandlungen führte ich unter Duldung durch das Gesundheitsministerium aus.

Da meine Allergie durch die Schulmedizin nicht erfolgreich behandelt werden konnte, entwickelte ich mit Unterstützung der Akademie für Wissenschaften der DDR und der Gesellschaft für Klinische Medizin der DDR die „Biokybernetische Diagnostik und Therapie nach Smit:

1984 – 1990	Transformatoren- und Röntgenwerk Dresden, staatlicher Auftrag zur Einführung in der DDR: Ich erhielt keinen Arbeitsplatz im Betrieb, da die Tätigkeit im Betrieb TuR eine Notmaßnahme war und ich nicht in das Profil dieses Betriebes passte. An der Verteidigung der Entwicklung nahm immer ein Stasi-Mitarbeiter teil. Unterstützung durch Minister, Generaldirektor, Betriebsdirektor und Hunderte von Kollegen.
1988	Als der Betriebsdirektor entlassen wurde, weil er vor Anlauf eines Exportauftrages wissen wollte, wer die zu fertigenden und zu exportierenden Großtransformatoren bezahlen sollte, wurde die Arbeit eingestellt. Der Generaldirektor wies in Absprache mit dem

	Ministerium an, dass die Entwicklung wieder aufgenommen würde: vergeblich. So war ich plötzlich Chefprojektant. Wieder wurde ich ausbildungsfremd eingesetzt.
1989	stellte man einen hauptamtlichen Stasi-Mitarbeiter ein, damit ich am 1. Oktober 1990 vorzeitig in den Vorruhestand gehen durfte.
1991	Die Bundesgesundheitsministerin (im vereinigten Deutschland) meinte, die Einführung meines Verfahrens müsste ich allein bezahlen.

Damit erlangte ich die Zulassung zur Ausübung der **Biokybernetischen Diagnostik und Therapie** als einer medikamentfreien Ganzheitstherapie und gründete das „Institut für Naturheilkunde und Biokybernetik“ in Dresden.

Exposition der „Biokybernetischen Diagnostik und Therapie nach Smit“

Eine zwingende Notwendigkeit! Sie ist eine verschenkte Chance für die Medizin des 21. Jahrhunderts.

1956
Die Frequenzabhängigkeit der Ausbreitung elektromagnetischer Wellen in Medien mit nichtverschwindender Leitfähigkeit, Nachrichtentechnik 2/1956

1965
Betriebsgerät für einen Massenfilter, TU Dresden.

1970
Untersuchungen zum Bau eines RC-Netzwerkes zur Simulierung der vertikal ebenen oder räumlichen nichtstationären Filterströmung mit freier Oberfläche beim Vorhandensein unterschiedlicher Durchlässigkeits-Koeffizienten, TU Dresden.

1980
Entwicklung der „Biokybernetischen Diagnostik und Therapie“.

2003
Mitautor, ich wurde genannt als einer der vier: Thierse, Wowereit u.a. (DDR 1945-1989) Volksaufstand, Geschichte, Buch „Spurensuche,

Helden der Menschlichkeit“ vom Carl-Wolfgang Holzapfel Verlag, Berlin: Vereinigung 17. Juni 1953 e.V.

2006
MEDIZIN SPEZIAL 26/2018

Verlag magazin2000 plus 2005 Artikel „Schmerzen müssen nicht sein“.

2007
Biokybernetische Diagnostik und Therapie in Gesellschaft für Kybernetik e.V. Band 2 „Kybernetik steckt den Osten an – Wieners[8] Ideen in Osteuropa und in der DDR“. Die Gesellschaft für Kybernetik wurde aufgelöst. Ebenso die Akademie für Wissenschaften der DDR. Diese Webseiten gibt es nicht mehr.

8 Norbert Wiener war ein US-Mathematiker und Philosoph. Er war der Erste, der die Kybernetik in wissenschaftlichen Kontext brachte (1948). Interessante Information auf Wikipedia: https://de.wikipedia.org/wiki/Norbert Wiener

Petition Deutscher Bundestag

Juni 2007
Meine gesamte Webseite ging als Petition 2-16-15-8271-013805 an den Deutschen Bundestag.

Vom Petitionsausschuss bereits den parlamentarischen Berichterstattern zugeleitet, zur Vorlage im Bundestag nach exakter Prüfung meiner medizin-wissenschaftlichen Kompetenz, zwecks Änderung der Gesundheitspolitik:

Biokybernetische Diagnostik und Therapie nach Smit

Mit Hilfe der Kybernetik ist man in der Lage, mit äußerst geringem Aufwand an der Hardware, ein seit über 100 Jahren sich herausgebildetes Problem zu lösen. Friedrich Wolf, berühmter Naturheilarzt und Schriftsteller, schreibt 1930: „Die ärztliche Wissenschaft befindet sich eingestandenermaßen in einer schweren Vertrauenskrise, die nicht bloß psychologische, sondern sachliche Gründe hat". Das Gesundheitswesen ist heute nicht mehr bezahlbar. Die funktionellen, chronischen Krankheiten nehmen rapide zu. Die Forderung nach einer „Kybernetischen Medizin"[9] wird heute immer stärker.

9 Frederic Vester, Leitmotiv vernetztes Denken, Heyne Sachbuch 19/109, 1992.

Eine hervorragende Vorarbeit dazu wurde im Institut für Chirurgie „A. V. VISNEVSKIJ" der Akademie der Medizinischen Wissenschaften der UdSSR durch Prof. S. N. BRAJNES und dem Kandidaten der Technischen Wissenschaften V. B. SVEINSKIJ geleistet. Ihre Vorstellungen, die einzelnen Regelkreise der Organe nachzubilden und diese dann so lange zu verstellen, bis die gleichen Symptome wie beim Kranken auftreten, lässt sich heute wegen der Verkopplung aller Organsysteme und Organe und der damit erforderlichen ungeheuren großen Speicherkapazität nur für einzelne Organe verwirklichen.

Aus der persönlichen Notwendigkeit, nach dem jahrelangen Versagen der Schulmedizin, eine lebensbedrohliche Allergie zu beseitigen, stellte ich als Außenseiter 1981 die Hypothese auf:

„Die Entstehung, Suche und Beseitigung funktioneller Störungen im Organismus. Die ‚Biokybernetische Diagnostik und Therapie' entsprechen der Fehlerentstehung, Fehlersuche und Fehlerbeseitigung in gekoppelten Rechnersystemen."

Aus der Gleichheit der biokybernetischen und technischen Probleme heraus löste ich mit Hilfe fernöstlicher und westlicher medizinischer Kenntnisse das Problem, den menschlichen Organismus selbst als Rechner zu benutzen. Reflexzonen und Nervenpunkte, Tastbefunde u.a. dienen als Bildschirm.

Schmerzhafte Nervenendpunkte, wie z.B. aus der Akupunktur bekannt, dienen als Tastatur. Der mit elektrischen Impulsen geregelte und gesteuerte Organismus hat ein stark vermaschtes Regelsystem mit selbstorganisierter Suche des optimalen Regimes durch Messwert-Erfassung, Messwert-Verarbeitung und Regelung der verschiedensten Parameter.

Mit einem neuen Wirkprinzip, mit 1/20 000 der bisherigen Ladungs-Menge der Reizstromtherapie, ist reproduzierbar die Kontrolle durch Arzt und Patient jedes einzelnen Impulses sekundenschnell möglich.

Jeder Einzelimpuls oder jeder Einzeldruck ist ein Reset und stellt über das stark vermaschte Regelsystem den betreffenden gestörten Regelkreis nebenwirkungsfrei zurück.

Die Beweglichkeit erhöht sich und die Schmerzen verschwinden Stück für Stück. In der ersten Behandlung wird dem Patienten gezeigt, ob es wirkt und wie es ihm mindestens am Ende der Behandlung geht.

Diese Entwicklung war die Ursache, dass die DDR 1984 den Widerstand gegen die Akupunktur aufgab. Im ersten Versuch mit 123 ausgesuchten, bisher erfolglos mit der Schulmedizin behandelten, chronisch Kranken, ergab sich nach 3 Behandlungen à 5 min bei 75 % der Patienten eine 80-100 %ige Besserung.

11.11.2000
Vortrag zum Kolloquium der Gesellschaft für Kybernetik e.V. Biokybernetische Diagnostik und Therapie nach Smit, eine zwingende Notwendigkeit, aber eine verschenkte Chance für die Medizin des 21. Jahrhunderts.

Studie

GESELLSCHAFT FÜR KLINISCHE MEDIZIN, DER DEUTSCHEN DEMOKRATISCHEN REPUBLIK, ARBEITSGEMEINSCHAFT NEURALTHERAPIE

Vortrag von Dr. med. Volker Lehmann, Bendshausen, Kongreß der Neuraltherapeuten, Nov. 1982 in Thermalbad Wiesenbad und Nov. 1983 in Gera

Kopien der Orignale, daß diese Vorträge:

- Bestandteil der Literaturbank der AG NT, Kongreßberichte Tagung 1983, Gera sind
- dem ZK zugestellt worden sind und damit zur Aufgabe des Widerstandes der DDR zur Akupunktur geführt haben.

1. Schreiben an den Vorsitzenden der AG Neuraltherapie vom 15.12.82 nach 3 1/2 monatigen Test zum Stand und zu den notwendigen Maßnahmen.
2. Nach 9 monatigem Test erfolgte der Vortrag. Da der Vortrag zum größten Teil wörtlich mit dem ausführlicheren Schreiben übereinstimmt wurden die Ergebnisse nach dem 9 monatigen Test in das Schreiben an den entsprechenden Stellen eingefügt und die im Vortrag zusätzlichen Informationen durch andere Schriftart gekennzeichnet.

„Erste Erfahrungen mit der Elektropunktur“

Sehr geehrter Herr Vorsitzender, sehr geehrte Kolleginnen und Kollegen !

Ich möchte Ihnen einen ersten Erfahrungsbericht über die Anwendung des Elektropunkturgerätes „Reflexotron“ geben, das ich seit vergangenem Jahr an 123 Patienten austestete.

Es soll nach Ansicht des Erbauers, Herrn Dr.-Ing. Gerhard Smit aus Dresden, einige Vorteile gegenüber anderen ausländischen Geräten haben.

Vergleichsmöglichkeiten sind mir jedoch nicht gegeben, da mir bisher nur dieses Testmodell zur Verfügung stand. Ich kann jedoch bestätigen, daß dieses batteriebetriebene und in der Handhabung einfache Elektropunkturgerät durch das gewählte Meßprinzip und das Prinzip der Therapie mit kleinsten Strömen keinerlei Schäden am Patienten hervorgerufen hat.

Da die knapp 1 mm schmale Punktsuch- und gleichzeitig Therapieelektrode lediglich über dem Reaktionspunkt auf die Haut aufgesetzt wird und keine Akupunkturnadel eingestochen werden muß, hat diese Methode den Vorteil, daß keinerlei Sterilisationsprobleme anfallen. Ein weiterer Vorteil gegenüber der Nadeltherapie besteht in der wesentlich kürzeren Therapiedauer, da jeder Akupunkturpunkt mit lediglich einem einzigen Gleichstromimpuls von unter 1/2 sec Dauer behandelt wird.

Das Reflexotron arbeitet mit einer Suchspannung von 1,5-6 Volt. Bei meinem jetzigen Testgerät wird dabei der Strom im Kurzschlußfall auf 200 µA begrenzt, wobei bei Drücken der Therapietaste und Zwischenschaltung des Körpers lediglich 20 bis maximal 60 µA in einer Zeiteinheit von unter 0,5 sec. fließen.

Wir wissen, daß jede quergestreifte und auch glatte Muskulatur in einem Regelkreis liegt. Der Informationsaustausch zwischen Regelstrecke (Arbeitsmuskel) und Regelwerk (zugeordnetes reflektorisches Zentrum) erfolgt über Nervenbahnen, Stell- und Meßglieder durch elektrische Impulsfrequenzmodulation, das heißt, durch Impulse konstanter Amplitude und Länge aber unterschiedlicher Frequenz,

Je höher die Frequenz im Stellglied ist, umso mehr kontrahiert der Muskel. Die Muskeltätigkeit ist durch elektrische Reize beeinflußbar.

Dr.-Ing. SMIT ist dabei folgender Meinung:

Speist man in den Regelkreis Wechselströme ein, so ergeben sich mit den körpereigenen Impulsen Mischprodukte, die sowohl langsamere Impulse durch Schwebung (Differenzfre-

Abb. 3: Studie, Teil 1

quenz) zur Entspannung der Muskulatur beinhalten können, als auch. höhere Frequenzen zur Kontraktion (Summenfrequenz und multiplikative Mischprodukte) enthalten.

Die Anwendung hoher Stromstärken von Wechselströmen führt zur Unterdrückung von Schmerzen, deren Ursache nicht beseitigt werden kann, das heißt, zur Analgesie. In Verbindung mit Akupunkturpunkten zur zielgerichteten Analgesie bei Operationen oder anderen mit Schmerz verbunden Eingriffen.

Die in, der Literatur angegebenen Stromstärken und Frequenzen bei Anwendung von Wechselströmen stark. Es werden Stromstärken von *20* - 45 m A und Frequenzen von 2 - 180 Hz angegeben. In der Regel sind hierbei also wesentlich höhere Ströme und auch längere Therapiezeiten nötig. Beim neusten Gerät der Elektropunktur aus der CSSR (Stimili 3) werden 3 Minuten Behandlungsdauer pro Punkt angegeben.

Andere Autoren verwenden eine Zeitdauer bis zu 20 Minuten. Wird der Regelkreis durch Änderung des Übertragungsverhalten instabil, so stellt sich ein erhöhter Tonus ein und der Muskel ist an dieser Stelle dolent. Nach SMIT blockiert bereits ein einmaliger geringer Gleichstromimpuls der Größenordnung 10 - 60 µA diesen Regelkreis, so daß dieser nach Aufhebung des Blockierungsstromes (kleiner 0,5 sec.) wieder in seine Normallage zurückkehrt und sich ein normaler Muskeltonus einstellt, wobei an dieser Stelle auch sofort die Druckdolenz verschwindet.

Im Gegensatz dazu ist die Wirkungsweise der Anwendung hoher Wechselströme und/oder Gleichströme mit längeren Einwirkungszeiten an verschiedene Vorbedingungen geknüpft. Eine wesentliche dabei ist, daß die Stromleitung nicht über das Herz oder wegen möglicher Muskelzuckungen oder Verkrampfungen durch den Wechselstrom nicht über solche Reaktionsstellen oder Muskeln erfolgen darf, die reflektorisch mit dem Herz verbunden sind. Die Wirkungsweise des Reflexotron ist nicht an solche Vorbedingungen geknüpft. Dieser Methode ist daher der Vorzug zu geben, da sie durch die Anwendung geringer Gleichströme extrem kurzer Dauer völlig unschädlich ist, aber trotzdem den Organismus günstig beeinflußt. Das "Reflexotron" eignet sich

1. gut zum schnellen Suchen und Auffinden der Reaktionsstellen des Körpers, die den Akupunkturpunkten entsprechen und bei Störungen im Segment auch fast immer druckdolent sind. Durch die vorteilhaft schmale Suchelektrode (Kathode) und die im Gerät eingebaute LED-Anzeige ist nachweisbar, daß so ein Reaktionspunkt nur einen Durchmesser von knapp 1 mm besitzt.
2. eignet sich dieses Gerät nach genauen Aufsuchen der Reaktionsstelle durch Drücken der Therapietaste zur Reflextherapie, die bei Behandlung richtiger Punkte sofort erfolgreich ist und dadurch eine Kontrolle erlaubt, ob der gegebene Impuls wirksam war, oder nicht.

Die elektrische Reizung falscher Hautpunkte brachte weder eine ausreichende subjektive noch objektive Besserung, rief aber auch keinerlei Schaden am Patienten hervor. Das konnte ich mit den Reflexotrongerät durch einfache Placeboversuche bei 50 Patienten belegen und kam dabei zu gleichen Ergebnis wie A. HEYDENREICH (Zschr.Physotherapie., Heft 6, 1981, S. 409-415). Erst das nachfolgende, durch die LED-Anzeige bestätigte exakte Punktaufsuchen und die richtige Punktauswahl erbrachte gute Erfolge wie Schmerzminderung, Bewegungsverbesserung und Muskelentspannung.

Die Behandlung vom Aufsuchen der gewählten Reaktionspunkte bis zum Ende der Therapie dauert ca. 1/2 bis maximal 3 Minuten. Das bedeutet, daß sie von jeden dafür aus gebildeten Facharzt während der Sprechstunde bei entsprechender Indikation angewendet werden kann, da sie vergleichsweise nicht länger als eine vom Arzt durchgeführte i.v.-Injektion sowohl für Patienten als auch Behandler beansprucht.

Das Reflexotron steht mir seit 9 Monaten zur Austestung zur Verfügung. In dieser Zeit kam dieses Gerät bei 123 Patienten aus meinem Arztbereich zur Anwendung.

Abb. 4: Studie, Teil 2

Dabei behandelte ich ausschließlich Diagnosen, die durch Reflextherapie günstig beeinflußbar sind bzw. bei denen ich bei insgesamt über 1000 Patienten durch alleinige Behandlung mittels klassischer Akupunktur gute bis sehr gute Erfolge gesehen habe.

Ich behandelte dabei die gleichen Akupunkturpunktekombinationen wie ich sie bei der Nadeltherapie angewendet hätte, also in der Regel zwischen 3 und 10, selten bis zu 15 Punkten. Dabei benutze ich zu etwa 80 % die von Doz. BADARTSCH angegebenen Punktekombinationen die ich bei meiner zweijährigen Akupunkturausbildung in dem Akupunkturausbildungs- und Behandlungszentrum an der Staatlichen Zentralklinik in Ulan-Bator erlernen konnte, und zusätzlich solche Punkte, die entsprechend der Differenziertheit der jeweiligen Krankheit erforderlich sind.

Da es aus Zeitgründen nicht möglich ist, alle bewährten Punktekombinationen bei den hier aufgezeigten Krankheiten zu nennen, werde ich über die Mitteilungsblätter der Arbeitsgemeinschaft Neuraltherapie in der Gesellschaft für Klinische Medizin der DDR entsprechende Therapieempfehlungen bekannt geben.

Patientengut und Methodik

Die bisher 123 von mir mit dem "Reflexotron" behandelten Patienten betreffen folgende 10 Diagnosegruppen

Diagnose	Fallzahl
funkt. Zephalgie	12
unteres Cervicalsyndrom, pseudorad.	22
Epicondylitis humoradialis	14
Tendovaginitis (mit und ohne Krepitation)	5
Tietze-Syndrom	5
funkt. Magen-Darm-Beschwerden	10
Reizblase (Dranginkotinenz)	6
Lumbalgie verschiedener Genese	21
Pseudoradikulärsyndrom L_5/S_1	11
Gonalgie verschiedener Genese	17

Die Diagnosen waren klinisch und röntgenologisch und bei vorhergehender erfolgloser ambulanter oder stationärer Therapie im Bezirkskrankenhaus durch andere diagnostische Verfahren abgeklärt.

Um eine kürzere Arbeitsunfähigkeitsdauer zu erreichen, wurden alle 123 Patienten täglich behandelt. Die Behandlungsdauer betrug dabei pro Patient durchschnittlich 3-4 Tage lang nur je 1 1/2 Minuten. Dabei wurden alle Patienten nach den Regeln der klassischen Akupunktur behandelt, wobei interessanterweise oftmals schon bei Behandlung von sogenannten Fernpunkten ein Soforterfolg am Erkrankungsort zu verzeichnen war.

Eine nur örtlich vorgenommene Schmerzpunktbehandlung führte in der Regel nur zu einem Teilerfolg, was auch von unserem Vorsitzenden, Kollegen Dr. Becke (Zschr. Heilberufe 12/1981 und Zbl. Gynäkol.10 (1982) 602-609) bestätigt wird.

Behandelt wurden 72 Frauen in Alter zwischen 15 und 68 Jahren (Durchschnittsalter 44 Jahre) und 51 Männer im Alter zwischen 18 und 74 Jahren (Durchschnittsalter 43 Jahre).

Bei jeder Erstbehandlung unternahm ich dabei noch zur besseren Beurteilung der Wirksamkeit des "Reflexotron" bei den Patienten eine Art Negativsuggestion, indem ich den Erfolg des Gerätes mit Worten in Frage stellte. Nach Einwilligung bat ich die Patienten, mir sofort zu sagen, wenn während der Behandlung irgendeine negative oder positive Reaktion bemerkt

Abb. 5: Studie, Teil 3

wird. Über eine Beschwerdeverschlechterung oder gefährliche negative Reaktion wurde dabei in keinem Fall berichtet. An manchen Punkten oder entlang des zugeordneten Segmentes wurde lediglich von einigen Patienten ein 1-3 Sekunden andauerndes elektrisierendes Gefühl bzw. Kribbeln während der Punktsuche und Behandlung angegeben.

Der Kranke wurde sofort nach jeder Behandlung nach dem prozentualen Anteil der Schmerzminderung und Bewegungsverbesserung befragt und getestet (Winkelgrade, Lasègue, Muskelhartspann). Er wurde aufgefordert, die genaue Stundenzahl der unmittelbar nach Behandlung erreichten Beschwerdeverbesserung an jedem nächsten Behandlungstag mitzuteilen. Die durchschnittliche Behandlungszahl und -zeit lag bei 3-4 Tagen, wobei zwischen 2 und maximal 7 mal therapiert wurde.

Auswertung und Ergebnisse

Obwohl die Akupunktur und die Elektropunktur mit anderen Therapieformen wie Pharmako-, Physio- und Psychotherapie kombiniert werden kann, kam in dieser Studie bei über 3/4 aller Patienten ausschließlich die Elektropunktur zur Anwendung. Zur besseren Beurteilung der Wirksamkeit wurde auf zusätzliche Physio- und Psychotherapie ganz verzichtet.

An Rheumatika und Analgetika konnten deutlich eingeschränkt werden und auf orale oder parenterale Steroidgaben wurde wegen der möglichen Nebenwirkungen begründet oder versuchsweise ganz verzichtet.

Behandlungsform	Fallzahl
1. ausschließlich "Reflexotron"-Therapie	96
2. Kombination "Reflexotron"-Therapie mit	
- Neuraltherapie und/oder manueller Medizin	18
- .Ketazoninjektion	4
- orala Medikamentengabe	5
- Steroidgabe	0
- Physio- und Psychotherapie	0

Mehr als die Hälfte aller Patienten fühlte sich bereits nach der 1. und mehr als 2/3 der Kranken nach der 2. Behandlung entweder völlig beschwerdefrei oder hatte ausgehend von der Ausgangslage, unmittelbar nach der Elektropunktur bereits 80 % Besserung der Schmerz- und Bewegungsstörungen.

	1. Behandlungstag		2. Behandlungstag	
Subjektive und objektive Besserungsquote	Patientenzahl	Patientenzahl in %	Patientenzahl	Patientenzahl in %
100 %	25	20	47	38
80 %	44	36	36	29
60 %	32	18	20	16
40 %	20	16	10	8
20 %	2	2	2	2
0 %	10	8	8	7
	133	100	123	100

Abb. 6: Studie, Teil 4

Gerechterweise muß man aber sagen, daß nach der ersten Behandlung nur etwa bei knapp der Hälfte der Patienten der angegebene Soforterfolg noch am nächsten Tag vorhielt. Die anderen Kranken berichteten nur über eine 1-18 stündige Erfolgsdauer.

Es kam jedoch nicht nur bei jeder weiteren Behandlung zu einer höheren prozentualen Besserungsrate, sondern auch zu einem Anstieg der Wirkungsdauer. Bei 3/4 aller Patienten waren lediglich 2-4 Behandlungstage nötig um somit 92 von 123 Kranken nach maximal 4 Tagen beschwerdefrei und damit der überwiegende Teil der davon arbeitsunfähigen Patienten wieder arbeitsfähig. Die Gesamtzahl der Rezidivpatienten lag noch 3-8 Monate nach der Reflexotrontherapie unter 10%. Nach meinen bisherigen Erfahrungen konnte somit im Vergleich zur Anwendung der uns bekannten üblichen Therapieformen durch zumeist alleinige Elektropunktur oder deren Anwendung in Kombination mit anderen reflextherapeutischen Maßnahmen bzw. sehr selten mit Pharmakatherapie eine durchschnittliche Senkung der AU-Dauer von 3-4 Tagen pro Patient und damit ein volkswirtschaftlicher Nutzen von 15.000 bis 20.000 Mark pro Monat erreicht werden.

Das ist allein durch schnellere Wiedereingliederung der arbeitsunfähigen Patienten in den Arbeitsprozess ein ökonomischer Gewinn von weit über 100.000 Mark pro Arzt und Jahr. Dazu kommt noch ein nicht unerheblicher Nutzen durch Einsparung von Medikamenten und die Reduzierung der allergischen und toxischen Nebenwirkungen durch Arzneimitteltherapie.

Die hier aufgezeigte Elektropunktur ist eine billige und für den Patienten schmerz- und gefahrlose Behandlungsmethode, die durch ihren meist vorhandenen Soforterfolg zweifelsfrei auch das Arzt-Patientenverhältnis verbessert.

Die kurze Therapiedauer von durchschnittlich weniger als 2 Minuten gestattet die Anwendung der Elektropunktur in jeder normalen Sprechstunde.

Sie ist dadurch vorrangig bei akuten Erkrankungen anwendbar und durch die in der Regel schnelle Hilfe entfallen oftmals zusätzliche Therapieformen. Dadurch werden auch physiotherapeutische Abteilungen entlastet.

Die der Elektropunktur zugänglichen Diagnosen entsprechen fast ausnahmslos den Krankheiten, die erfolgreich mit der klassischen Akupunktur behandelt werden können. Trotzdem benötigen wir beide Behandlungsmethoden, denn das "Reflexotron" ersetzt nicht immer die Nadeltherapie und umgekehrt.

Ich sehe dabei vor allem zur Steigerung der Effektivität im Gesundheitswesen gute Möglichkeiten durch Behandlung von Akutfällen mit dem Elektropunkturgerät "Reflexotron" und. zur Verbesserung der Qualität in der medizinischen Streuung unserer Bevölkerung, die Anwendung der klassischen Akupunktur, vor allem bei bisher therapieresistenten Fällen. Dabei ist die Akupunktur, Elektropunktur und. Elektroakupunktur kein Allheilmittel, sondern eine in der Praxis gut funktionierende Behandlungsform bei ausgesuchten und dieser Therapie zugänglichen Erkrankungen. Da auch nach Meinung des Lehrstuhlinhabers für Akupunktur an der Akademie für ärztliche Fortbildung in Moskau, Herrn Prof. GOIDENKO, diese 3 Behandlungsmethoden richtig angewendet niemals schaden oder schädliche Nebenwirkungen hervorrufen können, sollten sie in größerem Maße als bisher angewendet oder mit anderen bewährten Heilverfahren kombiniert werden.

Abb. 7: Studie, Teil 5

Beschlussempfehlung

- 191 - Anl. 3 z. Prot. 16/43

Pet 2-16-15-8271-013805 01069 Dresden

Gesetzliche Krankenversicherung
– Leistungen –

Beschlussempfehlung

Das Petitionsverfahren abzuschließen.

Begründung

Der Petent möchte eine stärkere Nutzung der Kenntnisse der kybernetischen Medizin, insbesondere für chronisch Kranke.

Im Einzelnen trägt er vor, die Nutzung der wissenschaftlichen Erkenntnisse der seit 1948 unter Leitung von Ärzten stehenden biokybernetischen Institute zur Heilung funktionell chronisch Kranker werde verhindert. Dadurch sei die Zahl der funktionell chronisch Kranken exponentiell gestiegen. Da die Irrtümer der Medizin und die Kosten enorm zugenommen hätten, sei daraus die Forderung des ganzheitlichen vernetzten Denkens und der kybernetischen Medizin für funktionell chronisch Kranke entstanden. Die kybernetische Medizin sei ohne Kenntnis des westlichen Vorhabens 1980 in der DDR entwickelt worden und habe die rigide, gegen Naturheilkunde eingestellte DDR 1984 gezwungen, die Gesundheitspolitik zu ändern. Man könne fast jeden chronisch Kranken in der ersten Behandlung schmerzfrei stellen und dann ohne Pharmaka heilen. Der Erfolg beruhe auf der exakten Ausbildung der Tester in Akupunktur sowie auf den Kenntnissen des Petenten und dessen Technik.

Zu den weiteren Einzelheiten des Vortrages wird auf den Inhalt der Akte Bezug genommen.

Das Ergebnis der parlamentarischen Prüfung lässt sich unter Berücksichtigung der Stellungnahme des Bundesministeriums für Gesundheit (BMG) wie folgt zusammenfassen:

Abb. 8: Beschlussempfehlung zur Studie

Beschluss

Petitionsausschuss
Die Vorsitzende

Herrn Dr. Jan Gerhard Smit Räcknitzstr. 16 01069 Dresden	11011 Berlin, 29.10.2007 Platz der Republik 1 Fernruf (030) 227-35257 Telefax (030) 227-36027 Pet 2-16-15-8271-013805

Sehr geehrter Herr Dr. Smit,

der Deutsche Bundestag hat Ihre Petition beraten und am 25.10.2007 beschlossen:

Das *Petitionsverfahren abzuschließen.*

Er folgt damit der Beschlussempfehlung des Petitionsausschusses (BT-Drucksache 16/6616), dessen Begründung beigefügt ist.

Mit dem Beschluss des Deutschen Bundestages ist das Petitionsverfahren beendet

Mit freundlichen Grüßen

Kersten Naumann

Abb. 9: Beschluss des Deutschen Bundestags

„Leider erklärte sich der Bundestag für die Änderung der Gesundheitspolitik nicht zuständig!“ Jan Gerhard Smit.

Erfolge ohne Strom, ohne elektronisches Gerät

Dr. Ing. Smit suchte alle möglichen Wege, um die Regulationen so effizient und naturnah wie möglich zu machen. So erkannte er, dass sich der Fremdstrom aus einer Batterie schwächend auswirkt, als würde man den Strom weglassen. Die körpereigene Spannung ist das, mit dem der Körper selbst arbeitet. Also forschte er seit 1991 schließlich „ohne Gerät" weiter, also ohne sein „Reflexotron", nachdem er es versuchsweise mal ausgeschaltet hatte und feststellen konnte, dass man nur die Elektrode zur Aktivierung der Regelkreise benötigt.

Zudem konnte er messen, dass niedrigere Frequenzen vom Organismus besser angenommen werden. Die Wirkungen waren noch eindrucksvoller. Aus dieser Erkenntnis heraus beschäftigte er sich sofort mit verschiedenen Spitzen und Materialien weiter, um auch hierüber die wirksamste Form zu finden: Edelstahl, mit möglichst feiner, dennoch abgerundeter Spitze, ohne Möglichkeit, zu stechen, entpuppte sich als beste Wahl. Man benötigt, um ein Gerät zu aktivieren, kein Gerät, sondern nutzt die Tastatur.

Die Haut hat eben eine ganz feine und schwache Oberflächenspannung. Bei Menschen, wie auch bei Tieren. Die Haut des anderen Menschen, also des Behandlers, hat ebenso eine Oberflächenspannung. Damit kommt es zu einem sehr feinen Kontaktimpuls zweier Energieträger, welcher jedoch nicht wie ein kleiner Funke zu verstehen ist. Denn sonst würde man mit nichtleitendem Material wie Edelstahl oder Holz keine Erfolge haben. Es muss mit dem Kontakt also direkt in der Nervenzelle eine Information geben, die dem eigenen Regime bekannt ist. Immerhin wird das Signal ohne Verluste an das Gehirn weitergeleitet und von da aus zur zuständigen Reaktionsstelle.

Bewusstsein und Absicht

Einen der besten auf der Welt gebauten Computer mit unserem Bewusstsein und Regulationssystem zu vergleichen, ist falsch. Denn es gibt kein mechanisch/elektronisches System, welches unserem Organismus das Wasser reichen kann. Ein noch so toller Supercomputer ist nicht in der Lage, so viele Parameter in Lichtgeschwindigkeit zu erfassen, zu verarbeiten und weiterzuleiten an alle Stellen, die diese Information benötigen.

Ebenso ist es wichtig, dass die Absicht/Haltung sowohl des Klienten/Patienten als auch des Behandlers positiv – also „dafür" – ist, wie erfahrene Behandler bemerkt haben.

Will der Klient/Patient nicht wirklich einen Erfolg, aus welchen Gründen auch immer, funktioniert auch diese Methode nicht.

Über den freien Willen eines Menschen darf niemand ungestraft gehen. Das ist eines der Naturgesetze. Wer es bricht, darf sich besonders „freuen", denn er hat den Bestimmungen des Schöpfers/der Schöpfung widersprochen. Es würde in der folgenden Zeit für diesen Menschen ungemütlich werden (Schicksalsschläge).

Man bedenke, eine Absicht kommt aus dem Bewusstsein und ist nichts als komplexe Information. Nun können wir in unserer Auflistung der Automatismen auch noch das „Bewusstsein" hinzunehmen. Wer sich schon mal mit Quantenphysik beschäftigt hat, kennt dieses Thema. Beispiel: „Doppelspalt- Experiment".

In einem kurzen Video wird hier ein wissenschaftliches Ergebnis einfach erklärt, wie sich Licht-Elektronen verhalten, ob sie beobachtet werden oder nicht. Licht erkennt unser Bewusstsein und reagiert:

Licht Elektronen:

https://youtu.be/lKZaHgNmQ_o
Quelle: http://web. 100sekundenphysik.de/

Daher wissen wir nun, dass auch das Licht in unserem Bewusstsein eine bestimmende Rolle spielt: das Licht als Informations- und Übertragungs-Medium in unserem Organismus.

Wir sehen unmissverständlich, dass selbst die Betrachtung und der Wille vom Organismus erkannt und umgesetzt werden. Dr. Ing. Smit musste schließlich eigene Messgeräte bauen, die es bisher noch nicht gegeben hatte, um diese schwachen Signale messen zu können.

In der Methode werden über den sanften und feinen Kontaktimpuls die Regelkreise so stimuliert, dass es dem körpereigenen System gleichkommt.

Damit gibt es die richtige Stimulation mit Information „Weniger ist mehr“, oder wie es Friedrich von Schiller so treffend formulierte:

> „Einfachheit ist das Resultat von Reife.“

Oder Albert Einstein:

> „So einfach wie möglich. Aber nicht einfacher.“

Begriffe der Biokybernetik nach Smit heute

- **Biokybernetik nach Smit**
- **Mikropressur**
- **Organic PIN Code**
- **Biokybernetik nach Smit „iXtras"**
- **Biokybernetik nach Smit „Mundial"**

Website: https://biokybernetik-smit.com

Liebe Leserinnen und Leser, bestimmt ist Ihnen bereits aufgefallen, dass Dr. Ing. Smit jeweils von der **„Mikropressur"** sprach. Der Buchtitel und alle Publikationen heute sprechen von der **„Biokybernetik nach Smit"** mit dem **„Organic PIN Code"**.

Die gesamte Gesundheitstechnik nach Smit ist unter dem Begriff **„Biokybernetik nach Smit"** zusammengefasst.

Nachdem jedoch diese Gesundheitstechnik auch von Laien als Selbstbehandlung genutzt werden kann, war es erforderlich, eine klare Differenzierung zu machen.

Es ist Laien nicht erlaubt, zu therapieren, d.h. Krankheitsbilder zu behandeln. Was auch vollkommen richtig ist, denn zu viele Krankheitsbilder benötigen besonderes Wissen, besondere Aufmerksamkeit und sorgfältigste Diagnosen, wie auch Behandlungen. Dafür gibt es die medizinischen Ausbildungen, um hier richtig qualifiziertes Personal einzusetzen.

- Allein für medizinisches Personal ist daher die **„Mikropressur"** gedacht.
- Mikropressur heißt die Aktivierungsmethodik und Ausarbeitung speziell für Therapeuten und Ärzte, weil diese es gewohnt sind, symptomatisch zu denken und therapeutisch zu arbeiten.

Das soll nicht heißen, dass sich nicht auch ein Arzt gerne mit der gesamten Biokybernetik nach Smit beschäftigt. Hier liegt nämlich der Vorteil, dass in den Laienschulungen vor allem Automatismen angeregt werden und daher Falschbehandlungen ausgeschlossen sind.

Gerade diese Eigenschaft macht die Methode so unglaublich erfolgreich und sensationell sicher. „Es ist eben die Sprache, die der Körper selber spricht."

Auch wenn das für viele Experten etwas „spooky" (unheimlich) klingt. Probieren Sie es aus, dann werden Sie es selbst erkennen.

Erklärung: In den vorstehenden Kapiteln haben wir die automatisierten Funktionen besprochen Die Messergebnisse von Dr. Ing. Smit hatten ergeben, dass der Organismus auf die feinsten Berührungen reagiert. Auf die sanftesten Signale noch besser als mit Fremdstrom wie aus einem Elektro-Stimulationsgerät oder einem medizinischen Laser, die ihre Energie jeweils aus einem toten Energiespeicher beziehen.

Vergleiche das Licht aus der Sonne, mit dem Lebewesen in der Natur gespeist werden, mit Strom als Spannung, die von einem Generator geladen wurde.

Die Herkunft der Energie ist gravierend unterschiedlich und deshalb mit anderen Eigenschaften ausgestattet. Eine reine Stromspannung beinhaltet keine „Lebensinformation". So wie mir ein Chemiker versicherte, dass Vitamin C immer Ascorbinsäure ist. Ganz gleich, welcher Herkunft, ob aus der Zitrone oder aus der Chemiefabrik. In so manchen Bereichen hat sich die Wissenschaft darin selbst Grenzen gesetzt. Denn die Eigenschaften unterscheiden sich deutlich: Vitamin C aus der Zitrone wird im Körper basisch verstoffwechselt. Jenes aus künstlicher Produktion kann das nicht bieten. Es bleibt eine chemische Säure.

Damit wird deutlich, dass der Organismus auch hier automatisch erkennt, woher die Ascorbinsäure stammt. Die natürliche weiß er für sein komplexes System vollständig zu implementieren und nutzbar zu machen.

Ebenso verhält es sich mit dem Medium Strom. Strom aus einem Generator ist nichts als Spannung. Nicht mehr und nicht weniger. Für unseren Organismus zudem meist wesentlich zu stark ausgelegt. Das hatte Dr. Ing. Smit erkannt und deshalb begonnen, ohne Strom aus einem elektrischen Gerät zu arbeiten.

Buchtipp „Mikropressur" – Entfachung des vitalen Feuers im kristallinen Ozean des Lichts.

Autor: Joska Ramelow, London.
Deutschsprachige Ausgabe ISBN 978-046-495837-6
https://www.amazon.de/Mikropressur-Entfachung-vitalen-Feuers-kristallinen/dp/172869308X

Erkennungsmerkmale heute

Nachdem Dr. Ing. Jan Gerhard Smit diese Technik der westlichen Medizin angeboten hatte und diese mit Ablehnung reagierte (Deutscher Bundestag), kamen nach der ersten großen Enttäuschung weitere Wege in Betracht.

Man muss nur überlegen, es handelt sich um eine Funktionsgrundlage, die jeder Organismus in sich trägt. Ob Mensch oder Tier. In dieser Funktionsgrundlage Blockaden zu lösen, ist vollkommen ungefährlich, weil jeder Organismus seine natürlichen Schutzprogramme hat. Hätte er diese nicht, würde schon ein leichtes unbeabsichtigtes Berühren eines festen Gegenstandes oder einer harten Kante eine innerkörperliche Katastrophe auslösen.

So kann man absolut sicher sein, dass man „nichts falsch" machen kann. Hantiert jemand planlos, ziellos, unkontrolliert auf den Reflexzonen herum oder einfach nur in ungünstiger Folge, dann gehen all diese Signale ins Leere und bleiben wirkungslos.

Wo hingegen sinnvolle Kombinationen ausgeführt werden, nimmt der Organismus Körper – Geist – Seele diese bedingungslos sofort an, so, als hätte der Organismus bereits auf diese „Erlösung" gewartet.

Als Metapher kann man das „Schlüssel-Schloss"-Beispiel verwenden. Der „Organic PIN Code" ist dieses Beispiel auf der Informationsebene, biologische Informatik kann man sagen.

Nachdem nun nichts falsch gemacht werden kann, benötigt man auch keine umfassende therapeutische Ausbildung wie in allen etablierten Gesundheitsberufen.

Ergo kann diese Technik jeder für sich selbst machen und damit die Grundlagen, die Dr. Ing. Jan Gerhard Smit innerhalb von 30 Jahren messtechnisch erforscht und zur Reife geführt hat, erfahren.

Otto Normalverbraucher kann es nutzen, sobald er diese Möglichkeiten erlernt hat. In erster Linie für sich selbst. Somit kann man es sehen wie Autofahren zu lernen. Man muss das Auto nicht bauen können, um es zu verwenden.

Es genügt, wenn man die Bedienung erlernt. So hat sich Dr. Ing. Smits Traum doch noch erfüllt, dass diese Technik möglichst vielen Menschen zugänglich gemacht werden kann.

Damit in der Bevölkerung von noch Unwissenden keine Irrtümer aufkommen (Verwechslung mit therapeutischer Arbeit), wenn eine „Hausfrau behandelt", ist es ganz wichtig, einer neuartigen Methode auch ihre eigenen Begrifflichkeiten zukommen zu lassen.

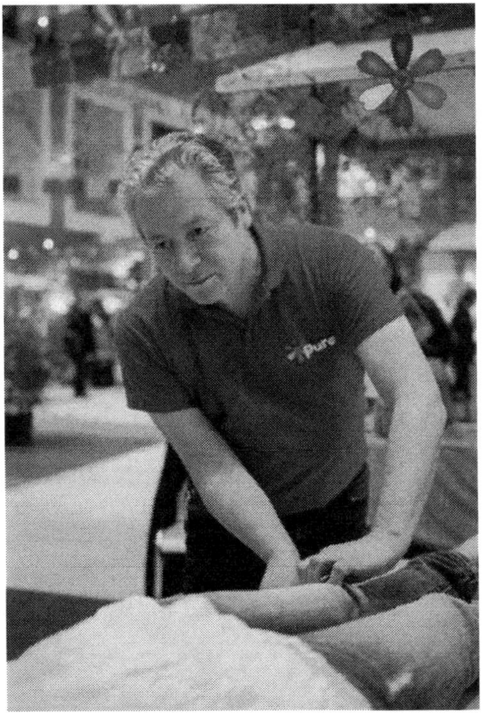

So heißt heute diese Behandlung nicht Behandlung, sondern

„Insmitierung"

Dieses Wort ist eine Zusammenstellung der Eigenschaften. Es kommt der Name des Urhebers „Smit" darin vor und ebenso die „Mitte", in die sich der Mensch damit bringt.

„In die Mitte nach Smit".

Aufbauend auf dieser Begriffsbezeichnung wurden schließlich weitere Begriffe kreiert.

„Insmitter"

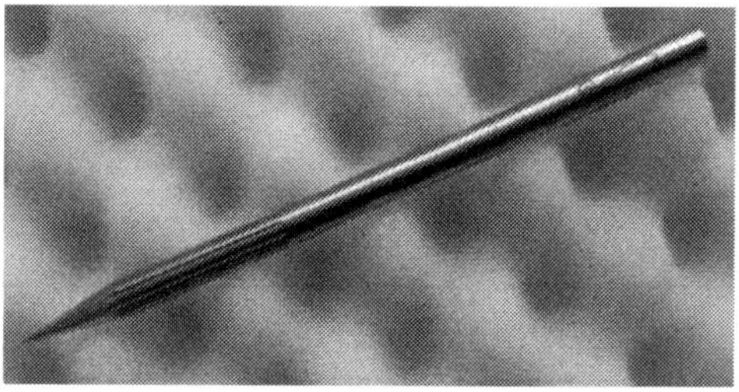

heißt der Edelstahlstift, mit dem das Erreichen der Mitte angeregt wird.

„Insmithek"

heißt der Raum, in dem „insmitiert" wird.

„Insmitor" / „Insmitiererin"

sind die Menschen, die eine „Insmitierung" durchführen.

Wer am Foto des Insmitters genau hinsieht, wird am Schaft ein Ausrufezeichen mit Punkt entdecken. Das Ausrufezeichen wurde aus einem Herz gezogen, und im Punkt darunter befindet sich ebenso eines, wo die Spitze genau auf den heilenden Punkt trifft.

Ein untrügliches Erkennungszeichen ist auch das Logo, welches ebenso Sinn und Begründung hat. Es ist ein Erkennungsmerkmal nach außen, welches sich aus den Spektralfarben der Natur zusammensetzt. All diese Herzen bilden optisch eine Blume:

„Die Herzblume", hat in ihrer Mitte den grünen heilenden Punkt, in dem sich ein Herz dreht und damit optisch in Schwingung ist.

Spektralfarben sind auch die Farben des Regenbogens, wo sich die Sonne im Wasser spiegelt. In der chinesischen Medizin sind die „Chakren" gleichermaßen den Spektralfarben zugeordnet.

So trifft es sich wunderbar, wenn sich auch hier die Natur und das Symbol für Liebe zeigen. Aus der Farblichttherapie weiß man, dass Farbfrequenzen ebenso heilende Wirkung haben.

Dieses Symbol ist seit der Neugründung Ende 2012 dem gemeinnützigen Verein „Biokybernetik nach Dr. Ing. Jan Gerhard Smit", Österreich, 9500 Villach, übertragen worden (https://biokybernetik-smit.com/), und zwar zur Sicherung, Erhaltung und Ausführung der Schulungen und Workshops nach Dr. Ing. Smit.

Er selbst hatte ein grünes Poloshirt mit diesem Logo getragen, zu sehen in einem Interview-Video eineinhalb Jahre vor seinem plötzlichen Ableben am 10. März 2014.

Dieses Interview-Video wird ausschließlich den Vereinsmitgliedern gezeigt, wie es der Vorstand des Vereins einstimmig beschlossen hat.

Die Biokybernetik nach Smit, Verbreitungs- und Schulungstätigkeit, feiert im Jahr 2023 ihr zehnjähriges Bestehen. Immer mit dabei ist seither ein menschliches Symbol für „Leichtigkeit und Lebensfreude", AngelikA Fürstler, als damaliges „model and actress".

Sie hatte im spirituellen Zentrum der USA, „Sedona/Arizona", mehrwöchige Fotoshootings unternommen.

Als der Autor dieser Zeilen ein passendes Foto zur Biokybernetik nach Smit suchte, war lange nichts Adäquates zu finden. Bis dann die Idee kam, bei AngelikA Fürstler hineinzuschauen. https://www.angelika-furstler.de/home/

Siehe da, das erste Foto war genau das richtige. Seither ziert AngelikA als menschliches Symbol viele Plakate und Fahnen der öffentlichen Auftritte der Biokybernetik nach Smit.

Da sie ein gesundheitsbewusster Mensch ist, kam sie auch selbst in den Workshop, um die Methode zu erlernen.

Heute ist sie mit gesunden „Sprossen“ beschäftigt, hat mehrere Bücher dazu geschrieben und ist Ehrenmitglied im Verein Biokybernetik nach Smit.

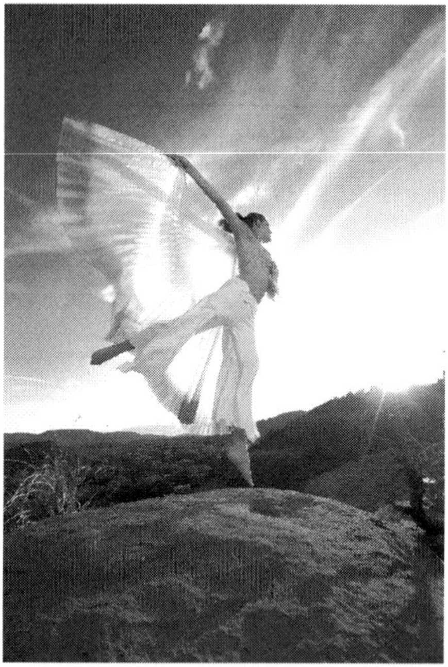

Abb. 10: © Biokybernetik-Smit, AngelikA Fürstler

Begriff „Organic PIN Code“

...ist entstanden, nachdem lange nach einem Begriff gesucht wurde, der diese Methode so kurz wie möglich beschreibt. Denn es war vormals an den Reaktionen der Menschen zu sehen, dass es am grundsätzlichen Verständnis fehlte. Immerhin geht es um eine bisher noch nie dagewesene Methode mit all ihren umfassenden Vorteilen. Die Menschen wurden in der gesamten Schul- und Berufsausbildung immer darauf getrimmt, „linear“ zu denken. Plötzlich kommt einer daher, dessen Erklärungsmodell komplexes Denken erfordert, um es zu verstehen.

Dr. Ing. Smit hatte diese Gabe, „komplex zu denken“, was ihm in seinem Umfeld das Leben schwer machte. So hatte er einen Lehrauftrag in der HTL (Höhere Technische Lehranstalt), welcher nach einem Jahr wieder beendet wurde, weil ihm die Studenten kaum folgen konnten. Deshalb war er als Lehrer auch nicht so beliebt, denn sein Denken äußerte sich in oft komplizierten Zusammenhängen in einem Satz. Sprich, er hatte so viele Informationen in einen Satz gepackt, was ein linear denkender Mensch nur in Ruhe und mit etwas mehr Zeit erfassen kann. Auch Ärzte taten sich etwas schwer mit ihm, weil er zudem Begriffe aus der Technik verwendete, die den Ärzten nicht geläufig waren. Wie der Begriff „quasistationär gleichzeitig“. Er selbst hatte andererseits die gesamte Medizin aufgenommen, inklusive der lateinischen Begriffe.

Dr. Ing. Smit betrieb Grundlagenforschung und bereitete sich auf das Medizinthema sehr sorgfältig vor: Er las alle Bücher über Medizin, über Blutgruppen, über die Anatomie etc. und auch über Akupunktur, über Massagen, Kinesiologie etc. etc. bis hin zu allen möglichen energetischen Methoden. Alles, was er finden konnte. Jene Bücher, die man nicht kaufen konnte, holte er aus der Bibliothek, kopierte sie Blatt für Blatt, band sie in einen festen Umschlag und erstellte so seine eigenen Bücher. Das Original brachte er wieder zurück. In seinem Archiv finden sich heute unzählige Bücher dieser Art.

Dr. Ing. Smit war der Erforscher der Methode, worin ihm sein komplexes Denken sehr hilfreich war, allerdings mit dem Nachteil, dass er gerade wegen dieser Fähigkeiten oft nicht verstanden wurde. Was natürlich in der Verbreitung ebenso von Nachteil war. Er war eben kein Mensch des Marketings.

Worin sich ein ehemaliger Kaufmann, wie sein Nachfolger, leichter getan hatte. Der Vorteil war, die Methode war schon fertig erforscht und ausgiebig erprobt. Was noch fehlte, war erst die eigene Erfahrung, die Verbreitungsarbeit und Schulung, nachdem auch Dr. Ing. Smits Traum geplatzt war, diese Methode in die Arztpraxen des Westens zu bringen.

Genau aus diesen Überlegungen ist der Begriff **„Organic PIN Code"** geboren. Und zwar während einer längeren Autofahrt nach Hause, gerade vorbei an Rosenheim/Bayern, just an dem Ort, wo in den Fünfzigern gar große Massenheilungen durch die Gabe Bruno Grönings stattgefunden hatten.

An dieser Fahrt hatte auch eine junge Ärztin aus Brasilien teilgenommen. Es wurden viele zutreffende oder auch weniger zutreffende Begriffe von allen Teilnehmern dieser Fahrt vorgeschlagen. Als dann in einem Telefonat der Begriff „PIN-Code" in einem anderen Zusammenhang genannt wurde, kam es wie ein Blitz herein: **„Organic PIN Code"**.

Die Menschen können in der ersten Phase des Kennenlernens meist nur etwas annehmen, was sie schon kennen. Diesem Umstand ist es auch zu verdanken, dass nach den ersten Erklärungen oft gefragt wurde: „Ist das wie Akupunktur?“ Die Menschen denken in Schubladen, und wenn sie keine finden, wird an eine bereits bekannte Schublade gedacht.

Der Begriff „Organic PIN Code“ macht es nun etwas einfacher. Denn einen PIN-Code kennt jeder, wenn er bei seinem Mobiltelefon eingegeben wird oder bei einem anderen Erfordernis elektronischer Systeme.

Nun, was heißt denn **„Organic“** in Bezug auf ein elektronisches System? Diese Frage ist leicht zu beantworten. Nehmen wir als Metapher das Mobiltelefon zur Hand und geben bei einem nicht aktivierten Gerät den PIN-Code ein. Schon startet es und gibt all seine „Funktionen“ frei. Man drückt am Bildschirm auf eine App, schon startet das hinterlegte Programm.

Ähnlich ist es doch bei uns Menschen auch. Wenn wir Blockaden haben, sind nicht mehr alle Funktionen intakt. Also starten wir über die Apps am Körper alle Funktionen neu, und schon verbessern wir unsere Gesundheit oder geben einen Anstoß dazu. Der sogenannte Code ist eben die Punktfolge, die Dr. Ing. Smit erforscht und zu einem komplexen Ablauf kombiniert hatte. Diese Kombination hat es in sich. Denn dadurch, dass er alles messtechnisch erforscht hatte wie kein anderer zuvor, konnte er zusammenfügen, was Sinn macht und weglassen, was kontraproduktiv wäre.

In dieser Kombination werden sogenannte Domino-Effekte kombiniert und zusammengefasst, was demselben Zweck dient. Beispielsweise gibt es zuallererst Punkte, um den Atlas zu korrigieren, dann kommt gleich das Lösen der Beckenblockade dran, die ja für eine Schiefstellung verantwortlich ist. Der Atlas kommt zuerst, weil man entdeckt hatte, wenn man zuerst das Becken befreit, kann der Atlas hinterher wieder schief sein.

Atlas

Als Atlas wird auch als das kartografische Werk bezeichnet. Hier sprechen wir vom Atlas bei Mensch und Tier. Es ist der erste Halswirbel. Als schädelnächster Teil der Wirbelsäule trägt er den gesamten Kopf. Aufgrund dieser Funktion wurde sein Name vom „Titanen Atlas“ der griechischen Mythologie entlehnt, der die Last des Himmels auf seinen Schultern stemmen musste.

Er hat gegenüber dem Becken die Dominanz. So richtet sich nach seiner Korrektur die vormals verkrümmte Wirbelsäule von selbst wieder auf. Der gesamte Aufbau kommt in die natürliche Symmetrie zurück. Ein bereits befreites Becken geht mit. Ausgenommen es gäbe noch einzelne blockierte oder verdrehte Wirbelkörper oder eine störende Narbe, die auch das Aufrichten über den Widerstand der Haut zurückhalten kann.

Becken

Für die Beckenblockade, die – wie Dr. Sielmann beschrieben hatte – die Schiefstellung verursacht, sind nach Meinung des Dr. Ing. Smit die Beckenfaszien verantwortlich, die sich einseitig zusammenziehen und damit das Becken über das Iliosakralgelenk (ISG) in die Schieflage drehen. Also nicht, wie Dr. Sielmann beschreibt, durch ein unterschiedliches Kippen der Beckenschaufeln, eine nach vorne, eine nach hinten. Darauf führt er auch die ungünstigen Verdrehungen der Beine, bis zu den Füßen, zurück.

In der Arbeit zum Organic PIN Code konnte man dafür eine andere Ursache lokalisieren.

Wenn sich der „Musculus Iliopsoas“, der über dem Oberschenkelhals liegt, zusammenzieht, so zieht er diesen Knochen etwas nach hinten. Damit ist der Drehpunkt des Oberschenkelknochens im äußeren Ende ein anderer als im Hüftgelenk selbst. Ergo haben wir eine Exzenterwirkung beim Bewegen. Das kennt man von der Lokomotive, wenn die Schubstange, die zwei Räder diagonal verbindet, bei der Drehbewegung nach oben und nach unten wandert. Übrigens, eine sehr nette Physiotherapeutin kam auf diese gut verständliche Metapher.

Biokybernetik nach Smit im Kino

Eines Tages meldete sich der kurz vorher mit seinem Film „Wunder der Lebenskraft“ prämierte Filmemacher Stephan Petrowitsch. Er fragte an, ob er für seinen neuen Film „Selbstgeheilt“ die Methode Biokybernetik nach Smit aufnehmen könne.

Gesagt, getan. Es gab auch gleich einen Anlass, zu filmen. Die kleine Zoe aus Tirol, ein Mädchen von eineinhalb Jahren, hatte zwei „Spitzfüße“. Sie konnte ihre Sprunggelenke nicht bewegen und stand und lief nur auf den Zehenspitzen. Seit ihrer Geburt hatte sie es nie anders gemacht. Sie hatte nie gelernt, ihre Füße flach auf den Boden zu stellen. Nachdem ihre Mutter mit Hilfe der Großeltern auf der Suche nach Lösungen war, sollte sie schließlich nach der Diagnose einer Uni-Klinik entweder Botox gespritzt bekommen, damit die Sehnen weich werden, oder es sollte eine Operation erfolgen, in der die Sprunggelenke in Narkose gebrochen werden mit anschließendem Eingipsen der beiden Beinchen.

Botox zu spritzen war allerdings (noch) nicht möglich, weil es unter zwei Jahren Lebensalter verboten ist.

In ihrer Verzweiflung kamen die Großeltern in einen Infoabend der Biokybernetik Smit. Auf die Frage, ob hiermit eine Lösung möglich wäre, konnte nichts versprochen werden. Allerdings wurde ein Treffen vereinbart, an dem ein Versuch stattfinden konnte.

Zu diesem Termin kam auch der Filmemacher mit der Kamera. Nun ist dieses erfreuliche Ereignis im Kinofilm gelandet. Die kleine Zoe bekam einige wenige Punkte zu spüren, erst mit einem Holzstift, dann mit dem Edelstahlstift (Insmitter) durch die Strumpfhose hindurch.

Sie konnte sofort erstmals ihre Sprunggelenke bewegen und auch einige Schritte nach dem „Vorzeigen" richtig gehen. Allerdings benötigte das kindliche Gehirn noch eine Gewöhnungszeit an die neue Art der Bewegung. Deshalb wurde sie vom Filmemacher drei Monate später zu Hause mit der Kamera besucht. Dort konnte sie barfuß auf der Wiese zu ihrer Mama laufen, mit richtiger Bewegung des Sprunggelenks.

Die Biokybernetik nach Smit ist nur ein kleiner Teil dieses Films, in dem noch einige andere Selbsthilfemethoden gezeigt werden.

Just zur Premiere in München wurden dann die Kinos wegen der Corona-Auflagen gesperrt. Der Film wurde dann sofort von einem Streaming-Dienst übernommen und vermarktet. Der Filmemacher war enttäuscht vom nun ungünstigen Filmstart und setzte sich sofort nach Ende der Restriktionen stark dafür ein, dass die Kinobesitzer diesen Film nun annehmen. Einige Kinos bringen den Film noch. Würde größeres Interesse von den Kinobesuchern an die Kinobesitzer gelangen, dann würden wohl, mehr als bisher, Menschen von diesen wunderbaren Möglichkeiten der Selbsthilfe erfahren.

Der Film heißt „Selbstgeheilt" und wird auch noch im Streaming vertrieben. Hier der weiterführende Link zum Trailer etc.

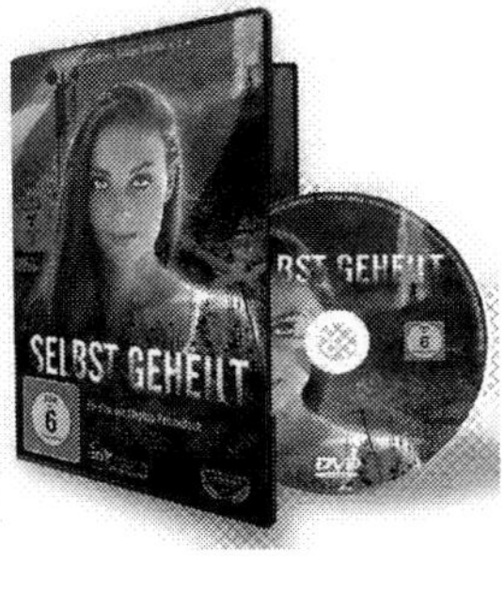

Abb. 11: https://selbstgeheilt.com

Im Bild unten die kleine Zoe, als sie zu Anfang noch auf den Außenkanten ihrer Füßchen stand. In weiterer Folge konnte auch das korrigiert werden.

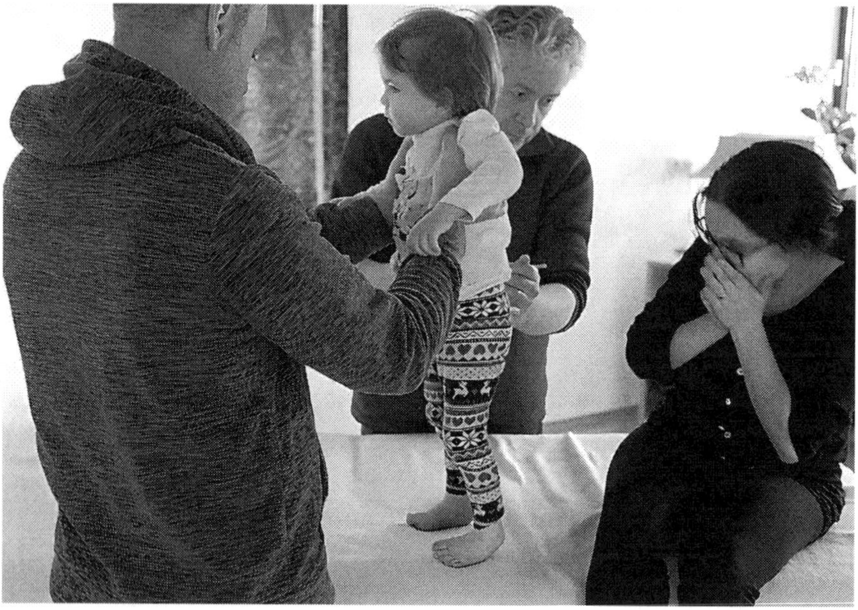

Abb. 12: Die kleine Zoe auf den Außenkanten ihrer Füße (Screenshot aus dem Kinofilm „Selbstgeheilt".)

Domino-Effekte

Aus seiner messtechnischen Erforschung von Wirkungen hatte Dr. Ing. Smit eine ideale Kombination von Reflexzonen ausgearbeitet, die sich untereinander wie Domino-Effekte weiter zum Ziel innerer Freiheit aufbauen.

Metapher: Alle Zahnrädchen arbeiten miteinander, nichts hebt etwas anderes auf, wie ein mechanisches Uhrwerk, welches das Ziel hat, die genaue Uhrzeit immer und jederzeit anzuzeigen. Alle Zahnrädchen sind in der richtigen Größe und Zusammenstellung so konfiguriert, dass sie möglichst präzise auf dieses Ziel hin abgestimmt sind.

So hatte Dr. Ing. Smit das Ziel definiert, „möglichst viele Regelkreise anzusprechen, damit diese zum einen wieder ihre komplexen Möglichkeiten automatisch zur Wirkung bringen und zum anderen Körper, Geist und Seele wieder in ihre symmetrische Mitte bringen (Symmetrie aller Elemente). Damit werden **ebenso automatisch Energien ausgeglichen**, die beispielsweise in chinesischen Methoden über Meridiane und deren Endpunkte mühsam und mit viel Fachwissen stimuliert werden müssen.

Es werden auch ausgeschaltete Funktionen wieder eingeschaltet und Verspannungen wie auch Blockaden gelöst, welche bei Fugen und Gelenken vorhanden sind. Das eindeutige Ziel ist es, das Becken von seinen inneren Spannungen zu lösen, damit es sich von selbst wieder aus der schrägen Position korrigiert und die Wirbelsäule sich wieder aufrichten kann. Dazu ist es auch integriert, dass sich der Atlas ebenso reflektorisch wieder geradestellt. Ist er gerade, bleibt er gerade. Damit bleibt die neu gefundene Symmetrie auch bestehen.

Dr. Ing. Smit behauptete auch, dass durchschnittlich 80 % aller Regelkreise angesprochen und gegebenenfalls korrigiert werden. Das ist die körpereigene Bio-Mechanik von innen, die hier zur Wirkung angeregt wird.

Viele Menschen spüren dann sofort innere „Leichtigkeit“, verbunden mit einem Wohlgefühl. Sportler müssen keine Angst haben. Es ist kein Doping, wenn man sich leichter fühlt und beweglicher ist und sich auch die sportlichen Leistungen steigern. Diese Sportler haben nur das Glück, „innerlich freier“ zu sein als ihre Gegner.

Außer der Mensch überlastet sich wieder aufs Neue oder er funkt mit einem Gegenglauben dazwischen und sagt, „das kann ja nicht sein“. Nun, dann benötigt er vielleicht noch zwei, drei weitere Sitzungen, damit sein Unterbewusstsein die neue Haltung annimmt. Oder er bleibt bei seiner Ablehnung. Der freie Wille darf auch hier gelten. Auch diese Methode funktioniert nur, wenn der freie Wille auch zusagt.

Oder Menschen, die sehr an Gewohnheiten hängen und unterbewusst nichts loslassen können. Dazu sollte man wissen, dass das Unterbewusstsein nicht unterscheiden kann, was möchte ich loslassen, was nicht. Also werden auch die schiefe Haltung und die Blockaden festgehalten, sehr zum Leidwesen des Menschen. Hier gäbe es die Lösung, es einfach zuzulassen und frei von Erwartungen zu bleiben.

„Der Unterricht“

Um den Organic PIN Code ausführen zu können, gibt es „Workshops“, die der gemeinnützige Verein „Arbeits- und Forschungskreis Biokybernetik nach Dr. Ing. Smit“ in Österreich und Deutschland durchführt. In der Schweiz wird es zurzeit nicht angeboten.

Diese „Workshops“ gehen über eineinhalb Tage Dauer und beinhalten alles, was man für die Durchführung benötigt, von der Selbstregulation angefangen und inklusive eigener Praxis-Erprobung, die von erfahrenen, dazu extra ausgebildeten Instruktor/innen unterstützt wird.

Innerhalb der Vereinsmitgliedschaft können auch Laien daran teilnehmen und sich untereinander helfen. Es ist sehr schnell zu erlernen, weil man zum Autofahren auch das Auto nicht bauen können muss. Es genügt, wenn man die Bedienung erlernt hat.

Biokybernetik nach Smit, „iXtras“

Als zusätzliche Möglichkeit wurden Techniken zusammengestellt, die fast ausschließlich als Ergänzung nach dem Organic PIN Code gemacht werden. In diesen Fällen wird die Ursache gesucht, wenn zum Beispiel jemand aus individuellen Gründen bisher nicht in die optisch sichtbare körperliche Symmetrie gekommen ist. Dies könnten störende Narben auf der Haut sein, übermäßige Verspannungen der Schultermuskulatur, verklebte Faszien oder noch blockierte einzelne Wirbelkörper. Oder Entzündungen im Bereich des ISG (Iliosakralgelenks) etc. oder Blockaden, welche das Aufrichten verhindern.

Hier gibt es noch eine Reihe von Möglichkeiten, wie sich Menschen im Einzelnen Blockaden zugezogen hatten. Deshalb heißen diese Zusatzmöglichkeiten „individuelle Extras“, abgekürzt „iXtras“. Um auch diese Möglichkeiten erlernen zu können, werden jedoch nur innerhalb der Vereinsmitgliedschaft (aus rechtlichen Gründen) kurze Zusatzkurse von etwa acht bis neun Stunden Dauer abgehalten, die weniger Schulungsaufwand bedeuten und deshalb auch noch kostengünstiger ausfallen können. Es gibt derzeit iXtras I und iXtras II, die aufbauend gestaltet sind. Im iXtras II werden bereits Themen angewendet, die mehr Routine und Genauigkeit erfordern, damit die erwünschte Wirkung auch eintreten kann.

Biokybernetik nach Smit, „Mundial"

Dies ist eine Möglichkeit, zu neuesten Forschungserkenntnissen zu kommen. Sie sind entstanden aus vielen Informationen von Dr. Ing. Smit, die nicht sofort als Anleitung verfügbar waren. Dem hatte sich das Ärzteteam aus Brasilien angenommen. Hier werden „Meisterpunkte" kombiniert, die noch wirksamer sind und Symptomen zugeordnet sind. Das ist der Unterricht für Fortgeschrittene und für Ärzte und Therapeuten, neben „Mikropressur". Es handelt sich um tiefgreifendere Wirkungen, auch in einer Arztpraxis schnell und effizient durchführbar. Hierfür benötigt man ebenfalls die Grundlage „Organic PIN Code", danach dazu passende iXtras und erst dann diese Meisterpunkte. Auch der Organismus benötigt zuerst den sanfteren Aufbau. „Weniger ist mehr", sagt die Forschungsleiterin immer.

Ebenso ist diese „Mundial-Ausbildung" aufbauend, von Mundial Modul 1 und 2 bis derzeit Mundial Modul 3 und 4. Weitere Module sind in Vorbereitung.

Dafür, dass diese Punktefolgen und auch eigene Techniken der Aktivierung erlernt werden können, bedarf es je Modul zwei volle Tage Unterricht.

Fußfehlstellungen

Durch die ungünstige Position des Oberschenkelknochens mit Exzentereffekt kann man heute aus Erfahrung sagen, dass ganz einfach über die Entspannung des Musculus Iliopsoas sämtliche Fußfehlstellungen wieder rückgängig zu machen sind. Ausgenommen der Hallux valgus, wenn er schon mehr als eineinhalb Jahre lang besteht, weil er dann bereits verknöchert und damit verfestigt ist. Ohne Operation kann er dann nicht mehr rückgängig gemacht werden. Jedoch konnte man beobachten, dass er zumindest in der weiteren Entwicklung gestoppt werden kann. Ursache ist eben nur der blockierte „Musculus iliopsoas", der energieleer geworden ist und sich deshalb zusammengezogen hatte.

Durch diese Ursache „Exzenterwirkung" watschelt der Mensch ebenso wie eine Ente und nach langen Jahren wird dann durch falsche Belastung und daraus resultierendem Verschleiß eine Hüftoperation notwendig, bei der die Menschen Titangelenke eingesetzt bekommen. Leider kann es dennoch weitere Schmerzen geben, weil die Asymmetrie, die bei den meisten Menschen nach wie vor aus dem Becken kommt, damit noch nicht behoben ist. Menschen gehen oft noch jedes Jahr wochenlang zur Schmerztherapie ins Krankenhaus. Dort werden alle möglichen Medikamente verabreicht, um herauszufinden, ob eines davon hilft. Die Medizin benennt das dann als „Einstellung". Wenn das Schmerz-(Scherz-)mittel hilft, ist man richtig eingestellt.

Der Autor dieses Buches hatte hierüber selbst Erfahrungen gemacht, weil er ein Jahr lang einen Tag pro Woche bei einem Arzt in der Praxis jenen Patienten helfen durfte, mit denen der Mediziner selbst nicht mehr weiterkam. Über diese Erfahrungen wird es in diesem Buch später noch genauere Erfahrungsberichte geben.

Den älteren Schmerzpatienten kann nach einer Hüftoperation meist schon mit einer einzigen Sitzung „Organic PIN Code“ geholfen werden, ihre Schmerzen zu verlieren. Das ist dann der Fall, wenn auch die Symmetrie wieder erfolgreich hergestellt wurde.

Um dem blockierten „Musculus iliopsoas“ wieder die notwendige Energie zurückzugeben, gibt es eine einfache Technik; damit lässt er augenblicklich seine Blockade los, und der Oberschenkelhals wandert wieder in seine anatomisch richtige Position zurück. In der Schulmedizin wird – wie es Dr. Sielmann beschrieben hat – ignoriert, dass Muskeln eine wichtige Rolle in der Statik spielen. Ebenso wie auch ignoriert wird, dass sich ein Muskel zusammenzieht, wenn ihm Energie fehlt. Energie gibt es ja (angeblich) nicht.

Ja, der Autor ist lediglich ein medizinischer Laie, also kann er sich auch irren, wer weiß?

Zudem haben wir hier auch zwei unterschiedliche Meinungen über das Drehverhalten des Beckens von zwei Experten wie Dr. Sielmann und Dr. Ing. Smit kennengelernt. Was stimmt nun?

Hat Dr. Sielmann die richtige These abgeliefert oder Dr. Ing. Smit? Praktische Erfolge hatten beide zuhauf.

Beckenfaszien

Faszien sind feinste und sehr dichte Muskelhautfasern, von denen die Muskeln umschlossen sind. Frauen kennen den Begriff aus dem Beckenboden. Dort sind die Faszien, die dem Becken Stabilität und Flexibilität geben.

Wikipedia meint dazu: „Faszie", auch „Fascie" (Entlehnung aus lateinisch fascia ‚Band', ‚Bandage'), bezeichnet die Weichteil-Komponenten des Bindegewebes, die den ganzen Körper als ein umhüllendes und verbindendes Spannungsnetzwerk durchdringen. Hierzu gehören alle kollagenen faserigen Bindegewebe, insbesondere Gelenk- und Organkapseln, Sehnenplatten (Aponeurosen), Muskelsepten, Bänder, Sehnen, Retinacula (sogenannte „Haltebänder", beispielsweise das den Karpaltunnel bildende Retinaculum flexorum) sowie die „eigentlichen" Faszien in der Gestalt von „Muskelbinden", wie zum Beispiel die Fascia thoracolumbalis, die den Musculus erector spinae strumpfartig umhüllt.

Einige Autoren verwenden gelegentlich eine engere Faszien-Definition, wonach nur flächige Strukturen als Faszien bezeichnet werden. Je nach Autor gehören dann Aponeurosen, Retinacula, die Fascia superficialis (Unterhaut-Fettgewebe) oder das intramuskuläre Bindegewebe mit dazu – oder auch nicht. Seit dem ersten internationalen Fascia Research Congress im Jahr 2007 haben sich die führenden Experten in diesem Feld auf den oben formulierten umfassenderen Faszienbegriff geeinigt. Diese neue Definition von Faszien ist im Wesentlichen deckungsgleich mit dem, was der Laie unter „Bindegewebe" versteht (im Unterschied zum Mediziner, für den beispielsweise Knorpel- und

Knochengewebe ebenfalls zum Binde- und Stützgewebe gezählt werden).[10]

Dr. Ing. Smit hatte entdeckt, dass die „Beckenfaszien" ihre Bezugspunkte schließlich an der Nase haben. Er war einer, der, wie gesagt, sehr komplex denken konnte, daher kam ihm das Naturgesetz der „Entsprechungen" in den Sinn. Das Becken ist die Mitte des Körpers und trägt auch alle Lasten: den Druck von unten und das Gewicht des Oberkörpers. Wo hat der Mensch sonst noch etwas in seiner Mitte? Richtig: die Nase!

Nase

Die Nase wird übrigens von allen Lebewesen in der Mitte getragen. Der Autor suchte lang und konnte zumindest auf der Erde keines finden, bei welcher Rasse sich die Nase seitlich befinden würde. Selbst bei Insekten ist es so. Die Nase wird also im göttlichen Bauplan immer in die Mitte gesetzt.

Die Nase hat neben der Riechfunktion auch noch andere wichtige Bezugspunkte. Über die Nase kann man auch eine Störung beseitigen, die man aus der Neurobiologie kennt: „Depression".

Diese Punkte sind auch im Organic-PIN-Code-Ablauf enthalten und gehen schnell und leicht von der Hand. Depressive Menschen könnten dies auch ganz leicht selbst machen. Einige erfolgreiche Erfahrungen belegen dies.

Eine Depression ist heute ein sehr weit verbreitetes Problem. So zum Beispiel ein Erlebnis des Autors: Auf der Kanaren-Insel „La Gomera" lebt ein deutscher Landsmann bereits über dreißig Jahre. Er bekam

10 Wikipedia: https://de.wikipedia.org/wiki/Faszie

Depressionen, selbst in diesem sonnigen Ferienparadies. Vermutlich, weil er schon lange keine Aufgabe mehr hatte. Seine vorgegebene Aufgabe war das „Wellen-Zählen“ des Atlantik.

Als er in der Folge einmal den vollständigen „Organic PIN Code“ bekam und als kleine Aufgabe nun selbst diese Nasenpunkte täglich durchzuführen hatte, mit einem Zahnstocher als Ersatz für den Aktivierungs-Mikrostift, beschloss er, dies wirklich zu tun. Die Freude war groß, als schon zwei Wochen danach eine Nachricht von ihm kam. „Hallo, hallo die ‚Depri‘ sind weg. Das Wellen-Zählen macht wieder Spaß!“

Hände

In den Hand-Innenflächen sind Zonen, die man mit einem Punkteraster bearbeitet. Diese Zonen sind den gesamten inneren Organen im Beckenbereich zugeordnet. Bei Frauen sind natürlich auch die weiblichen Organe mit dabei. Dr. Ing. Smit verstand diese Zonen als **„Einschalt-Zonen“**. Das ist wie folgt zu verstehen: Sämtliche Organe haben Funktionen, die man einschalten kann, falls sie nicht mehr voll in Betrieb sind.

Metapher: Stellen Sie sich eine Schalterleiste vor. Einige dieser Schalter sind vielleicht wegen vormaliger Überlastung ausgeschaltet. Wir können jedoch nicht sehen, welche ausgeschaltet sind, daher findet der Logiker die Lösung, indem er pauschal alle einschaltet. Derjenige Schalter, der aktiviert war, bleibt eingeschaltet, die ausgeschalteten werden damit ebenso wieder eingeschaltet. Mit dem Punkteraster wird somit das gesamte zugeordnete Feld eingeschaltet. Ein Ausschalten ist auf diese Weise nicht möglich (Schutzprogramm).

An den Handinnenflächen sind auch drei Punkte dem Stoffwechsel zugeordnet. Dr. Ing. Smit war es hier ganz wichtig, die vorgegebene

Reihenfolge einzuhalten. Denn mit einer anderen Reihenfolge gäbe es keine Wirkung. Man darf das so verstehen wie beim Schaltgetriebe eines Autos. Zuerst muss man die Kupplung drücken, dann erst der Gang hinein. Nicht umgekehrt!

Die Anregung des Stoffwechsels schaltet die Verdauung ein. Der Mensch kommt damit in die natürliche Situation seines Metabolismus zurück. Wer nun glaubt, damit abnehmen zu können, hat nur teilweise recht. Je nachdem, was erwartet wird. Will man auf sein Idealgewicht zurück, was auch der Organismus so will, dann wird es gelingen. Will man an ein Idealgewicht kommen, welches Modeerscheinungen entspricht, dann wird der Körper dem nicht nachkommen. Umgekehrt verhält es sich bei Untergewicht genauso. Der Organismus nimmt nur bis dahin zu, wie es seinen vererbten Genen und dem gesunden Gleichgewicht entspricht. So kann aus einer Walküre keine Twiggy werden, wenn das Ideal für die Gesundheit in der Mitte liegt.

Beispiele gibt es sehr viele aus Selbsterprobungen. Am eindrucksvollsten ist für den Autor der Bericht einer Frau, die wegen medizinischer Hormonkuren 17 kg zugenommen hatte. Als sie diese beendet hatte und bei sich täglich den „Organic PIN Code“ durchführte, zusätzlich die Stoffwechselpunkte zweimal täglich noch extra dazu, purzelten die Kilos binnen drei Monaten bis zu ihrem vorherigen Gewicht, eben die 17 Kilos, wieder weg, welches ihr Idealgewicht ist.

Die restlichen Punkte an den Handinnenflächen sind in erster Linie Entspannungspunkte, insbesondere zur Lockerung der Wirbelsäule. Dr. Ing. Smit befand es sehr wichtig, dass die Knochen-Fugen und Gelenke von eventuellen Blockaden gelöst werden. Dies wird an den Fingergelenken für den gesamten Körper gemacht.

Füße

Unsere Füße tragen das gesamte Körpergewicht sowie unsere Fortbewegung. Deshalb haben sie auch großes Potenzial, verspannt zu werden. Fußpfleger/innen können Lieder davon singen, wie sehr einige Menschen ihre Füße ignorierten, bis sie eben zu dem/der Fußpfleger/in gegangen sind. Ebenso ist das Angebot einer guten Fußreflexzonen-Massage sehr zu empfehlen.

In den Fußsohlen befindet sich eine große Zahl von Reflexzonen, über die man dem gesamten Organismus Gutes tun kann. Die tüchtigen Menschen, die sich damit beschäftigen, haben auf Dauer dann selbst oft Probleme mit ihren Fingern. Denn in dieser Praxisanwendung wird mit den Fingern gedrückt, manchmal sehr heftig, um das Problem zu lösen.

Einige dieser Experten der Fuß-Reflexzonenmassage haben bereits den Workshop „Organic PIN Code" besucht und ihre Arbeitsweise entsprechend angepasst. So arbeiten sie heute mit dem speziellen „Mikrostift" anstatt mit Fingerdruck. Der Vorteil, es ist kein Druck mehr erforderlich. Was die Fingergelenke der Behandler/innen schont. Zudem wird zuerst der „Organic PIN Code" gemacht, was die darauffolgende Arbeit wesentlich erleichtert.

In der Arbeit des „Organic PIN Code" kommen meist Entspannungspunkte zum Einsatz, die genau wie bei den Fingergelenken für Entspannung der Fugen und Gelenke verwendet werden. Hier erweitert sich die Aufgabe, die schon an den Händen begonnen wurde. Auch werden an den Füßen zwei neurologische Zonen bearbeitet, die vom deutschen Heilpraktiker Rudolf Siener entdeckt wurden. Überhaupt hat Rudolf Siener große Verdienste in der Entdeckung körperlicher „Somatotopien".

Begriff Somatotopie: Eine „somatotope“ Anordnung von Neuronen im Gehirn beschreibt eine Anordnung der Neuronen, welche die tatsächliche Topographie (Zone) der repräsentierten Körperteile widerspiegelt.

Dr. Ing. Smit war mit Rudolf Siener im Austausch, weshalb er dessen Zonen messtechnisch nachvollzogen und einige davon mit freundlicher Genehmigung auch einbezogen hatte. Rudolf Siener ist leider verstorben.

Heute gibt es die Rudolf Siener Stiftung (https://rudolf-siener-stiftung.de/), die seine Therapie (NPSO) lehrt und über elektronische Geräte durchführt.

Reflexzonen

Es gibt hier einiges Hilfreiche zu wissen:

1. Reflexzonen haben wir am Körper oft mehrfach. Wenn man ein spezielles Thema besser unterstützen will, bezieht man mehrere mit ein.

2. Die entfernteste Reflexzone ist die wirksamste. Das bedeutet, wenn man an der Schulter etwas erreichen möchte, dann sucht man sich zuerst die betreffende Zone am Fuß aus. Hat man das Thema an den Knien, ist vielleicht der Ellenbogen ein guter Tipp, wegen der Entsprechungen.

3. Kombiniert man mehrere Reflexzonen, dann beginnt man mit der wirksamsten Zone und geht von unten nach oben zu den weiteren. Hat jemand beispielsweise eine Unterstützung der Augenfunktionen im Sinn, würde man bei den Großzehen beginnen (die Großzehe ist die Reflexzone für den Kopf) und in weiterer Folge an den Daumen weitermachen.

4. Zuallererst ist jedoch immer der „Organic PIN Code" zu machen. Dann fünf Minuten Pause, bis es dann mit den individuellen (extra) Bedürfnissen weitergehen kann.

Organic PIN Code, Vorbereitungen

Beim Aktivieren des „Organic PIN Code“ liegt der/die Klient/in bestenfalls auf einer Massageliege auf dem Rücken und entspannt sich, so weit möglich. Wird ein Nackenkissen benötigt, sollte dieses nicht unter der Schulter liegen. Wird keines benötigt, umso besser. Lange Haare sollten offen sein. Haarverknüpfungen am Hinterkopf sollten gelöst werden. Ebenso wäre eine Geldbörse in der Hosentasche, wie bei Männern üblich, störend und hinderlich. Also diese bitte auch ablegen.

Klienten können bekleidet bleiben. Schmuck kann bleiben, eine Uhr auch. Jedoch zur Uhr am linken Unterarm ist zu sagen, dass diese Gewohnheit aus der Zeit kommt, als die Menschen noch sehr viel manuell gearbeitet hatten. Damals wusste man auch noch nicht über folgenden Nachteil Bescheid: Hat man eine batteriebetriebene Uhr am linken Handgelenk, dann wird der Rhythmus der Batterie über den Herzmeridian geleitet. Besonders herzschwache Menschen sollten darauf achten. Wird eine mechanische Armbanduhr getragen, dann stört diese das Herz nicht. Ebenso kann auch eine Batterieuhr rechts getragen werden, ohne den Herzrhythmus zu stören. Auf eine Armbanduhr ganz zu verzichten, ist auch eine gute Idee.

Liebe Leserinnen und Leser, nun möchte der Autor zu einem Thema Stellung nehmen, welches eventuell kontrovers aufgefasst werden kann:

Die Frage nach einer Anleitung

Der Autor dieses Buches ist der Mensch, der zu dieser Gesundheitstechnik nach Smit die längste Zeitdauer (nach Dr. Ing. Smit selbst) mit dieser Technik befasst und betraut ist. Daher gibt es immer die Überlegung nach der bestmöglichen Form der Weitergabe, nach der besten Form für das sinnvolle Erlernen und der bestimmungsgemäßen Verwendung. Die Bestimmung gab im großen Rahmen der Urheber, Dr. Ing. Smit, vor. Der Autor dieses Buches hat sich ihm gegenüber verpflichtet, darauf zu achten und es in seinem Sinne zu bewahren. Es ist ein großes **Geschenk an die Menschheit**.

Als solches muss es auch behandelt und geführt werden. Ein „Muss" widerstrebt dem Autor zwar generell ungemein. In diesem Fall, wenn es um die sinngemäße und sinnhafte Weitergabe dieses Wissens geht, hat dieses „Geschenk" bedingungslosen Vorrang vor allen Einzelinteressen. Auch wenn die Fantasie der Argumente und manchmal der Gier noch so groß ist, die da kommt. Geschenke müssen Geschenke bleiben für die Menschheit. Damit sind ALLE gemeint, nicht Einzelne.

Solcherart Angebote gab es für den Autor seit 2012 genügend. Von großen finanziellen Versprechen und Angestelltenverhältnis bis hin zu wüsten Beschimpfungen und Plagiatsversuchen gab es alles.

„Ein Versprechen muss eingehalten werden", das sollte jedem klar sein. Der Autor hatte Dr. Ing. Jan Gerhard Smit dieses Versprechen gegeben. Es macht schließlich wenig Sinn, die vielen „Angriffe" oder „Versuche" zu nutzen, um eigene Interessen vor die Interessen der Allgemeinheit zu stellen. Eine Auflistung der Geschehnisse in diesem Buch nützt niemandem etwas. Deshalb gehen wir hier lieber dazu über, den Leserinnen und Lesern deutlich zu machen, warum es hier keine „volle Anleitung" zum „Organic PIN Code" geben kann. Enttäuscht? Nun, es wäre eben zu schön gewesen, eine der „genialsten"

Gesundheitsmethoden der Neuzeit als Bettlektüre zu haben oder mit dem Kauf eines Buches gar ein „neues Geschäftsmodell“ vermarkten zu können.

Liebe geneigte Leserinnen und Leser, es macht auch anwendungstechnisch viel mehr Sinn, lieber an einem praxisorientierten „Workshop“ teilzunehmen.

Aus diesem Grund wurden und werden auch sämtliche Vorschläge nach „Onlineschulungen“ (Webinare) abgelehnt, da man damit zwar den großen Vorteil hätte, weltweit zu unterrichten, und man könnte alles ganz genau erklären und zeigen. Schließlich besteht jedoch keine Gewissheit, wie das Erlernte dann von den Teilnehmerinnen und Teilnehmern tatsächlich erfasst wurde und ausgeübt wird. Es fehlt eben jegliche Rückmeldung dazu. Die Qualität der Schulungen steht vor der Quantität.

Der Autor sieht sich selbst lediglich als „Werkzeug“, um diese Aufgaben „bestimmungsgemäß“ zu führen. Alles andere wäre zum Grundgedanken widersprüchlich und keiner hat deshalb an erster Stelle das Recht, an Geld für sich selbst zu denken und damit die Methode zu verteuern oder gar zu verfälschen.

Deshalb hatte der Autor Ende 2012 einen gemeinnützigen Verein gegründet, weil hier diese Schulungen mitsamt ersten Erfahrungen praktisch gelebt werden können. Geschult von extra gut ausgebildeten Trainern mit viel Erfahrung, die genau wissen, was sie tun und auch für alle Fragen zur Verfügung stehen.

Schließlich ist es auch kein großer Aufwand, an einem solchen autorisierten Workshop teilzunehmen. Ein geringer finanzieller Gegenwert wird eingehoben, der lediglich die Unkosten decken soll, wie es sich für einen gemeinnützigen Verein gehört und auch vorgeschrieben ist.

Die Teilnehmer/innen werden vor Ort von **„Instruktor/innen"** persönlich begleitet, damit man die erwünschte Gewissheit hat, dass alles richtig umgesetzt wurde. Fehler sind menschlich. Das Workshop-Team ist da, um auf diese aufmerksam zu machen.

Somit können die Kursleitung als auch die Absolventen ruhigen Gewissens sein und die Absolventen mit Stolz und Freude am zweiten Tag das schriftliche „Zertifikat" entgegennehmen. Ein Zertifikat, das zur lebenslangen Nutzung berechtigt, für privaten oder für beruflichen Einsatz, eine Schulungsberechtigung ausgenommen.

Heilversprechen

Nun wird es Zeit, dass der Autor eventuelle Missverständnisse klärt.

„Es ist verboten, Heilung zu versprechen“ und das findet der Autor auch korrekt und berechtigt. Denn unter Versprechungen erwarten die Menschen das Eintreffen einer Heilung in jedem Fall. So etwas wäre zutiefst unseriös und schädlich für die Menschen. Warum?

Wie schon eingangs dieses Buches erklärt, gibt es so viele individuelle Varianten der Entstehung einer Gesundheitsstörung wie es Menschen gibt. Jeder Mensch hat seine Gene aus der Familie mitgebracht, jeder hat seine individuelle Lebensweise und Aktivitäten, die ihm guttun, oder auch solche, die ihn schädigen. Wie sollte man all diese Varianten zusammenfassen?

Deshalb hat die Medizin Krankheitsbilder definiert, ausgehend von allen möglichen Zuständen einer Krankheitsentwicklung. In der Medizin wird vermutlich auf den Ist-Zustand Bezug genommen. Es wird im üblichen Fall die Krankheit oder das kranke Organ als solches betrachtet und nicht die Umstände des Vorher und Nachher. Auch hier in einer so einfachen Selbsthilfe-Technik kann man nicht alle in einen Topf werfen. Wir reden über Leben bei intelligenten Wesen. Hier kommen wir wieder zum Thema „freier Wille“ zurück.

Wenn der junge Mann nicht aus dem Rollstuhl aufstehen will, weil dann seine Mama kein Pflegegeld mehr bekommen würde und wieder zur Arbeit gehen müsste, dann betrifft dies den freien Willen dieses jungen Mannes. Mit einer Heilung würde sich das Leben wieder verändern.

Oder wenn Opa aus dem Rollstuhl wieder aufsteht, weil seine Schüttellähmung (Parkinson) aufgehört hat, zu schütteln. Wenn jedoch Opa sich deshalb wieder gibt wie vorher, als kleiner Tyrann in der Familie, dann darf man auch verstehen, dass es eine Familienentscheidung gibt, die beschlossen hat, den Opa nicht mehr zu einer erfolgreichen Therapie zu bringen.

Und, und, und, und, es gibt so viele Gründe, warum ein Mensch oder eine Familie sich gegen eine Heilung entscheiden. Das ist zu respektieren!

Versprechungen sind zudem kontraproduktiv, denn sie lösen Erwartungen aus, die dann, so sie nicht eintreffen wie erwartet, Enttäuschungen auslösen können. Es ist doch viel schöner und produktiver, wenn nichts erwartet wird und dann mehr kommt als gedacht.

Nun ein Beispiel noch: Eine Frau mit der ärztlichen Diagnose „Multiple Sklerose (MS) hatte sich entschlossen, im Bett zu bleiben und die Beine anzuziehen, also mit aufgestellten Knien. Sie war aus dieser Haltung nicht mehr weg zu bekommen.

Als der Autor gefragt wurde, ob man dieser Frau helfen könne, kam zuerst ein „Nein“. Im gemeinsamen Gespräch mit dem befreundeten Arzt Michael R., der viele Naturheilmethoden einsetzt, kam dann der Entschluss zu einem Versuch, zu dem diese Frau natürlich einwilligen sollte. Also ging der Arzt zu ihr für eine erste Anamnese, um sie nach ihrem Willen zu befragen. Sie saß zu diesem Zeitpunkt schon seit eineinhalb Jahren in dieser Haltung im Bett. Nach dem Gespräch stimmte die Frau zu. In der Folge war jeder Termin in ärztlicher Begleitung und Patronanz.

Es gab nun einmal wöchentlich den „Organic PIN Code“ und danach Berührungspunkte mit dem Mikrostift, um die Sehnen wieder zu strecken. Die Erfolge waren verblüffend. Jedes Mal wurde der Winkel der Beinstellung gemessen. Sichtbarer Anhaltspunkt war das Ende des

Bettes. Hier sollte sie eines Tages mit den Füßen das Fußteil berühren können. Damit wären die Beine schon fast wieder gestreckt. Nach etlichen Sitzungen kam der Tag, als dies gelang.

Dazu muss gesagt werden, dass ebenso einmal wöchentlich der Physiotherapeut kam. Die Frau wollte, dass weder der Autor noch der Arzt mit ihm in Kontakt treten sollten. Nach ihrer Beschreibung war er jedes Mal eine Stunde anwesend und half ihr nach Bedarf in den Rollstuhl und wieder zurück ins Bett. Die übrige Zeit saß er in der Küche, um die Zeitung zu lesen.

Nun gut, die Erfolge waren vielversprechend, also konnte man daran denken, den Körper zu drehen und die Beine aus dem Bett zu halten. Bei dem Versuch, aufzustehen, kam dann abrupt die Wendung. Sie begann laut zu schreien, „Ich will das nicht und mein Vater und überhaupt ..."

Randbemerkung: Ihr Vater war verstorben, seither durfte sein Zimmer niemand mehr betreten. Sie selbst wollte da auch nicht hinein.

Diese wahre Begebenheit ist ein Beispiel, aus dem der Autor wieder etwas gelernt hatte. **„Wo der Geist nicht möchte, kommt der Körper nicht nach."**

Diese Frau hätte zusätzlich noch eine psychologische Betreuung benötigt, die sie jedoch immer kategorisch ablehnte. Später konnte man erfahren, dass sie wieder, wie gehabt, im Bett sitzt und der Physiotherapeut weiterhin seinen Aufgaben nachkommt. Etwa zwei Jahre danach musste man von ihrem Tod erfahren. Selbstverständlich hatte weder der Autor noch der Arzt Geld von dieser Frau genommen. Das ist der Faktor, der das Gewissen beruhigt.

Eine sehr traurige Geschichte, die absolut aus psychischer Ursache herrührte und wieder ein Beispiel dafür ist, dass man nicht jedem helfen kann, auch wenn es die Möglichkeit dazu gäbe.

Bitte, liebe Leserinnen und Leser, nehmt diese Erfahrungen auch für Eure Vorgangsweise an. Helfen ist wunderschön, **„jedoch ausschließlich nur, wenn es auch erwünscht ist!“**

Zu diesem Thema gäbe es auch viele Erfahrungen zum Thema Wertigkeit und Akzeptanz.

Ein dringender Appell: Lasst die Finger von schwierigen Fällen oder großen Krankheitsbildern wie Krebs oder Ähnlichem. Das ist die Aufgabe von Fachleuten, die ganz genau wissen, was sie tun können und dürfen oder nicht.

Zudem noch der Tipp, lasst die Menschen zu euch kommen. Lauft ihnen nicht hinterher. Hausbesuche macht nur der Arzt, jedoch niemand, dem jegliche medizinische Ausbildung sowie medizinische Berechtigung fehlt. Einen Arzt beizuziehen ist jedoch immer eine gute Lösung.

Durch die vielen kleinen Erfolge kommt eine Dynamik zustande, die von Menschen getragen wird, die es wirklich gut mit den Menschen meinen. So entstehen vielleicht auch Freundschaften zu wunderbaren Ärzten, die ebenso denken. So ist der Autor glücklich über Kontakte zu Ärzten in Deutschland und Österreich, die die gleiche Einstellung haben. Ärzte, die noch wirklich Arzt sind, nicht bloß Mediziner. Es handelt sich oft um Ärzte, die schon in Rente sind und die Liebe zum Helfen immer noch haben. So gibt es zwei Ärzte im Kärntner Zentralraum und einen in Rheinland-Pfalz, mit denen sich Freundschaften entwickelt haben.

Der eine ist Amtsarzt, heute in Rente, und erzählt bei einem Bierchen gerne von dem, was so im Amt los war. Natürlich immer unter ärztlicher Schweigepflicht, also ohne Benennung von Namen. Der andere ist immer im wunderbaren Austausch der Nächstenliebe und Hilfestellungen. Der dritte teilt das Motorrad-Hobby mit dem Autor und ist von allen dreien am fleißigsten in seiner Praxis auch mit dem

„Organic PIN Code“ tätig. Das ist verständlich, weil er noch nicht in Rente ist.

Ganz zu Anfang fragte der Autor auch eine Ärztin, die den Workshop absolvierte, zwecks Mithilfe und ärztliche Patronanz zu dieser Gesundheitsmethode. Sie stimmte sofort zu mit den Worten:

„Wenn ich nur dafür Medizin studiert habe, um euch zu helfen, dann hat mein Studium Sinn gemacht.“

Ist das nicht schön, eine solche Zustimmung zu erhalten?

Eine andere Ärztin aus Berlin hilft ihren Patienten ebenso begeistert mit dem „Organic PIN Code“ und hat bereits einige Workshops in Berlin organisiert. Vielen Dank dafür!

So gibt es schon eine unbekannt große Zahl an Ärzten, Physiotherapeuten, Gesundheitspraktikern aller Art und Masseuren, die sich täglich verdient machen, den Menschen Hinweise zu geben und damit zu helfen.

All diese wunderbaren Fügungen kommen aus der göttlichen Führung!

Wenn gleichgesinnte Menschen zusammenhelfen und nicht nur ständig dem Geld hinterherlaufen, dann ist ALLEN Beteiligten wirklich gedient.

„Eine Win-win-Situation der Nächstenliebe“.

Selbstbehandlung

Der Biokybernetik-Smit-Organic-PIN-Code ist bestens für die Selbstbehandlung geeignet. Alle nötigen Zonen sind für die meisten Menschen leicht erreichbar. Lediglich die Atlas-Reflexkorrektur, die eine Position „im Liegen“ erfordert, ist alleine nicht machbar. Dafür gibt es jedoch eine Ersatzzone, die auf energetischer Ebene ebenso zum Erfolg führen kann.

Unterstützendes

Wenn man an sich selbst Hand anlegt, hat man natürlich auch den Gegenpol (anderer Mensch) nicht, um die Wirkung der Impulse etwas zu intensivieren. Daher gibt es auch dafür Ersatz. Man stellt sich unter die Dusche oder legt sich in die Badewanne und macht die erlernte Punkte-Symphonie im Wasser oder auf zumindest noch nasser Haut. Entdeckt hat diese Möglichkeit Kollege Dietmar Sagernik in Villach/Österreich.

Zudem gibt es noch die Alternative, eine „energieleitende Creme“ zu verwenden, die ebenso diese hilfreiche Wirkung hat, ohne in die Dusche oder Badewanne steigen zu müssen.

Bei einer solchen Creme ist auch die Zusammensetzung wichtig. Man achte auf Hautverträglichkeit und möglichst auf Freiheit von Erdölprodukten wie Parabene, Paraffin, Vaseline, Mineralöl und so weiter. Aber auch andere Inhaltsstoffe, die auf chemischer Produktion beruhen, sind teilweise nicht ungefährlich. Dazu zählen manche Duftstoffe, PEG (Polyethylenglycol) oder PEG-Derivate, Natriumlaurylsulfat oder halogenorganische Verbindungen, um nur einige zu nennen.

Wenn man darauf achtet, wird man auch möglichst schadstofffreie Produkte finden. Am bayerischen Ammersee wurde der Autor schließlich fündig. Dort ist ein kleiner Hersteller, der es mit seiner „Creme d'Energetic“ geschafft hatte, eine Creme zu entwickeln, die weder künstliche Konservierungsstoffe hat noch andere hautschädliche Inhaltstoffe. Dennoch ist auch die Haltbarkeit sehr gut. Trotz großer Hürden hatte er es geschafft, die EU-Zulassung, selbst für Neurodermitiker, als Pflegecreme zu bekommen. Eine solche Creme kann man schließlich auch wunderbar zur „Narbenentstörung“ einsetzen.

Der Autor will keinen Produktverkauf fördern, deshalb gibt es hier keinen Namen eines Herstellers und keine Bezugsadresse.

Kenntnisstand heute

Nachdem wir als Mensch die inneren Automatismen weder wahrnehmen noch verstehen können, macht es auch keinen Sinn, über diese Ebene eine rational überlegte Wirkung erreichen zu wollen. Wir müssen nichts verstehen, es funktioniert trotzdem. Genau wie ein Fisch im Wasser nichts über Wasser weiß und es dennoch für sein Leben benötigt. Wir leben ja auch ähnlich weiter, selbst wenn wir nichts von dem wissen, welche Einflüsse in uns und rund um uns herum wirken. Was wir hier in der Biokybernetik nach Smit verstehen dürfen: die Erfahrungen und die bereits erforschten Reflexzonen und natürlichen Möglichkeiten zu nutzen, welche sich bereits tausendfach bewährt haben.

Vor den Erfolg hat der liebe Gott die Arbeit gesetzt, oder zumindest das Tun. Wer nicht tut, kann nicht ernten.

Wer hingegen sich damit auseinandersetzt und es auch anwendet, der wird es selbst erfahren. Unter Garantie!

Jedes Kind kann diese Techniken der physikalischen Regulation anwenden, weil man nichts falsch machen kann. Setzt jemand Signale, die der Organismus nicht benötigt, dann gehen diese ohne Wirkung ins Leere. Denn wir befinden uns nicht nur im System der körperlich-geistigen Regulation (also auch neurologische Wirkungen), sondern auch im Selbstschutzprogramm. Der Organismus organisiert sowieso jede Sekunde 100 000e Signale und verarbeitet sie. Eine Selbstschädigung ist daher absolut auszuschließen.

Heute sind es insgesamt über 40 Jahre Erfahrung: durch Dr. Ing. Smit 30 Jahre, seit der Übertragung auf mich und neuen Wiederaufnahme in 2012 nochmal über 10 Jahre.

Bestimmt sind es bereits hunderttausende Menschen, die damit in den Genuss von Verbesserungen ihrer Gesundheit gekommen sind und von denen eine Schädigung noch nie gemeldet wurde oder erkennbar war.

So perfekt ist nur die Natur!

Vergleich mit anderen Aktivierungsmethoden

Stellen wir nun einen Vergleich mit anderen Aktivierungstechniken an: Die „Akupressur“ drückt mit den Fingern. Wenn man jedoch weiß, dass der Mensch durchschnittlich etwa 170 bis 200 Nervenendigungen (Endigung = Fachausdruck) hat, an manchen Zonen mehr, an anderen weniger, dann kann man sich vorstellen, dass die menschliche Fingerspitze eben 170 bis 200 Nervenendigungen gleichzeitig aktiviert und der Körper damit kein so klares Signal bekommt.

Nehmen wir eine Metapher: Stellen Sie sich vor, wie ein kleines Kind vor einer Computertastatur sitzt und mit seinen kleinen Händchen wahllos darauf herum patscht. Bekommt man auf diese Weise „ein Schriftstück mit Aussage“ zustande? Nein, es bedarf des Drückens jedes einzelnen Buchstabens, um ein Wort mit Aussage zu bilden. So erkennen wir also, dass eine feine Spitze die Möglichkeit hat, genauer und „nicht-invasiv“ die erwünschte Regulation anzuregen.

Nächstes Thema „Akupunktur“: Wir wissen, das ist eine Jahrtausende alte Technik, über die sehr oft nachgefragt wird, ob Biokybernetik nach Smit damit vergleichbar wäre? Dazu muss gesagt werden: NEIN. Denn es ist eine völlig andere Technik. Es gibt dazu drei große Merkmale:

1. „Akupunktur“ sticht mit Nadeln in und unter die Haut (invasiv), was drei große Nachteile mit sich bringt. Zum einen konnte Dr. Ing. Smit die Körperreaktionen messen und fand damit heraus, dass dieser Stich eine Gegenwehr zur Folge hat, auch wenn er noch so gekonnt und kaum spürbar gesetzt wurde. Das ist auch schlüssig, weil unsere Haut auch die Aufgabe als Schutzorgan erfüllt.

Ein Stich in das Schutzorgan lässt die Alarmglocken läuten. Dies ist vermutlich auch der Grund, warum in der Akupunktur durchschnittlich nicht mehr als 15 Nadeln gesetzt werden können, bis der Organismus keine weitere Wirkung mehr zulässt.

2. Der zweite Unterschied ist die beabsichtige Wirkung! Akupunktur reguliert die Energie und nimmt nur über die Körperenergie Einfluss auf die Regulation. Im Gegensatz dazu nimmt die „Mikropressur" über ihre sanften zielgenauen (nicht invasiven) Signale Einfluss auf die Symmetrie, also auf die Muskel- und Knochenreaktionen. Dies hat den Zweck, die Symmetrie-Korrektur, die natürliche Ordnung wiederherzustellen. Der Mensch kommt in seine „Mitte" zurück, physisch und psychisch gleichzeitig. Die von der Akupunktur gewünschte Wirkung der energetischen Befreiung geht mit dem Organic Pin Code sowieso einher, weil die korrigierte Symmetrie diese ebenso frei macht.

3. Der dritte Nachteil ist die Umsetzbarkeit. Nadeln stechen darf nur ein Arzt, und dieser muss sich schon sehr genau mit der Energie auskennen, was ja grundsätzlich jeder Schulmeinung widerspricht. Denn laut Schulmedizin gibt es keine „Energie" im Körper, die etwas regeln würde. Zumindest aus einigen Gesprächen und Diskussionen mit Ärzten ist dies bekannt. Daher muss ein Arzt, der Akupunktur anbietet, eine gesonderte Ausbildung machen und auch sehr viel Übung/Erfahrung haben, um hier wirklich sicher und erfolgreich zu sein.

Unter diesem Aspekt ist diese alte Technik sicher sehr gut und hat schon vielen Menschen gut geholfen. Auch Dr. Ing. Smit kam damals in den Genuss einer treffsicheren und sehr gut ausgeführten Akupunktur, die ihm schließlich geholfen hat, seine lebensbedrohliche Allergie loszuwerden.

Der Kopf und auch der Hals waren immer wieder angeschwollen, so dass er kaum noch Luft bekam. Die Schulmedizin konnte nicht nachhaltig helfen, somit sah er sich auf andere Lösungen angewiesen. Eine Kollegin aus der HTL konnte ihm helfen, und es musste heimlich geschehen, weil Akupunktur, Neuraltherapie und Naturheilmethoden in der DDR bei Strafe verboten waren. Selbst der Klient/Patient, der diese Hilfe suchte, war damit straffällig geworden.

Doch was soll's, Dr. Ing. Smit war nicht nur dankbar, sondern auch neugierig geworden. Dies war der Grund, warum er sich mit diesem Thema weiterhin eingehend beschäftigte und als Essenz seine Methode herausgebracht hatte. So hatte seine Allergie auch ihre guten Seiten gebracht.

Schulmedizin konnte nicht helfen, Akupunktur war verboten, dennoch hatte diese schließlich geholfen. So entwickelte der Techniker eben eine sanfte und umfassende – heute vielleicht beste – Version aus der Idee der biokybernetischen Regulation. Die dann schlussendlich ausgelöst hatte, dass das rigide Verbot gegen Akupunktur und Naturheilmethoden in der DDR wieder aufgehoben wurde. Der westdeutsche Bundestag gab auch noch seinen Kommentar dazu ab. Dr. Ing. Smit hätte die DDR angeblich zur Aufhebung „gezwungen".

Diese Aussage diente wohl eher dazu, seine Petition unerfreulich zu bewerten. Dass diese Aussage rein zweckbestimmt gewesen sein muss, erkennt man daran, dass ein einzelner Ingenieur, im einem von der Stasi kontrollierten Land, niemals das Land zu etwas zwingen konnte.

Nun bitte wieder weg von der Meinung aus der Politik, wieder hin zu weiteren Techniken:

Das Feld der „Aktivierung einer energetischen Balance" ist heute riesengroß. Unzählige Techniken werden angeboten, mehr oder weniger erfolgreich. Der Autor kennt viele Begriffe, kann hierüber jedoch nicht ausführlicher werden, weil ihm nicht alles im Detail bekannt ist.

Eine Methode jedoch hat der Autor selbst erlernt. Das ist die **Akupunkt-Massage** nach Willi Penzel. In dieser Technik ist es erforderlich, dass sich Klient oder Klientin bis auf die Unterhose ausziehen, weil diese Technik nur auf nackter Haut und zudem ganzkörperlich durchführbar ist. Klienten liegen auf einer Massageliege, der Akupunktmasseur zieht mit einem Stift, an dem sich vorne eine kleine Kugel befindet, die **„Meridiane“** nach. Das sind die Energie-Bahnen.[11] Meridiane sind wieder etwas, was es laut Schulmedizin angeblich nicht gibt.

Nun, man zieht mit diesem Kugelstift unter leichtem Druck auf der Hautoberfläche diese Bahnen nach. Von oben nach unten oder von unten nach oben. Wie genau, wie und zu welchem Zweck auch mit den Endpunkten hantiert wird, geben die Regeln vor, damit man auch die gewünschte Wirkung gefahrlos erreichen kann.

Fehler können, wie auch in der Akupunktur, zu Schaden führen. Deshalb ist auch hier ein routinierter Therapeut erforderlich.

Was zur Ehrenrettung des Urhebers Willi Penzel gesagt werden muss: Die Methode funktioniert! Damit kann man auch Gesundheit zurückholen. Es ist ebenso eine Methode, die keine Medikamente erfordert und auch keinen Nachkauf irgendwelcher Produkte. Der Besuch beim Therapeuten ist allerdings immer unerlässlich. Selbsthilfe ausgeschlossen! Auch diese Methode steht etwas im Wettbewerb zur Biokybernetik nach Smit und ist letztendlich nicht so weitreichend einsetzbar.

11 https://de.wikipedia.org/wiki/Meridian_(TCM)

Gesundheitshaus

Schon jahrelang fragte ich mich als Autor, warum es nur vereinzelt „Gesundheits-Häuser" gibt. Dass man Krankenhäuser benötigt, steht außer Zweifel. Eine Rettungs-Organisation für Akut- und Notfälle sowieso. Die Menschen haben sich auch zusammengetan zur Bewahrung ihrer Bauwerke. So ist die Freiwillige Feuerwehr entstanden. Ebenso gibt es in fast jeder Gemeinde die Vertretung des Glaubens, und zwar in einem Gebäude mit markanter Architektur.

Könnte die Aufrechterhaltung der Gesundheit nicht auch Aufgabe von Gemeinschaften sein? Ist hier wirklich jeder auf sich alleine angewiesen und wartet lieber, bis sich eine Krankheit entwickelt hat? Das wäre so, als würde man ein Feuerwehrhaus erst dann bauen, wenn es bereits brennt.

Ist Gesundheit kein Thema für die Allgemeinheit, wo jedem Betroffenen Leid geschieht? Zumal die Gemeinschaft täglich von der Arbeitsleistung gesunder Menschen profitiert.

Wer krank ist, kann doch nicht arbeiten und das so wichtige „Konsumieren" betreiben, von dem sogar die Großindustrie lebt. Wer krank ist, belastet auch die Allgemeinheit, nicht nur mit dem Fehlen der Leistung, sondern auch mit enormen Kosten für das Sozialsystem. Ausgenommen eine Industrie, die diese Kosten als Gewinne verbucht.

Man könnte doch ebenso wie die Glaubensgemeinschaften ein markantes[12] Gebäude in jeder Gemeinde errichten. Woran die Menschen sofort erkennen können, hier ist das Haus der Gesundheit.

---

12 Ein markantes Gebäude könnte eine „Jurte" sein aus längst vergangener Zeit, welche immer auf der grünen Wiese vor der Gemeinde stand. Oder man könnte

Dort kann man sich über Nützliches FÜR DIE GESUNDHEIT informieren, sich weiterhelfen lassen und erfahren, wie man seine Gesundheit bewahren kann. Mit solch einem Fokus würden die Menschen aktiver werden, etwas für die eigene Gesundheit zu tun. Ein solches Haus könnte unter dem Patronat eines Arztes stehen, der sich so auch als Experte für die Gesundheit zeigen könnte.

Diese Gedanken spukten schon lange in meinem Kopf herum. Natürlich denken mehrere Menschen Ähnliches fast zeitgleich. Deshalb gibt es zum Glück bereits Einzelinitiativen.

Ein schönes Beispiel wurde am 6. Januar 2021 in der Gemeinde Wenzenbach, nahe Regensburg, auf den Weg gebracht. Diese Gemeinde besteht aus rund 8900 Einwohnern und hat bereits ein „Haus der Gesundheit", welches sehr aktiv ist.

Die Familientherapeutin Ursula Simon hatte die Idee und ist damit zum Bürgermeister gegangen. Als Mensch, dem die Gesundheit seiner Bürger wichtig ist, war er dieser Idee zugetan und versprach, sogleich einen Teil der Schule dafür zur Verfügung zu stellen.

Nun gibt es zwar diese Räumlichkeiten auf Grund von Umbaumaßnahmen aktuell noch nicht, was dennoch den nunmehr gemeinnützigen Verein „Haus der Gesundheit Wenzenbach e.V." nicht davon abhalten konnte, sofort tätig zu werden.

HAUS der GESUNDHEIT
Wenzenbach e.V.

---

bundesweit einen Architekten-Wettbewerb ausschreiben. Vielleicht gelingt ein schönes Mustergebäude.

Es gibt Informationsveranstaltungen, Beiträge in der Gemeindezeitung und einzelne Termine bei den zugehörigen Experten der Gesundheit.

Es findet auch ein alljährliches Sommerfest statt, bei dem Teile der Bevölkerung beim Organisieren mithelfen (beim Kuchenbacken etc.) und mit ihren Kindern teilnehmen.

Eine sehr erfreuliche Initiative der Gemeindebürger, sogar mit Genehmigung des Bürgermeisters.

Weblink: https://www.hausdergesundheit-wenzenbach.de
Vereinsadresse: 93173 Wenzenbach, Erzweg 3
Initiatorin und Vorsitzende: Ursula Simon
https://ursulasimon.net/
Mit freundlicher Genehmigung ©Ursula Simon

Gesundheitshaus als Jurte (Naturhaus)

Unbestätigten Informationen zufolge sind innerhalb einer Jurte keine Elektrosmog-Strahlungen nachweisbar (Messungen im Tiroler Zentralraum).

Das Schlafklima soll insgesamt ein besonders erholsames sein.

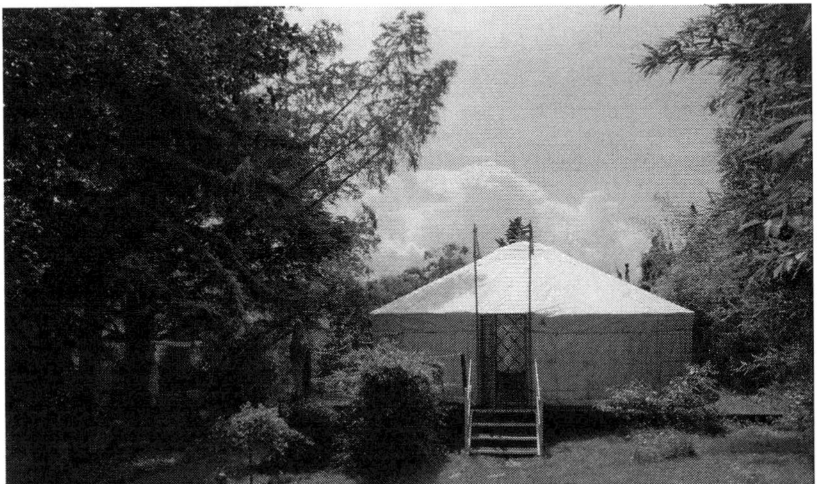

Abb. 13: Foto einer Jurte in der Schweiz, Zeltwelt GmbH / www.zeltwelt.ch

Mit freundlicher Genehmigung ©Zeltwelt.ch

Jurten Workshops zum Selbstbau. Große Unterstützung beim Selbstbau findet man beim Pädagogen Dr. Claudius Kern aus Österreich.

Er bietet Workshops vor Ort an und kommt dazu überall hin, egal ob in Österreich, Deutschland oder der Schweiz. Er steht mit seiner Erfahrung mit Rat und Tat zur Verfügung.

Zudem sprüht er auch voller weiterer Ideen für gesundes Lernen für Kinder oder „essbares Bauen“. Damit meint er die Herstellung einer Jurte in begrünbarer Bauweise. Dafür hatte er schon vor Jahren eine „Leichterde“ entwickelt.

Infos auf https://jurtenbau.at/

Mit freundlicher Genehmigung ©Dr. Claudius Kern am 29.01.2023

Einfache „Selbstregulation“

Heute, wo die allgemeine Hilfe zum Gesundbleiben noch kein interessantes öffentliches Thema ist, gibt es hier zumindest in diesem Buch einfache

„Anleitungen zur Selbstregulation“.

Diese sind jedoch nur zu Themen möglich, die einfach vermittelbar sind.

Ebenso Themen, die außerhalb oder als Zusatz zum „Organic PIN Code“ ergänzt werden können.

Sie sind interessant, weil sie zur **„Selbstbehandlung“** geeignet sind und nicht unbedingt die vorherige Aktivierung des Organic PIN Code erfordern. Auch wenn dies vorteilhaft wäre und noch bessere Ergebnisse kommen könnten.

Damit könnten sich selbst Themen lösen, die allgemein in der Schulmedizin als **„unheilbar“** gelten.

Thema 1: Reset-Neustart

Wunder gibt es keine, sobald wir die Zusammenhänge erfasst haben, die sich als wunderbare Wirkungen zeigen. Als Wunder empfinden wir jedoch die Technik, die unsere gesamten Lebensfunktionen steuert. **Wichtig ist dabei: Dieser Bereich ist der Technik zugeordnet, nicht der Medizin.**

Physikalische Funktionstechnik ist kein Thema in einem medizinischen Studium. Hier geht es ganz einfach um das Wunder der eigenen Funktionspflege. Pflegen wir unsere Funktionen, so ist dies nicht gleichbedeutend mit der Behandlung eines Organs. Vielmehr ist es so, dass lebende Organe eine Steuerung benötigen, eine Funktionsregelung, die unser Organismus sowieso millionenfach in der Sekunde durchführt. Wer dies nicht hat, der könnte auch nicht leben.

Sind Funktionsverbindungen unterbrochen oder nicht ganz durchlässig, dann können Organe trotz vielleicht bester Nährstoffe unterversorgt sein. Dies führt mit der Zeit zu Mangel und auch Chaos im System. Der Organismus läuft dann im Notprogramm und kann nicht mehr alles Notwendige frei regeln.

Wer diese Situation bereits in sich trägt, der wird gleichzeitig auch immer schief – automatisch. Dies ist erwiesen. Umgekehrt zeigt uns diese Asymmetrie, dass bereits eine Funktionsstörung oder Blockade im System vorliegt. Das halten nicht viele auf Dauer durch. Wozu aber leiden, wenn wir doch mit einfacher Technik gegensteuern und uns vor solchen Dysbalancen selbst wieder befreien können?

Wir beginnen mit dem ersten Thema „Reset-Neustart“ in einer sehr einfachen Umsetzung, die Sie selbst zu Hause in Eigenregie machen können. Jetzt sofort, wenn Sie möchten. Wir löschen damit einfach die Themen, die uns vielleicht seit der Kindheit belasten, oder die wir uns durch allgemeine Überlastungen selbst zugefügt haben.

Allerdings nur, wenn Sie dies wirklich lösen wollen. Der „Reset-Neustart“ gelingt an der Nasenspitze. Um das richtige Signal zu setzen, verwenden Sie eine möglichst feine Spitze, die nicht stechen darf. Dies wäre ja kontraproduktiv.

Wenn Sie einen „Zahnstocher“ zu Hause haben, können sie diesen gerne auch dafür einsetzen. Und eine ruhige Hand bewahrt Ihre Augen vor unliebsamen Überraschungen.

Reset-Neustart (Anleitung)

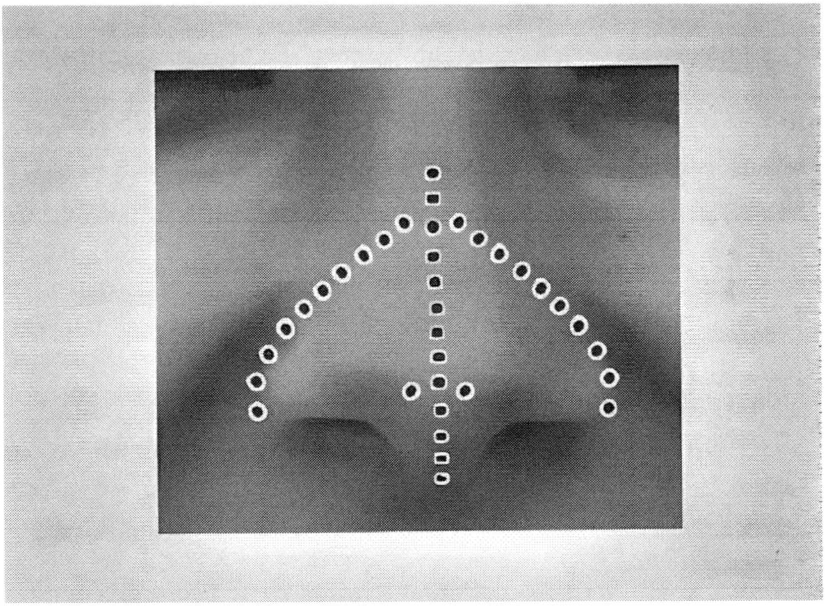

Abb. 14: Signalpunkte an der Nase

1. Wir beginnen an der Nase und setzen beginnend an der Nasenscheidewand (Nasensteg) von unten nach oben, viele einzelne Signale durch sanfte Berührungen mit der Spitze des Zahnstochers. Das Ende dieser Punktekette ist etwa am Nasenbeinhöcker.

2. Dann geht es mit der Punktekette links und rechts weiter, von oben nach unten, an den Nasenflügeln, bis nicht ganz zum Ende der Nasolabialfalte.

3. Zum Abschluss gibt es zwei einzelne Pünktchen an der Nasenspitze, je etwa 2 Millimeter von der Mitte aus gesehen.

Und bitte beachten:

Binnen zwei Minuten dann keinesfalls drüber wischen, damit würden Sie die Wirkung wieder löschen.

Wenn eines dieser Signale leichte Tränen bei Ihnen ausgelöst hat: Gratulation! Das ist ein Nachweis dafür, dass Sie es richtig gemacht haben. Das vegetative Nervensystem machte somit einen „Neustart". Das muss aber nicht bei jedem so sein.

Und keine Sorge, Unerwünschtes ist im Natursystem nicht vorgesehen. Mit einem solchen Neustart-Reset täglich einmal durchgeführt, soll sogar schon die eine oder andere Depression verschwunden sein ...

Wirklich wundersam – oder?

Zum Schluss der Hinweis: Glauben Sie grundsätzlich nichts, überzeugen Sie sich selbst mit Ihren eigenen Erfahrungen!

Nun noch etwas Wichtiges: Dies ersetzt keine ärztliche Behandlung! Bei allen Erkrankungen wenden Sie sich bitte an Ihren Arzt oder Apotheker.

Thema 2: Befreiung von Ängsten

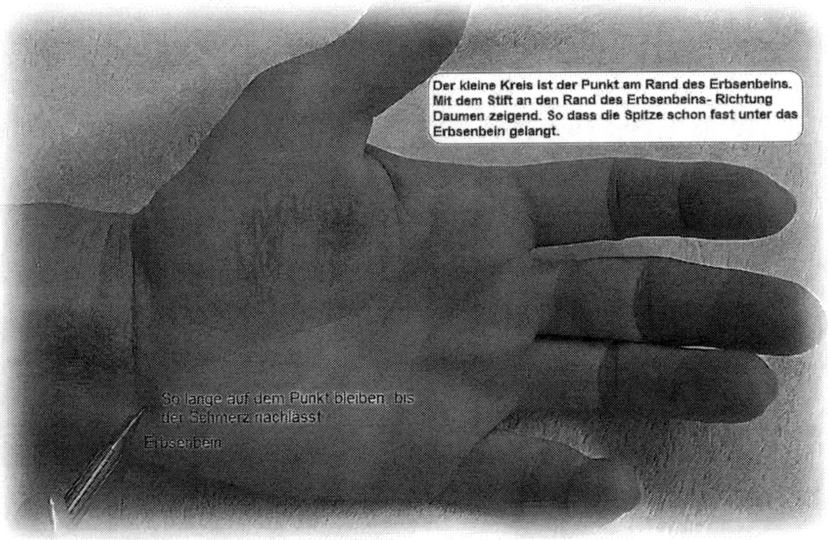

Abb. 15: Freiheitspunkt

Anleitung: Nun betrachten Sie Ihre Handinnenseite und bewegen mal das Handgelenk. Damit sehen Sie die Mitte, an der sich das Handgelenk bewegt.

Auf der Kleinfingerseite, nur wenig oberhalb des Handgelenks, verspüren Sie ein kleines Knöchelchen unter der Haut. Haben Sie dies gefunden, ist es das „Erbsenbein“. Dieses Erbsenbein stellen Sie sich nun kreisrund vor und ertasten den Rand dieser Rundung. Sie suchen nun die Seite auf, die zum Daumen zeigt. Damit sind Sie bereits in dem Bereich, der zum Ausschalten unnötiger Ängste hilfreich sein kann.

Nehmen Sie nun den Zahnstocher und drücken Sie ganz leicht an diesen Rand des Erbsenbeins. Schmerzt es hier, dann liegen Ängste vor. Egal, ob bewusst oder unbewusst. Sie bleiben so lange auf dem Punkt, bis der Schmerz verschwindet. Die Schmerzdauer ist auch der Indikator für die Tiefe der Angst. Bei großer Angst wird es länger dauern als bei kleinen Ängsten.

Ist dies erfolgreich, dann wiederholen Sie es auch an Ihrer zweiten Hand. Machen Sie es immer wieder, vielleicht jeden Tag einmal und beobachten Sie sich selbst. Verändert sich ihre Stimmungslage ins Positive, dann haben Sie bereits erreicht, was Sie vorher vielleicht nicht für möglich gehalten hätten.

Sie können damit nun bereits über einen einzigen Punkt an der Hand Ihr Wohlbefinden zum Thema Angst positiv beeinflussen. Auf Grund von Ängsten, ob bewusst oder unbewusst, kann man sich überlasten und aus der Symmetrie kommen, also schief werden.

Nun frage ich Sie: Ist die Angst unser Freund? Gibt sie uns das Gefühl, dass wir künftig etwas Wunderbares erleben werden? Nein, wohl das Gegenteil. Im Wesen der Angst steckt doch immer das Thema Leid und auf alle Fälle etwas, was wir nicht wollen.

Angst sagt doch immer etwas Negatives voraus. Nachdem wir unser Leben jedoch mit eigenen Gedanken steuern, wäre es von Vorteil, wenn wir vermehrt an etwas denken, was wir erreichen wollen. Dazu gibt uns unser Körper diese funktionelle Unterstützungsmöglichkeit. Sie wissen ja, Funktionspflege ist Gesundheitspflege. Wie wir uns selbst unterstützen können.

Zum Schluss der Hinweis: Glauben Sie grundsätzlich nichts, überzeugen Sie sich selbst mit Ihren eigenen Erfahrungen! Nun noch etwas Wichtiges: Dies ersetzt keine ärztliche Behandlung! Bei allen Erkrankungen wenden Sie sich bitte an Ihren Arzt oder Apotheker.

Thema 3: Stoffwechsel einschalten

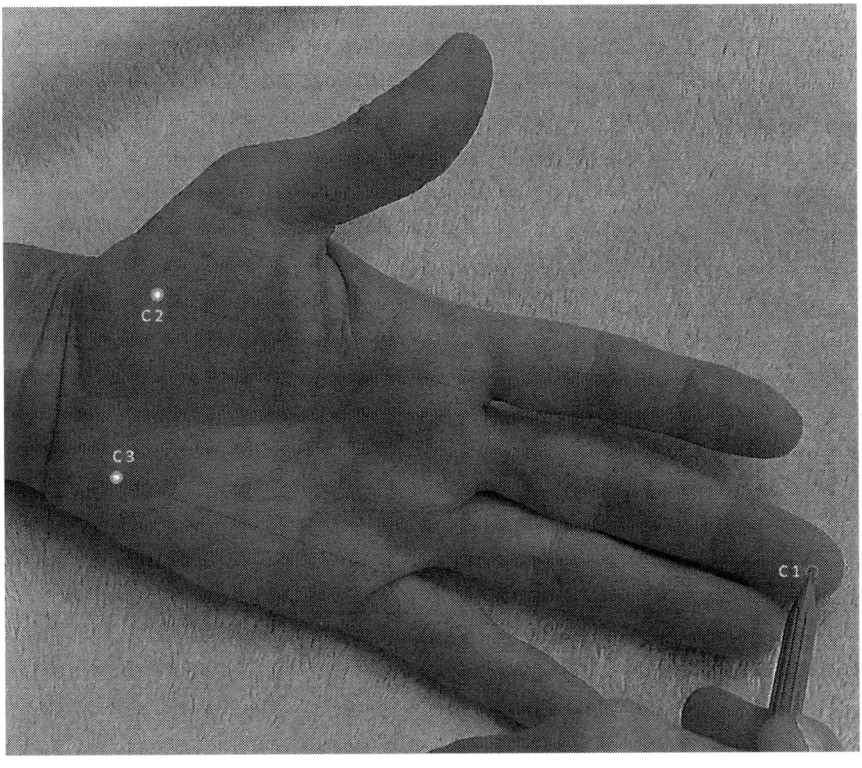

Abb. 16: *Stoffwechsel*

Wussten Sie, dass auch Stoffwechsel-„Funktionen“ blockiert sein können?

Anleitung: Hierfür sind es drei Punkte, die Sie in der Folge an beiden Händen aktivieren können. Sie betrachten Ihre Handinnenfläche und setzen mit einem Zahnstocher den ersten Punkt in die Mitte der Kuppe des Mittelfingers (C1). Eine kurze leichte Berührung genügt, und schon gehen wir weiter an den Ballen des Daumens und Kleinfingers. Auch hier kommt jeweils nur ein einziger Punkt zum Einsatz. Diesen finden Sie am besten, wenn Sie sich die senkrechte Mitte Ihrer Hand optisch vorstellen und an der Mitte dieser beiden Hälften je einen Punkt setzen (C 2 und C 3), etwa ein bis eineinhalb cm oberhalb des Handgelenks. Somit haben wir drei Punkte, die gemeinsam ein Dreieck bilden.

Damit sich das gewünschte Ergebnis auch wirklich einstellen kann, ist diese Reihenfolge zu beachten:

1. Mittelfinger (C1), dann 2. Daumenballen (C2) und 3. Handballen (C3) kleinfingerseitig. Nun dürfen Sie dasselbe auf der anderen Hand machen und haben damit eine wichtige Funktionsgrundlage Ihres Stoffwechsels gesetzt.

Ein Einschalten des Stoffwechsels ist sehr vorteilhaft. Ist er nämlich nicht vollständig aktiv, können Übergewicht oder Untergewicht die Folge sein. Geben wir dem Stoffwechsel also die Chance, all seine Funktionen wiederzufinden, damit der Körper überhaupt wieder zu seinem Normalgewicht zurückkehren kann und auch Gifte ausgeschieden werden können. Auch der Darm wird sich freuen, weil er mit Ihrem Stoffwechsel zusammenhängt.

Hinweis: Nützliche Nähr- und Vitalstoffe können nur dann auch wirklich aufgenommen werden, wenn all Ihre Funktionen dies zulassen.

Für besten Erfolg können Sie dies täglich oder auch mehrere Male täglich machen und über einen längeren Zeitraum pflegen. Für besten Gewöhnungseffekt schalten Sie Ihren Stoffwechsel einfach immer vor jedem Essen ein. Sollten Sie Zweifel haben, die richtigen Punkte zu finden, so können Sie beruhigt sein. Falsch machen kann man es nur, wenn man es nicht macht.

Ihr Unterbewusstsein wird Sie genau an die richtigen Stellen führen, sobald Sie die Absicht haben, etwas für Ihren Stoffwechsel zu tun.

Zum Schluss der Hinweis: Glauben Sie grundsätzlich nichts, überzeugen Sie sich selbst mit Ihren eigenen Erfahrungen!

Nun noch etwas Wichtiges: Dies ersetzt keine ärztliche Behandlung!

Bei allen Erkrankungen wenden Sie sich bitte an Ihren Arzt oder Apotheker.

Thema 4: Allergische Reaktionen

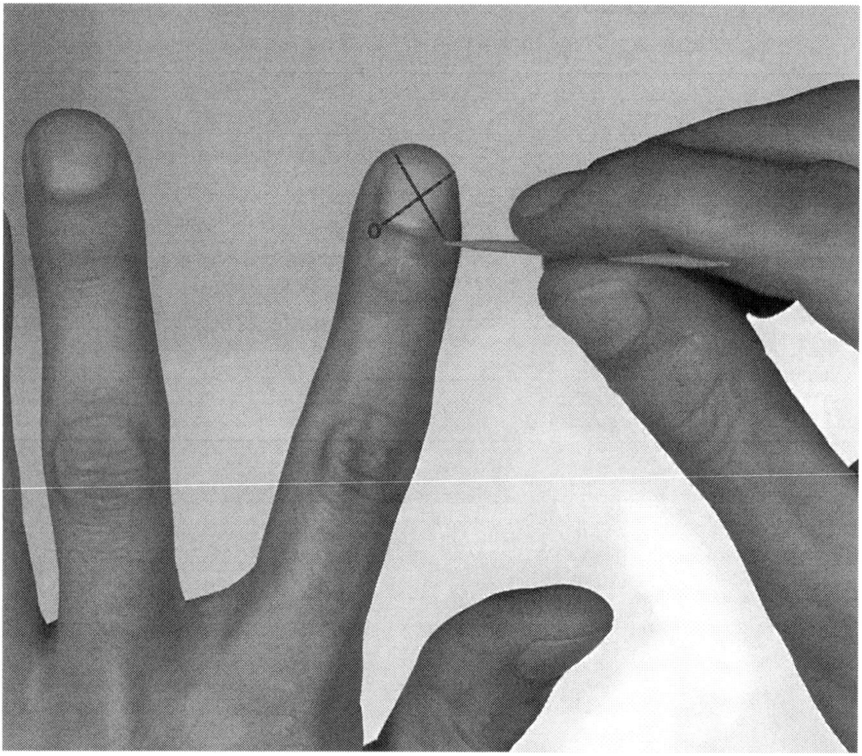

Abb. 17: Allergische Reaktionen

Anleitung: Dafür gibt es zwei Punkte an jedem Zeigefinger. Links wie rechts von dem Fingernagel Ihres Zeigefingers finden Sie die beiden Nagelwinkel. Stellen Sie sich nun eine diagonal angeordnete Linie vor, die links vorne beginnt und rechts hinten endet. Verlängern Sie diese Linie etwa um ein bis zwei Millimeter. Genau hier finden Sie den ersten Punkt im Nagelwinkel, den Sie mit dem Zahnstocher aktivieren, und zwar so lange, wie sie einen eventuellen Schmerz verspüren. Lässt der Schmerz nach, gehen Sie an die gleiche Stelle des zweiten Nagelwinkels und wiederholen dort den Vorgang. Dies machen Sie an beiden Zeigefingern, am besten mehrmals, zumindest ein- bis zweimal am Tag.

Sollten Sie Zweifel haben, die richtigen Punkte zu finden, so kann ich Sie ebenfalls beruhigen. Falsch machen kann man es nur, wenn man es nicht macht. Ihr Unterbewusstsein wird Sie genau an die richtigen Stellen führen, sobald Sie die Absicht haben, etwas für Ihre Situation zu tun.

Grundsätzlich gibt es sehr viele verschiedene Arten von Reaktionen und Auswirkungen. Daher bitte ich um Verständnis, wenn es hier nicht möglich ist, ins Detail zu gehen und schon gar nicht pauschal über alle Situationen hinweg. Dafür gibt es ja bereits Experten aller Fachrichtungen, die sich damit beschäftigen und Hilfestellungen anzubieten haben.

Ob es nun verschiedene Stoffe, Metalle, Nahrungsmittel oder Tierhaare sind, die unangenehme Reaktionen auslösen? Oder auf psychischer Ebene? Erfahrungen aus der Vergangenheit? Wer weiß dies schon so genau?

Daher sollte niemand so vermessen sein, ein pauschal gültiges Statement zu all diesen Ursachen und Symptomen abzugeben. Lieber vertrauen wir auf unzählige Erfolge aus der traditionellen Erfahrungsmedizin, welche sich auch in den Forschungen des Technikers Dr. Ing. Smit zeigten.

Sein Einschalten von entsprechenden Reaktionszonen hat sich ganz klar als vorteilhaft herausgestellt. Er war es ja, der als Techniker 30 Jahre lang messtechnisch die Funktionen und Reaktionen des Organismus erforscht und nachvollzogen hat.

Nun nutzen wir die Technik aus seiner Erkenntnis und nehmen die feine Spitze, die bestimmt jeder zu Hause hat: den Zahnstocher. Egal, welches allergische Thema es betrifft, bei der Funktionspflege ist immer dasselbe zu machen.

Zum Schluss der Hinweis: Glauben Sie grundsätzlich nichts, überzeugen Sie sich selbst mit Ihren eigenen Erfahrungen!

Nun noch etwas Wichtiges: Dies ersetzt keine ärztliche Behandlung!

Bei allen Erkrankungen wenden Sie sich bitte an Ihren Arzt oder Apotheker.

Thema 5: Kopfschmerz mit Übelkeit

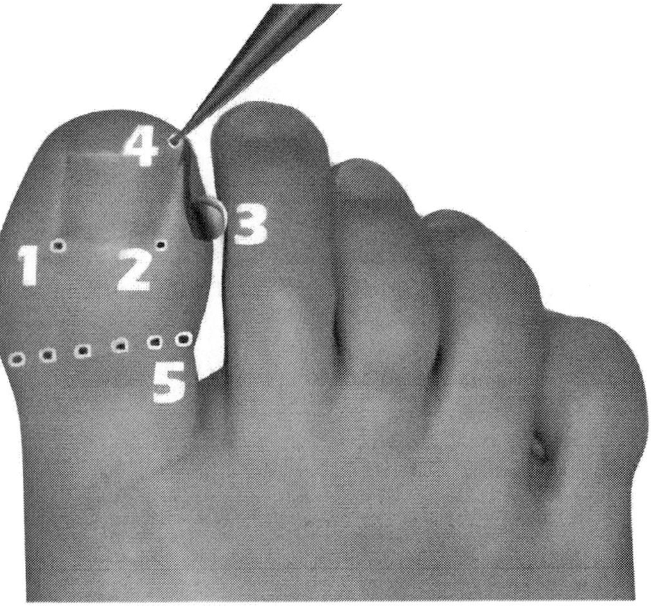

Abb. 18: Kopfschmerz mit Übelkeit

Anleitung: Die entsprechenden Zonen finden Sie an den beiden Großzehen. Wie schon bekannt, können wir dies auch mit einem Zahnstocher erledigen.

Heute ergänzen Sie Ihr Werkzeug für Punkt 3 noch zusätzlich um einen festeren Gegenstand, wie z. B. einen Bleistift.

Dann suchen Sie den Nagelwinkel einer Großzehe auf. Stellen Sie sich nun eine diagonal angeordnete Linie vor, die rechts vorne beginnt und links hinten endet und sie verlängern diese Linie etwa um zwei bis drei Millimeter, so dass Sie bereits außerhalb des darunter liegenden Nagelbetts sind. Bitte beachten „außerhalb des Nagelbetts“, denn die Nagelhaut könnte hier täuschend das Ende markieren.

Also außerhalb des Nagels finden Sie den ersten Punkt im Nagelwinkel (1), den Sie mit dem Zahnstocher aktivieren, und zwar so lange, wie sie einen eventuellen Schmerz verspüren. Lässt der Schmerz nach, dann gehen Sie an dieselbe Stelle des zweiten Nagelwinkels und wiederholen den Vorgang auch dort (2).

Nun betrachten Sie die Großzehe seitlich an der Seite, die der Kleinzehe zugewandt ist und fangen am Beginn des Zehennagels an, mit dem festeren Gegenstand (wie zum Beispiel dem Bleistift), unter seitlichem Druck einmal nach vorne zu rollen/ziehen (3). Schmerzt es, so können Sie dies auch ganz schnell machen. Einmal genügt.

Für die vorletzte und letzte Zone kommt nun wieder der Zahnstocher zum Einsatz. Jetzt betrachten wir die Zehenspitze der Großzehe von vorne und gehen an den äußersten Rand, der gerade noch vorne liegt, ebenso kleinzehenseitig. Also etwas vor dem Bereich, den wir zuvor seitlich unter Druck gesetzt hatten.

Hier setzen wir die Spitze des Zahnstochers etwa drei Millimeter unterhalb des Nagelbetts mit leichtem Druck an (4). Auch hier dürfte ein Schmerz zu finden sein, den wir wieder auflösen, indem wir so lange draufbleiben, bis er verschwindet.

Zum Abschluss setzen wir eine Punktekette beim Großzehengelenk, genau an der Gelenkfuge (5). Um diese leichter zu finden, ist es hilfreich, wenn Sie die Großzehe etwas abwinkeln. Hier beginnen wir seitlich und gehen über den oberen Teil des Gelenks mit vielen eng gesetzten Punkten entlang. Bei jedem gefundenen Schmerzpunkt warten wir wieder ab, bis der Schmerz verschwindet. Nun machen wir dasselbe an der zweiten Großzehe.

Hier werden Muskelgruppen, die im hinteren Körperbereich und „energieleer“ sind, wieder mit der nötigen Energie „aufgeladen“. Deshalb bitte an jedem dieser Punkte draufbleiben, bis der Schmerz nachlässt. So verschwinden auch Verspannungen, die durch zu stark strapazierte Muskelgruppen verursacht werden.

Für Kopfschmerz mit Übelkeit gibt es viele mögliche Ursachen, zu denen man auch hier nicht ins Detail gehen kann. Was in diesem Zusammenhang jedoch ein großes Thema ist, hat Dr. Smit mit seinen Messungen und Erfahrungen ganz klar herausgefunden.

Wir stehen ja auf einem stabilen Knochenbau, und die Muskulatur wie auch die Bänder haben immer die flexible, ausgleichende und stabilisierende Aufgabe von Zug- und Gegenzugfunktion. Mit andauernder Überlastung, gleich welcher Art, sorgen wir für blockierende Muskelgruppen da und dort, je nachdem, wo diese Überlastungen stattfinden.

Die Folge sind auch Einseitigkeit und Verhärtungen. So sorgen verhärtete Muskelgruppen für eine ausweglose Situation, weil sie sich selbst nicht mehr lockern können. Solche einseitigen Spannungen finden dann meist einen ganzheitlichen Zusammenhang im restlichen Organismus, weil dieser sich immer und ständig ausgleichen will. Ist diese Situation bereits sehr stark ausgeprägt, verspüren wir dann regelrechte Anfälle von Kopfschmerz und Übelkeit. Das ist die Folge aus einer Situation, die man auf den ersten Blick dem gar nicht zuordnen würde.

An dieser Stelle möchten wir uns heute besonders bei Dr. Ing. Smit bedanken, weil er vermutlich als Erster herausgefunden hat, wo diese zentralen Lösungsbereiche sind.

Je genauer Sie dies machen, umso größer wird der Erfolg sein. Sie selbst können hier sehr viel bewirken. Dazu gratulieren wir Ihnen!

Nun wiederholen Sie dasselbe bei der zweiten Großzehe und beachten den gleichen Ablauf mit der betreffenden Seite, die auf der Kleinzehenseite liegt.

Zum Schluss der Hinweis: Glauben Sie grundsätzlich nichts, überzeugen Sie sich selbst mit Ihren eigenen Erfahrungen!

Nun noch etwas Wichtiges: Dies ersetzt keine ärztliche Behandlung!

Bei allen Erkrankungen wenden Sie sich bitte an Ihren Arzt oder Apotheker.

Thema 6:
Schulterlockerung

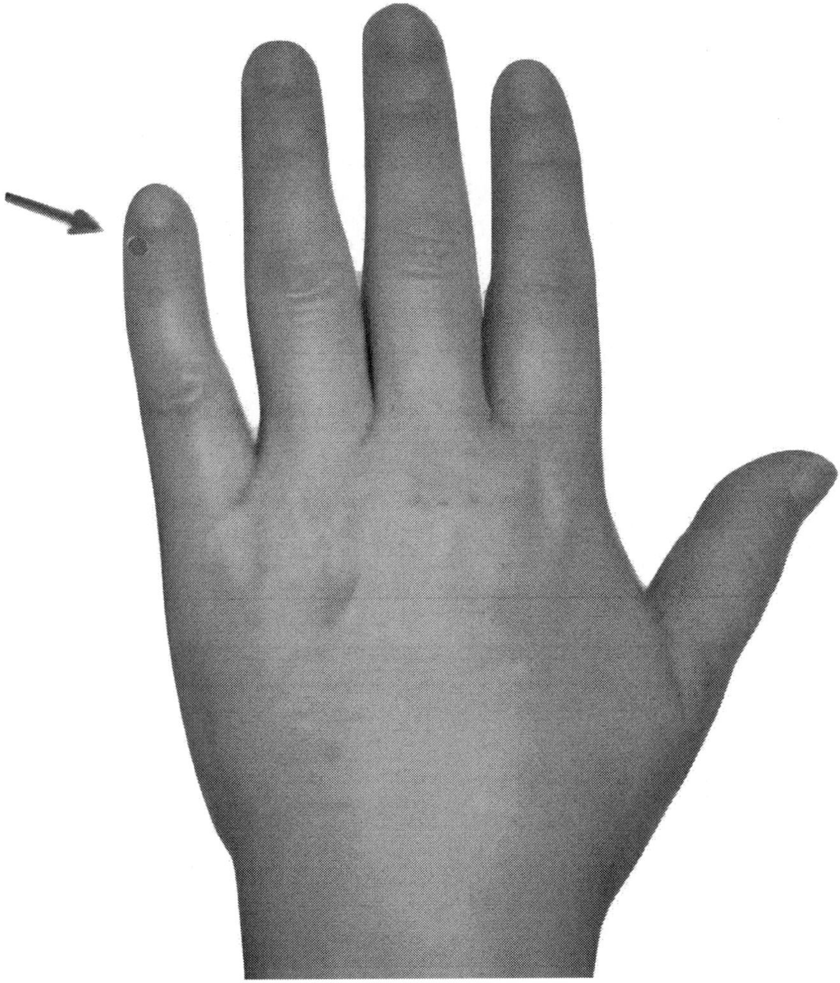

Abb. 19: Schulterlockerung

Anleitung: Wir nehmen wieder den Zahnstocher und suchen den äußeren Nagelwinkel des Kleinfingers auf. Den richtigen Punkt finden Sie nach dem bewährten Muster, mit dem sie schon in den vorhergehenden Themen den „Nagelwinkel" gefunden haben.

Hier ist es aber nur ein einziger Punkt. Daher stellen Sie sich nun eine diagonal angeordnete Linie am Nagel des Kleinfingers vor, die rechts vorne beginnt und links hinten endet, und sie verlängern diese Linie um etwa ein bis zwei Millimeter, so dass Sie bereits außerhalb des darunter liegenden Nagelbetts sind. Genau hier finden Sie diesen Punkt im Nagelwinkel, den Sie mit dem Zahnstocher aktivieren, und zwar so lange, wie Sie einen eventuellen Schmerz verspüren. Lässt der Schmerz nach, dann ist Ihre Aufgabe erledigt und die Schulter müsste sich wieder lockerer und befreiter anfühlen.

Gesetzmäßigkeit: Liegt an diesem Punkt kein Schmerz vor, dann ist Ihre Schulter auch nicht verspannt.

Nun testen Sie dies auch an Ihrer anderen Hand am Kleinfinger, um zu sehen, ob auch diese Schultermuskulatur verhärtet ist. Zuordnungsgemäß betrifft dies immer die Schulter an derselben Seite.

Die gesamte Muskulatur wie auch die Bänder haben immer die flexible, ausgleichende und stabilisierende Aufgabe von Zug- und Gegenzugfunktionen. In Summe soll eine harmonische Balance vorhanden sein. Leben wir jedoch mit Überbelastungen, so sind diese meist einseitig und unsere Schultermuskeln übernehmen die Aufgabe der Stabilisierung und des Ausgleichs im oberen Körperbereich.

Wenn wir vielleicht dann auch noch „sprichwörtlich" schwere Lasten im psychisch-seelischen Bereich mit uns herumtragen, spielt dies oft noch eine ergänzende Rolle. Besteht bereits ein Schmerzgeschehen, dann heißt es schon Alarmstufe rot. Die Muskeln können nur noch halten, indem sie ihre Flexibilität verlieren und blockieren. Blockierte Muskelgruppen werden dadurch auch energieleer. Das heißt, die Muskelzellen sind zwar vorhanden, können jedoch ihre Aufgabe nicht mehr vollständig erfüllen. Dies können Sie aber wieder zurückgewinnen, indem Sie diese Muskelgruppen wieder mit neuer Energie aufladen.

Diese Energie kommt weder aus der Steckdose noch aus einem elektrischen Gerät. Beide sind ja keine Lebewesen. Nein, Sie harmonisieren Ihre eigene Energie aus dem körperlichen Magnetfeld oder energetischem Druckverhältnis ihrer Zellen, wenn Sie so wollen. Wir stellen also lediglich die entsprechenden Weichen, welche die Energie dorthin lenken, wo sie gerade benötigt wird. In diesem Fall (Schulterlockerung) gibt es einen Punkt an jeder Hand, der sich als besonders wirksam herausgestellt hat. Sie wissen ja, Funktionspflege ist Gesundheitspflege.

Zum Schluss der Hinweis: Glauben Sie grundsätzlich nichts, überzeugen Sie sich selbst mit Ihren eigenen Erfahrungen!

Nun noch etwas Wichtiges: Dies ersetzt keine ärztliche Behandlung!

Bei allen Erkrankungen wenden Sie sich bitte an Ihren Arzt oder Apotheker.

Thema 7: Lockerung der Wirbelsäule

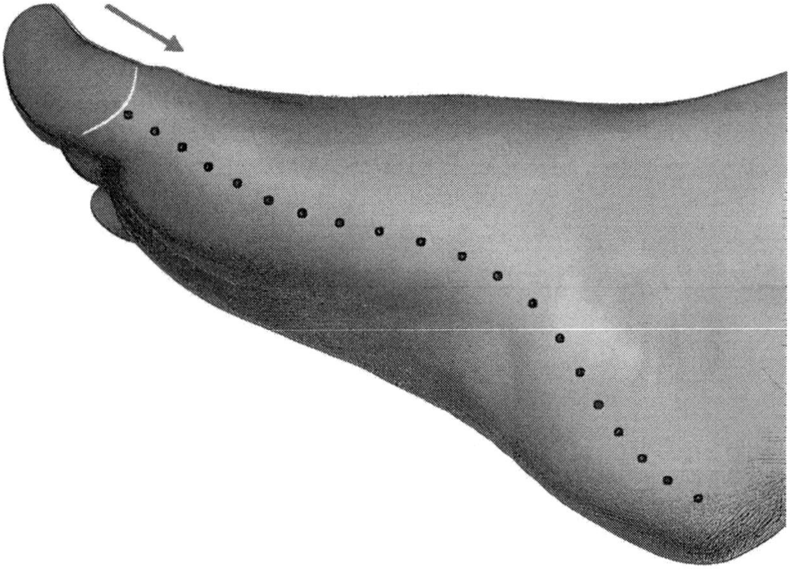

Abb. 20: Lockerung der Wirbelsäule

Anleitung: Nun betrachten wir unsere Füße und sehen an den Innenseiten die Fußwölbung. Diese Wölbung entspricht der Form unserer Wirbelsäule und ist nach Forschungen von Dr.-Ing. Smit die entfernteste Reflexzone mit der besten Wirksamkeit. Seitlich am vordersten Großzehengelenk beginnen wir nun mit unserer Aktivierungsarbeit.

Zuerst nehmen wir einen festen Stift oder Bleistift und drücken ihn mit der Spitze seitlich an. Mit diesem seitlichen Druck ziehen wir nun den Stift von vorne bis hinten, inklusive seitliche Ferse, an der Fußwölbung dreimal durch. Damit haben Sie sehr viel für eine bessere Durchblutung Ihrer Wirbelsäulenmuskulatur getan. Bereitet es Ihnen Schmerzen, dann gehen Sie mit entsprechend sanfterem Druck über diese Zone.

Nun nehmen wir den Zahnstocher und setzen viele kleine Punkte mit der feinen Spitze von vorne bis hinten, wie abgebildet an derselben Zone entlang bis hinten an die Ferse. Wir verbleiben auf jedem Punkt eine bis zwei Sekunden. Es können gerne auch viel mehr kleine Punkte sein als auf dieser Zeichnung zu sehen ist. Finden wir hier schmerzende Punkte vor, dann bleiben wir auf jedem dieser Punkte so lange, bis der Schmerz nachlässt. Dies ist sehr wichtig. Sie helfen damit einer geplagten Wirbelsäule, sich selbst zu helfen. Ich denke, sie hat sich das verdient, oder?

Nun führen Sie dies ebenso am seitlichen anderen Fuß durch, damit wir auch die andere Seite der Wirbelsäule entsprechend pflegen. Eine folgende Erleichterung sollte sich damit bereits einstellen.

Die Wirbelsäule ist ja manchmal von muskulären Verspannungen wie auch von Einflüssen im unteren und oberen Ende belastet. Welche Unterstützung man selbst ganz einfach durchführen kann, das ist die Lockerung entsprechender Muskelgruppen unserer Wirbelsäule sowie eine Unterstützung im knöchernen Bereich.

Die Wirbelsäule ist unser sprichwörtliches Rückgrat, also ein wichtiger stabilisierender Faktor, der unsere gesamte Körperhaltung bestimmt. Zudem beherbergt sie neben dem Knochenmark auch das zentrale Nervensystem mit Sympathikus, Parasympathikus und Nervenschaltzentralen sämtlicher Organe. Die Wirbelsäule spielt nicht nur eine zentrale Rolle als knöcherne Stütze, sie ist auch eine zentrale Schaltstelle für unsere gesamte Lebenssteuerung.

Ganz nah an der Wirbelsäule befinden sich die „Ganglien". Das sind Nervenknotenpunkte für die Steuerung der inneren Organe. Würde sich eine solche Schaltstelle in Ihrem Haus – also dem Sicherungskasten – mechanisch stark verwinden, kann man sich vorstellen, dass es zu Kurzschlüssen und Fehlfunktionen in der gesamten Anlage kommt. Bitte verzeihen Sie diese Metapher, aber sie erleichtert vielleicht etwas unser Verständnis für die zentrale Rolle unserer Wirbelsäule.

Die Funktionspflege der Wirbelsäule ist also ein sehr wichtiger Teil unserer gesamten Gesundheitspflege.

Zum Schluss der Hinweis: Glauben Sie grundsätzlich nichts, überzeugen Sie sich selbst mit Ihren eigenen Erfahrungen!

Nun noch etwas Wichtiges: Dies ersetzt keine ärztliche Behandlung!

Bei allen Erkrankungen wenden Sie sich bitte an Ihren Arzt oder Apotheker.

Thema 8: Brustknoten hormonell bedingt

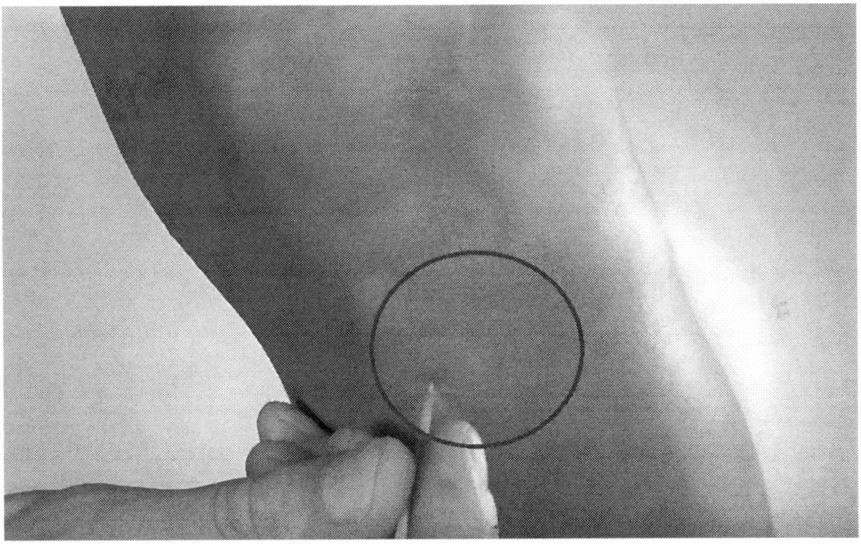

Abb. 21: Brustknoten hormonell bedingt

Anleitung: Dazu benötigen wir wieder einen Zahnstocher oder anderen spitzen Gegenstand, ohne zu stechen. Anhand der feinen Spitze tasten wir nun unterhalb des Knies im Bereich Schienbein, ob eine schmerzempfindliche Stelle zu finden ist (hier am Foto etwa der Bereich im Kreis). Befindet sich der Knoten in der linken Brust, dann ist die Empfindlichkeit unterhalb des rechten Knies deutlich größer, ist der Knoten rechts, dann entsprechend unterhalb des linken Knies. Also immer diametral zugeordnet. Sie können auch durch Fingerdruck testen, ob diese Zone links oder rechts schmerzempfindlicher ist.

Sie suchen nun auf dem schmerzempfindlichen Areal einzelne Schmerzpunkte mit der feinen Spitze und bleiben so lange am schmerzenden Punkt, bis der Schmerz nachlässt. Bitte auch wirklich den gesamten Bereich absuchen! Auf diese Weise lösen Sie alle aufgefundenen Blockadepunkte auf und warten auf folgende Veränderungen:

Dies ist eine Möglichkeit zum Erkennen, ob ein Brustknoten auf Grund einer funktionellen Störung vermutet werden kann oder auf eine andere Ursache zu schließen ist. Eine andere Ursache wie etwa Brustkrebs kann man nur schulmedizinisch abklären lassen. Berichten zufolge soll es angeblich auch schon mal zu Krebsbehandlungen gekommen sein, obwohl lediglich eine hormonelle Störung vorgelegen war. Also Irren ist immer möglich und bekanntlich auch menschlich. Daher lieber erst mal die sanfte Möglichkeit abklären, die ja schon binnen ein bis zwei Tagen sichere Antwort gibt.

Nach den Forschungen von Dr.-Ing. Smit hat eine Störung des weiblichen Hormonsystems oft mit einer störenden Narbe im Dammbereich oder mit einer Kaiserschnitt-Narbe zu tun. Dies kommt wesentlich häufiger vor, als es tatsächlich Brustkrebsfälle gibt. Im natürlichen Funktionssystem spielen solche Zusammenhänge sehr oft eine große Rolle.

Also erst mal keine Panik, vielleicht handelt es sich nur um eine solch kleine Ursache, die man vollkommen risikolos zuerst mal selbst beobachten kann. Ist der Knoten spätestens am Tag nach dieser Aktivierung verschwunden und auch die zugehörige Reflexzone nicht mehr überempfindlich, wird es mit großer Wahrscheinlichkeit eine hormonelle Störung gewesen sein.

Einen Zusammenhang mit einer störenden Narbe erkennt man, indem man mit der feinen Spitze den Narbenverlauf absucht. Findet man hier Schmerzpunkte, dann stört die Narbe. An allen störenden Narben ist es ein einfacher Weg, auf eine handelsübliche energieleitende Creme zurückzugreifen, die man auch im Internet bei über zehn unterschiedlichen Herstellern erwerben kann.

Wichtig ist, dass eine energieleitende Wirkung nachweislich gegeben ist. Eine reine Pflegecreme, sei sie auch noch so gut, erfüllt diese spezielle Aufgabe im Allgemeinen nicht.

Erkundigen Sie sich also bei den Herstellern und fragen Sie auch nach der Wirkungsdauer. Denn in diesem Rhythmus sollten Sie die entsprechenden Narben großflächig eincremen. Selbstverständlich können Sie für die Entstörung von Narben auch auf fremde Hilfe zurückgreifen, bei Menschen, die Narbenentstörung im Programm haben. Diese können noch auf weitere Varianten anderer Art zugreifen, welche dann auch sofort funktionieren.

Hier gibt es lediglich eine Anleitung zum Funktionstest, der im harmlosen Fall eines funktionell ausgelösten Knotens sehr nützlich sein kann. Sie wissen ja, Funktionspflege ist Gesundheitspflege.

Zum Schluss der Hinweis: Glauben Sie grundsätzlich nichts, überzeugen Sie sich selbst mit Ihren eigenen Erfahrungen!

Nun noch etwas Wichtiges: Dies ersetzt keine ärztliche Behandlung!

Bei allen Erkrankungen wenden Sie sich bitte an Ihren Arzt oder Apotheker.

Thema 9: Funktionspflege – weibliche Organe

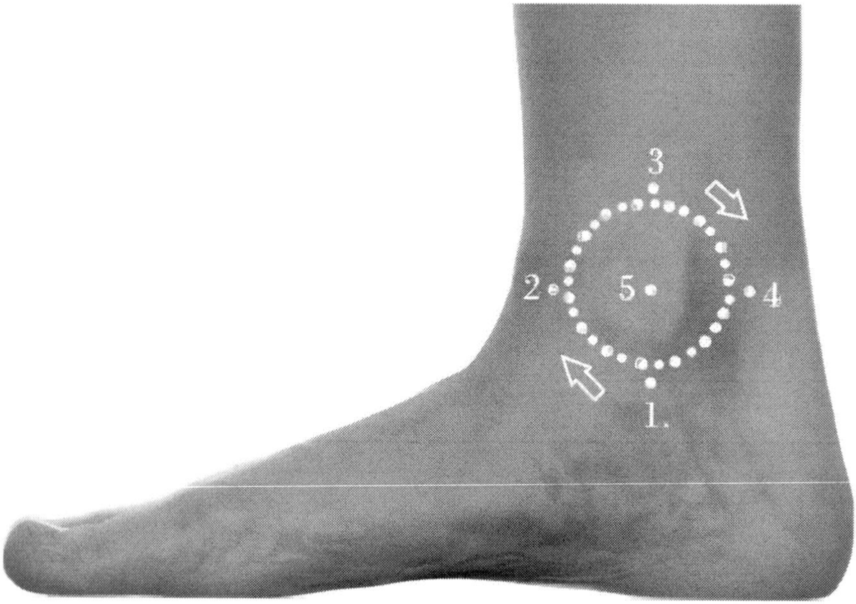

Abb. 22: Weibliche Organe

Gleich vorweg: Bei bestehender Schwangerschaft Finger weg! In solchem Fall raten wir von dieser Aktivierung dringend ab!

Anleitung: Sie betrachten nun den Innenknöchel Ihres rechten Fußes und nehmen den bereits bewährten Zahnstocher zur Hand.

Sie stellen sich nun das Ziffernblatt einer Uhr vor, welches seinen Kreis um den Knöchel hat. Nun beginnen wir bei Punkt 1, also im untersten Teil des Ziffernblattes, und machen eine Punktekette rund um das gedachte Ziffernblatt – im Uhrzeigersinn. Zusätzlich machen wir je

Position 1 – 4 einen weiteren Punkt, etwa einen Zentimeter außerhalb dieser durchgehenden Punktekette. Das Ganze soll in einem Durchgang und Zusammenhang erfolgen.

Zum Abschluss setzen wir einen Punkt genau in die Mitte des gedachten Ziffernblattes (5) bzw. in die Mitte Ihres rechten Innenknöchels.

Dies wird auch genauso am rechten Fuß vorgenommen.

Die Möglichkeit zu einer solchen Funktionspflege weiblicher Organe ist hiermit eine weltweit einzigartige Technik, die unsere ärztliche Leiterin des Forschungskreises in Brasilien, Drª. med. Thamis Bernardes Sampaio de Lira Afonso Ferrera (kurz: Drª. med. Thamis B.S. Lira) zur Reife geführt hat.

Sie teilte uns jedoch auch mit, dass bei unterschiedlichen Phasen einer Schwangerschaft die Wirkung nicht pauschal abzuschätzen ist. Daher wird von einer Anwendung in diesem Fall dringend abgeraten. Hier ist ausschließlich Ihr Arzt der richtige Ansprechpartner.

Funktionelle Störungen und Blockaden kann es also auch in Bezug auf die weiblichen Organen geben. Ganz gleich, auf welche Art sich dies äußert, eine solche Funktionspflege ist ganz einfach durchzuführen und kann sich niemals nachteilig auswirken. Da Sie nur Blockaden lösen können, die auch wirklich auf Erlösung warten.

Wird ein Signal gesetzt, das nicht benötigt wird, geht es wirkungslos ins Leere. Es ist hier lediglich eine Anleitung zum Funktionstest, der im harmlosen Fall von Funktionsstörungen sehr nützlich sein kann. Sie wissen ja, Funktionspflege ist Gesundheitspflege.

Das Wunder unserer Funktionen wird uns meist erst dann bewusst, wenn wir sie gezielt anregen und sich eine Erleichterung zeigt.

Wie und was genau es bei Ihnen bewirkt, können wir nicht vorhersagen, da sind wir auf Ihre Rückmeldung gespannt.

Anmerkung: Hiermit gibt es auch gute Erfahrungen bei „Kinderwunsch" (wenn die Ursache bei der Frau liegt). Das erste Kind mit Unterstützung dieser Technik kam in Brasilien zur Welt, schon das nächste in Österreich. Weitere Erfolge gibt es ebenso. Zu diesem Ziel gibt es einen gesonderten Ablauf, den man im Verein Arbeits- und Forschungskreis Biokybernetik nach Smit erfragen kann.

Zum Schluss der Hinweis: Glauben Sie grundsätzlich nichts, überzeugen Sie sich selbst mit Ihren eigenen Erfahrungen!

Nun noch etwas Wichtiges: Dies ersetzt keine ärztliche Behandlung!

Bei allen Erkrankungen wenden Sie sich bitte an Ihren Arzt oder Apotheker.

Thema 10: Funktionspflege – männliche Organe

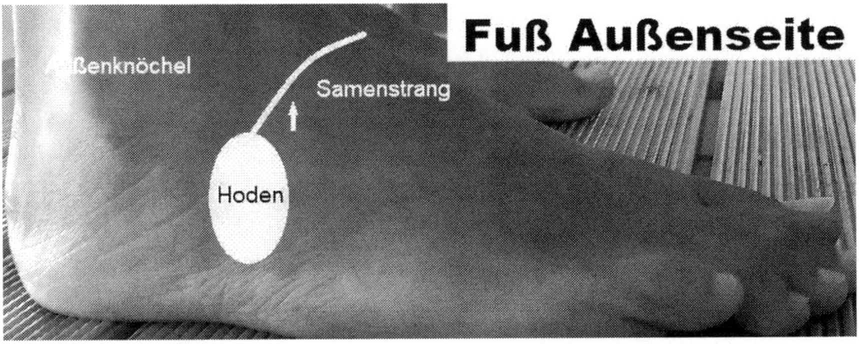

Abb. 23: Männliche Organe –Fuß Außenseite

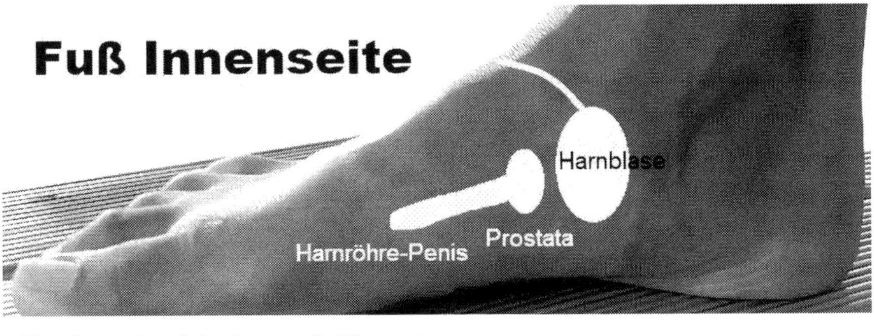

Abb. 24: Männliche Organe –Fuß Innenseite

Anleitung: Unterhalb des Außenknöchels und etwas nach vorne versetzt, Fuß- Außenseite, beginnt die Zone, in der wir uns einen Hoden vorstellen können, in genau der Form, wie wir ihn optisch kennen. Sie nehmen den bekannten Zahnstocher und beginnen mit der Spitze des Zahnstochers hier die vorgestellte Rundung flächig abzutasten.

Bei gefundenen Schmerzpunkten länger am Punkt bleiben, bis der Schmerz nachlässt. Gefundene Schmerzpunkte sind bereits erste erfreuliche Anzeichen dafür, dass man eine Entzündung zu lösen beginnt. Sie machen nun ein Punkteraster, das die gesamte Fläche dieser Rundung abdeckt.

Danach gehen Sie für den Samenstrang einen schmalen Steg über den Rist hinweg, von außen bis zur Innenseite des Fußes. Auch bei hier gefundenen Schmerzpunkten können Sie etwas länger am Punkt bleiben, bis sich der Schmerz gelöst hat. An der Innenseite des Fußes angekommen, finden wir an gleicher Stelle wie außen die Harnblase.

Von hier aus einen Zentimeter nach vorne haben wir die Reflexzone für Prostata und Penis mit Harnröhre in der Form, wie man ihn kennt, als Verlängerung nach vorne. Auch hier jeweils an gefundenen Schmerzpunkten dranbleiben, bis der Schmerz nachlässt.

Nun wiederholen Sie dies auch am anderen Fuß.

Bei täglichen oder wöchentlichen Wiederholungen wird Sie diese Pflege von der Wirksamkeit bestimmt überzeugen. Noch eine allgemeine Information zu dieser Aktivierung: Wird ein Signal gesetzt, das nicht benötigt wird, geht es immer wirkungslos ins Leere. Das ist ein Funktionstest, der im harmlosen Fall von Funktionsstörungen sehr nützlich sein kann. Sie wissen doch, Funktionspflege ist Gesundheitspflege.

Die Möglichkeit zur Funktionspflege der männlichen Organe wie Hoden, Penis und Prostata ist noch weitreichend unbekannt und kann dennoch sehr wirksam sein.

Auch hier sind funktionelle Störungen und Blockaden oftmals Grund für Verzweiflung und so manche Resignation, die grundsätzlich nicht nötig wäre.

In weiten Teilen der Bevölkerung ist eben noch unbekannt, dass Funktionsstörungen von Blockaden kommen können, die man physikalisch vielleicht selbst harmonischer lösen könnte als durch so manches am falschen Ansatz greifende Mittel mit schädigenden Nebenwirkungen.

Diese Reflexzonen wurden vom deutschen Heilpraktiker Rudolf Siener entdeckt, mit dem Dr. Smit in kooperativem Wissenstransfer stand. Die heutige Siener Stiftung bietet Bücher und auch Lehrgänge für Therapeuten an.

Zum Schluss der Hinweis: Glauben Sie grundsätzlich nichts, überzeugen Sie sich selbst mit Ihren eigenen Erfahrungen!

Nun noch etwas Wichtiges: Dies ersetzt keine ärztliche Behandlung!

Bei allen Erkrankungen wenden Sie sich bitte an Ihren Arzt oder Apotheker.

Thema 11: Darmpflege, Darmentzündungen und Immunsystem

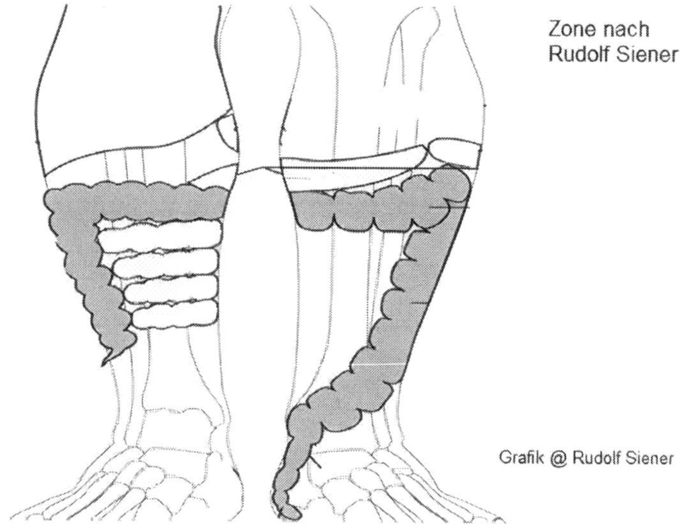

Abb. 25: Darmpflege

Die hochwirksame Gesundheitspflege, die über den Darm geht.

Anleitung: Wir lernen heute die Reflexzone des Dickdarms kennen. Sie liegt genau wie der Darm im Bauchraum, jedoch nach unten versetzt, **im Bereich der Unterschenkel**, wie an der Grafik zu sehen ist. Entdeckt hat dies der deutsche Heilpraktiker Rudolf Siener, mit dem Dr.-Ing. Smit damals im Austausch war.

Wir haben also folgende Reflexzonen:

- am **rechten** Unterschenkel für den **aufsteigenden** Darm,
- an **beiden** Unterschenkeln (eine Handbreit unter dem Knie) für den **querliegenden** Darm,
- am **linken** Unterschenkel die Zone für den **absteigenden** Darm.

Für die Darmpflege nehmen wir wieder die feine Spitze des Zahnstochers. Wir machen einen Punkteraster im Zick-Zack **mit vielen kleinen dicht gesetzten Punkten**. Wir beginnen am rechten Bein, eine Handbreit **oberhalb des rechten Außenknöchels, von unten nach oben,** und insmitieren den kompletten – in der Grafik ersichtlichen – farbigen Bereich bis zur Fußsohle des linken Beines. Das ist genau die Richtung des Darmverlaufs. Wir verfolgen also die gesamte natürliche Darmrichtung. Damit regen Sie auch die Darmperistaltik (Darmbewegungen) an. Der Stuhlgang sollte danach leichter gehen, falls es nicht so war.

Haben Sie eher Durchfall, dann machen Sie das Gleiche in die Gegenrichtung, beginnend an der Fußsohle des linken Fußes, Damit können Sie die Darmgeschwindigkeit etwas abbremsen.

Dort, wo Sie etwas stärkeren Schmerz verspüren, sollten Sie an jedem Punkt etwas länger dranbleiben, bis der Schmerz nachlässt. Somit haben Sie Ihren Darm etwas von Entzündungen befreit und er wird es Ihnen danken.

Wie immer bieten wir hier keine Symptom-Lösung an, sondern lediglich eine Anleitung zur Eigenpflege. Sie wissen es ja, Funktionspflege ist Gesundheitspflege.

So sagen Experten, dass der Darm über sein Mikrobiom und seine Botenstoffe unser Immunsystem bis zu 70 Prozent beeinflusst. Je mehr sich die Wissenschaft mit dem Darm beschäftigt, umso mehr Themen werden aufgeführt.

Nicht nur chronisch entzündliche Darmkrankheiten können uns plagen. Auf der Liste stehen auch Autoimmunerkrankungen, die an ganz anderen Stellen im Körper sind, wie multiple Sklerose, Arthritis, Rheuma oder Diabetes.

Man erkannte auch, dass selbst bei psychischen Leiden wie Alzheimer oder Autismus die Darmbesiedlung deutlich verändert ist. So wird der Darm heute als bedeutendste Schaltzentrale neben dem Gehirn gesehen. Die berühmte Bauchhirn-Intelligenz haben viele von uns wohl auch schon selbst erlebt.

Wichtig für uns ist zu wissen, dass wir unseren Darm selbst pflegen können.

Möglich ist eine solche Aktivierung nur für den Dickdarm. Der Verlauf des Dünndarms erlaubt keine Aktivierung mit dieser Technik.

Zum Schluss der Hinweis: Glauben Sie grundsätzlich nichts, überzeugen Sie sich selbst mit Ihren eigenen Erfahrungen!

Nun noch etwas Wichtiges: Dies ersetzt keine ärztliche Behandlung!

Bei allen Erkrankungen wenden Sie sich bitte an Ihren Arzt oder Apotheker.

Thema 12: Lungenpflege

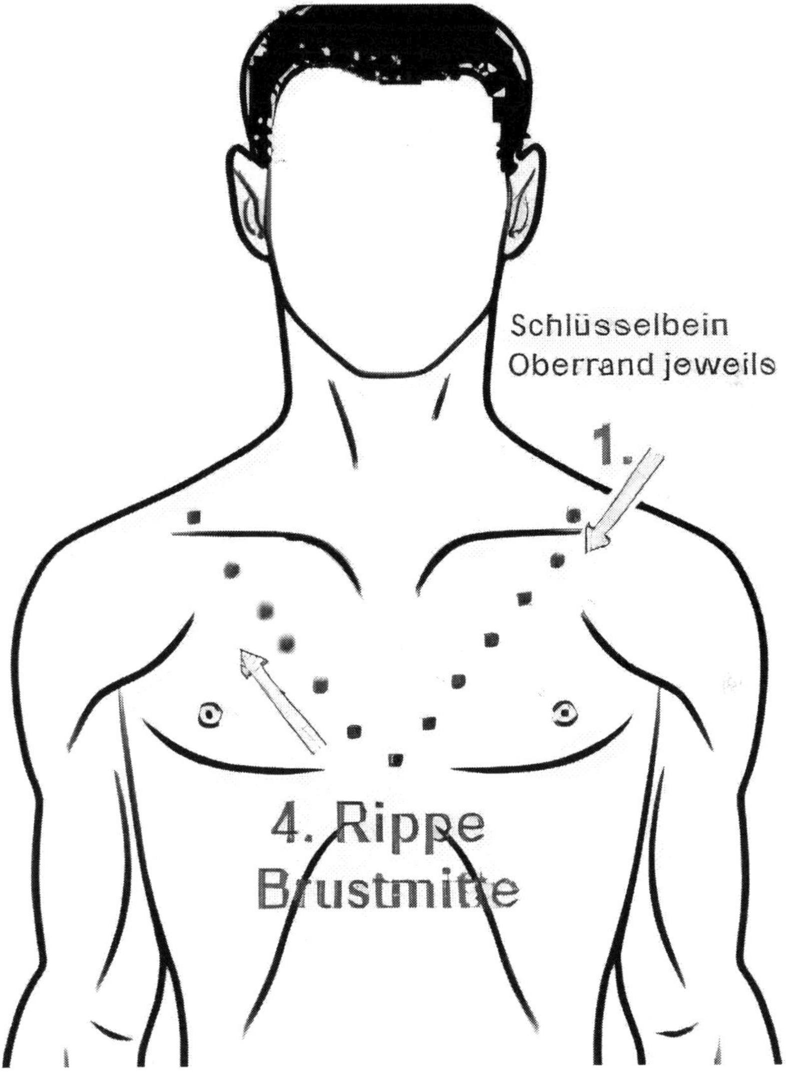

Abb. 26: Lungenpflege

Anleitung: Die empfohlene Reflexzone der Lunge befindet sich am vorderen Brustbereich. Sie können der Lunge sehr viel Gutes tun, wenn Sie, wie hier gezeigt, mit der feinen Spitze des Zahnstochers oberhalb des linken Schlüsselbeins beginnen und eine Punktekette setzen.

Diese Punktekette wird durch kurze Impulse schräg hinunter geführt bis zum Brustbein und die rechte Seite wieder hinauf bis oberhalb des rechten Schlüsselbeins. Alles zusammen ergibt dies ein optisches „V". Diese Punkte sollen als zusammenhängende Punktefolge gesetzt werden.

Auch mal ein Blick in die Anthroposophie Rudolf Steiners: Die Lunge steht auch in Bezug zum Kosmos. Der Mensch macht durchschnittlich 18 Atemzüge in der Minute, das sind 25 920 Atemzüge pro Tag, was genau der Dauer des platonischen Weltenjahrs in Jahren entspricht. Denn es sind 25 920 Jahre, in welcher sich die Sonne einmal durch den gesamten Tierkreis bewegt.

Ebenso sehen wir an Herz und Lunge, wie alles auf Rhythmus aufgebaut ist. Sie haben in Ihrer Lungenpflege innerhalb von etwa 26 Sekunden bereits sehr viel für Ihre Lunge getan (hmm ... wieder die ungefähre Entsprechung zu den 25 920 Atemzügen).

Selbstverständlich können Sie dies nach Belieben wiederholen, jedoch sollten etwa 2,6 Minuten zeitlicher Abstand eingehalten werden. Sie wissen ja, Funktionspflege ist Gesundheitspflege und keine Symptombehandlung.

Solche Zusammenhänge lassen uns erkennen, dass wir in „Entsprechungen" und auch in inneren und äußeren „Gesetzmäßigkeiten" leben, die heute leider noch viel zu oft ignoriert werden. Auf alle Fälle bringt unsere Lunge den lebensnotwendigen Sauerstoff als Grundlage des Lebens. Sie ist an fast jedem Vorgang im Körper beteiligt.

In der Krebsforschung ist heute noch die sogenannte „Warburg-Hypothese“ aus 1930 bekannt, die bis heute nicht widerlegt wurde. Sie hatte den Zusammenhang von Sauerstoffmangel mit Krebswachstum nachgewiesen. Dem Arzt und Biochemiker Otto Warburg wurde schließlich 1931 Nobelpreis für Medizin verliehen.

Nun genug der Thesen! Wenn wir mal kurz die Luft anhalten, dann wissen wir sehr schnell, wie wichtig uns jeder Atemzug ist.

Nun können wir daraus ableiten, dass es sinnvoll ist, unserer Lunge die entsprechende Pflege zukommen zu lassen. Mit der physikalischen Funktionspflege haben wir schon mal ein sehr gutes Instrument in der Hand, welches jeder selbst nutzen kann. Übrigens: Haben Sie schon mal Ihre Lunge gepflegt? Wenn ja, wie? Ich kannte bisher keine Möglichkeit dazu. Nun haben wir eine und Sie sehen hier, wie dies handzuhaben ist.

Zum Schluss der Hinweis: Glauben Sie grundsätzlich nichts, überzeugen Sie sich selbst mit Ihren eigenen Erfahrungen!

Nun noch etwas Wichtiges: Dies ersetzt keine ärztliche Behandlung!

Bei allen Erkrankungen wenden Sie sich bitte an Ihren Arzt oder Apotheker.

Thema 13: Zähne und Zahnfleisch-Entzündungen

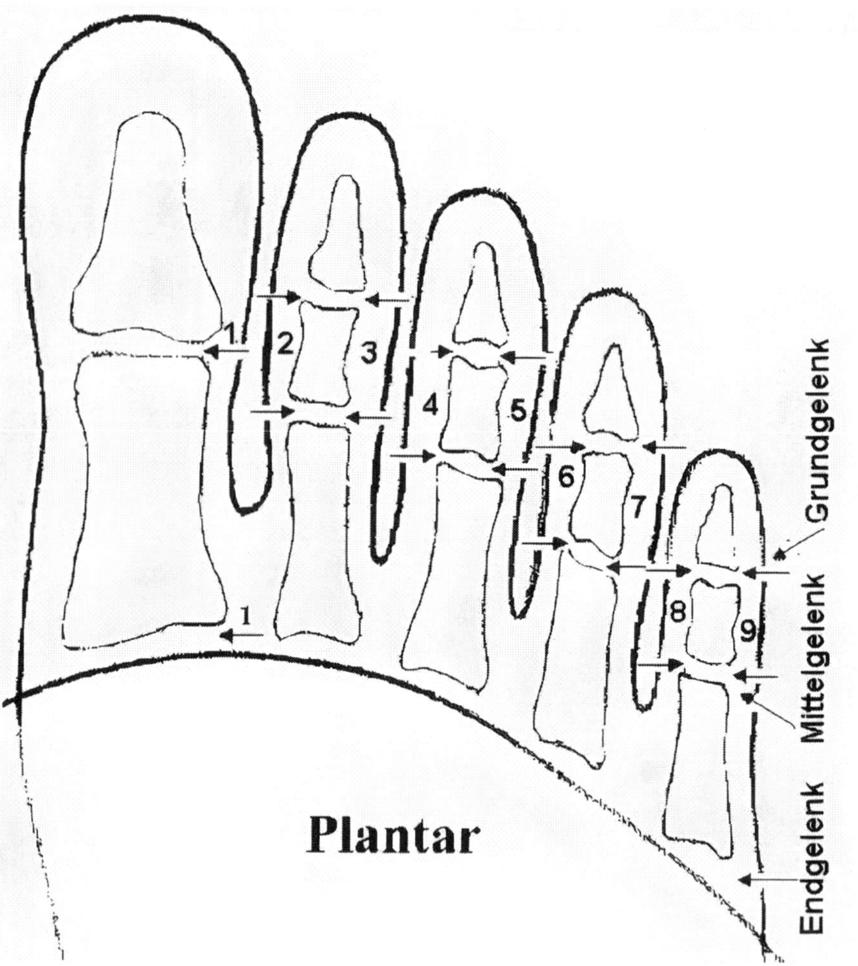

Abb. 27: Zahnpflege

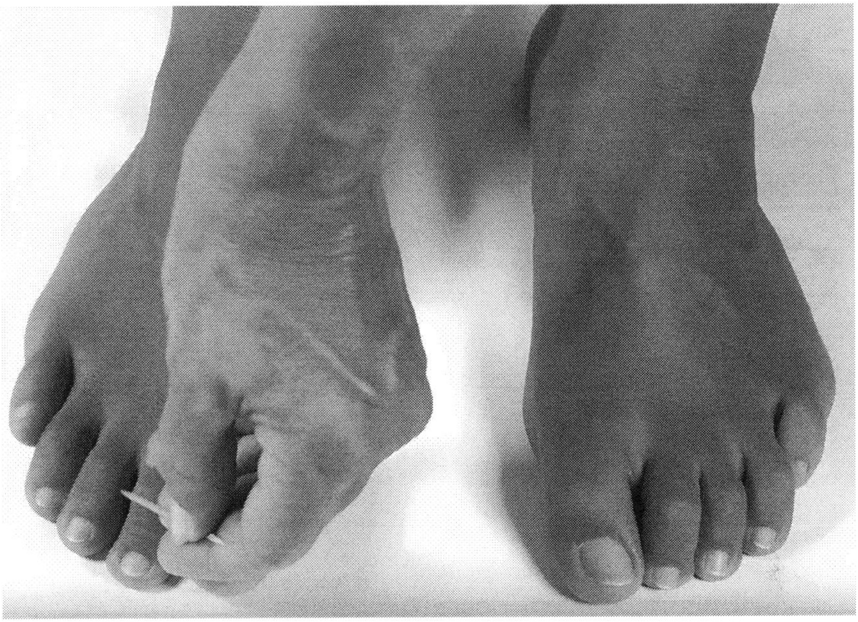

Abb. 28: Zehen – Reflexzonen für die Zähne

Anleitung: Die Reflexzone für die Zähne finden wir an den Zehen. Genauer gesagt, an den Zehengelenken. Dort sind jeweils die einzelnen Zähne zugeordnet. Nun müssen wir nicht genau wissen, welcher Zeh welchem Zahn zugeordnet ist. Es genügt, wenn Ihr Körper dies weiß und wir einfach alle Zehengelenke mit dem Zahnstocher seitlich berühren, um die entsprechenden zu finden.

Dazu suchen wir genau die Mitte des jeweiligen Gelenkspalts bei allen Zehengelenken auf. Hier bleiben wir so lange auf jedem gefundenen Schmerzpunkt, bis der Schmerz wieder nachlässt. Keine Sorge, diese kleinen Schmerzpunkte sind im Vergleich nichts gegenüber einem richtig großen späteren Zahnschmerz, den wir damit „vielleicht“ erfolgreich abwenden können. Selbstverständlich führen wir dies bei beiden Füßen durch.

Zahnpflege haben wir längst als Selbstverständlichkeit in unseren täglichen Pflegeablauf integriert. Lebende Zähne haben ja auch Funktionen. Lange vor Auftreten von Zahnschmerz oder Entzündungen können bereits entsprechende Funktionen blockiert sein. Eine solche Blockade erkennt man als schmerzhafte Rückmeldung an den betreffenden Reflexzonen.

Natürliche Zahn- wie auch Zahnfleischfunktionen wieder anzuregen, ist schließlich vorteilhaft für den gesamten Organismus, wenn man bedenkt, mit wie vielen Körperzonen die Zähne in Zusammenhang stehen. Diese Anwendung ersetzt weder Zahnarzt noch Zahnpflege, ist jedoch eine natürliche Regulationstechnik.

Zahnfehlstellungen

... sind oft durch einen schiefen Atlas indiziert (verursacht), welchen wir ja innerhalb des „Organic PIN Code" bereits korrigiert haben sollten. Wurde er nicht korrigiert, ist es theoretisch möglich, dass der Unterkiefer eine einseitige Belastung am Kiefergelenkspalt bekommt und damit ein schiefer Unterkiefer die Folge ist. Somit haben die Zähne nicht mehr ihren angestammten Platz und weichen meist nach vorne aus, wo sie Platz und Freiraum vorfinden.

Eine gute und einfache Lösung ist es, den „Organic PIN Code" für weitreichenden Nutzen durchzuführen und damit auch den Atlas und den Unterkiefer mit den Zähnen zu entspannen.

Bei Kindern und Jugendlichen ist eine solche Veränderung oft noch leicht möglich. Empfohlen ist es, einmal wöchentlich den Organic PIN Code zu vollziehen, dabei immer darauf zu achten, dass auch wirklich die Beinlängen ausgeglichen sind. Dann kann man oft schon nach der dritten Sitzung eine verbesserte Zahnstellung beobachten.

Das „Eigene" zu nutzen, gehört wohl zu unseren Grundrechten als Mensch, der gerne schmerzfrei durchs Leben geht. Sie wissen ja,

Funktionspflege ist Gesundheitspflege und keine medizinische Symptombehandlung. Daher nutzen wir diese Zusatzkenntnisse, die bisher weitgehend unbekannt waren.

Zum Schluss der Hinweis: Glauben Sie grundsätzlich nichts, überzeugen Sie sich selbst mit Ihren eigenen Erfahrungen! Nun noch etwas Wichtiges: Dies ersetzt keine ärztliche Behandlung! Bei allen Erkrankungen wenden Sie sich bitte an Ihren Arzt oder Apotheker.

Sie haben hier mit diesen 13 Anleitungen bereits eine große Bandbreite von Möglichkeiten vorgefunden, die Ihnen gute allgemeine Gesundheitspflege ermöglicht.

Der größte gesamtwirksame Faktor ist allerdings aus der korrekten Körpersymmetrie zu holen, die man mit „genau solcher Technik" dazu bringen kann, sich selbst wieder ganzheitlich neu einzuregulieren. Dies ist, weil von innen kommend, auch völlig anders wirksam im Vergleich zu bekannten manuellen Techniken.

Die ganzheitlich wirksame Methode „Organic PIN Code" erreicht und verbessert auch wunderbar die Nachhaltigkeit und vielleicht auch mehr, als erwartet wird.

Regulation ist auch immer in der eigenen Hand und bisher nicht im Fokus von Experten für Krankheit. Daher freuen wir uns, wenn Sie einen gewissen Faktor von Unabhängigkeit für sich entdeckt haben und energievoll, gesund und glücklich ins weitere Leben gehen können.

Diese Serie an Anleitungen findet man auch im Internet als Kurzvideos unter „Gesundheitsknöpfe" oder unter dem Titel „Meine Wunder".

https://gesundheitsknoepfe.com/

Punkte-Arten

Impulspunkte

Bisher hatten wir meist von Impuls-Punkten gesprochen. Das sind kurze Impulse für das Informationssystem. Diese gehen sofort über das Gehirn an die entsprechende Reflexzone weiter. Bei diesen Impulspunkten wissen wir auch, dass sie im Kontext mit einer ganzen Folge von Punkten stehen, um das gewünschte Ziel, die Funktion, zu erreichen. Man weiß auch, dass man zwei Minuten danach diese Punkte weder „streicheln" sollte noch ein weiteres Mal aktivieren, um das Signal nicht zu verfälschen. Doppelt gemoppelt hebt alles wieder auf.

Aktivpunkte

Doch wie verhält es sich nun bei „Aktivpunkten"? Aktivpunkte erweitern das Spektrum an Möglichkeiten. Warum? Wie es der Begriff schon sagt, man bleibt „aktiv", also länger an dem Punkt drauf, um ein anderes Ziel zu verfolgen.

Bei Entzündungen und Energiemangel

Das Ziel ist in diesem Fall immer ein **„ausgleichendes"**. Wir gleichen damit sowohl Überschüsse von Energie wie auch Energieleere aus. Beides geschieht in derselben Aktivität, mit dem Dranbleiben auf dem Aktivpunkt.

Überschüsse von Energie haben wir typischerweise bei Entzündungen. Hier bleibt man auf dieser Zone drauf, um überschüssige Energie abzuleiten. Dies gelingt auch indirekt über eine Reflexzone. Wenn man beispielsweise weiß, wo die Reflexzone für den Dickdarm ist, kann man über diese Zone eine Entzündung im Dickdarm „ausleiten". Der Mikrostift „Insmitter" oder auch ein Zahnstocher fungieren sozusagen als Antenne, und überschüssige Energie entweicht. So ähnlich wie der Blitz von einem Blitzableiter vom Haus abgeführt wird. Jedoch muss man achtsam auf sich selbst schauen. Bin ich mit meinem Oberkörper genau über dem Ende des Stiftes, dann werde ich selbst etwas von diesem Überschuss abbekommen, und spätestens am selben Abend danach würde ich Müdigkeit und Abgeschlagenheit verspüren. Es tut uns eben nicht gut, wenn wir selbst darunter zu leiden haben, wenn wir einem anderen helfen. Also das Ende dieses Blitzableiters immer von sich weghalten, als würde ein Geschoss herauskommen. Es gibt auch Menschen, die dies optisch sehen können. Immer wieder kamen darüber Berichte.

Energiemangel

Oft sind Muskeln davon betroffen. Sie können dann nicht mehr flexibel sein und ihrer Aufgabe nachkommen. Sie blockieren ihren Bereich. Man nennt dies auch **„Muskelverspannung"**. Das Zuführen von Energie funktioniert auf dieselbe Weise wie bei Energieüberschuss.

Man geht mit dem Stift beispielsweise auf einen Endpunkt des zugehörigen Meridians und bleibt so lange an dem Punkt, bis der Schmerz nachlässt. Bei Energieleere wie auch bei Energieüberschuss verspürt man einen Schmerz an dem Punkt. Lässt der Schmerz nach, weiß man, der gewünschte Ausgleich ist erreicht. Die Balance ist wieder hergestellt, Ihr Körper wird es Ihnen danken.

So einfach!

Dies kann man auch bei sich selbst erfolgreich machen. Weitere Kenntnisse sind allerdings noch erforderlich, um zu wissen, wo die Reflexzonen und Meridian-Endpunkte zu den jeweiligen Zonen sind.

Übrigens: Gerade Entzündungen lösen kann man nicht mit dem falschen Element machen. Metapher: Wie war das nochmal bei den Schildbürgern? Es wurde versucht, Licht mit Säcken in einen Raum zu tragen. Das wird wohl nie funktionieren, weil Licht Strahlung ist, die man nicht auf solche Weise einfangen und transportieren kann. Umgekehrt verhält es sich ebenso.

Wenn wir das Element Energie mit chemischen Mitteln transportieren wollten, passen ebenso die Elemente nicht zueinander. Sie reagieren nicht auf das jeweils andere Element. Man muss eben einen anderen Weg desselben Elements gehen. Wie schon gesagt, Energie kann „geleitet" werden. Hin oder weg, ganz nach Belieben.

Jetzt weiß man auch warum. Mehr wird hierüber nicht verraten!

Über Aktivpunkte kann der Energie-Ausgleich stattfinden. Hier ist die Zwei-Minuten-Regel hinfällig. Geht man zu früh vom Punkt weg, wird kein vollständiger Ausgleich stattfinden. Bemerkt man dies, kann man sofort wieder auf den Punkt draufgehen und so mit dem Ausgleichen weitermachen.

Narben

Störende Narben sind zu verstehen wie ein Wasser-Staudamm. Auf der einen Seite ist zu viel Wasser, auf der anderen Seite zu wenig. Also Dürre.

Zum Thema Energiekreislauf eines Menschen ist zu sagen, dass störende Narben an bestimmten Stellen große Probleme auslösen können. Wie beispielsweise Brustknoten, wenn durch eine störende Narbe im Dammbereich oder durch Kaiserschnitt ein solcher „Stau" der Körperkreislauf-Energie ausgelöst wurde. Wenn man weiß, wie der Energiekreislauf stattfindet, kann man das auch ganz einfach lösen.

Man beachte die Pfeile ganz genau, wie verlaufen sie vorne, wie hinten? Nun, vorne verläuft die Energie von unten nach oben, dann kommt sie zum Kopf, der neutral ist und hinten verläuft die Energie von oben nach unten. In der chinesischen Medizin wird Energie, die von unten, von Mutter Erde kommt, als weibliche YIN-Energie bezeichnet. Von oben nach unten ist es die YANG-Energie, die männliche, die aus dem Universum kommt. Dieser Energie-Kreislauf ist immer derselbe, ob es sich um einen weiblichen oder männlichen Menschen handelt.

Man beachte weitere Gegebenheiten: 1. Ist der Arm nach oben gestreckt, verläuft die Energie unverändert. Also beim Erkennen des Energie-Flusses bitte beachten. 2. Die Teilung findet lateral, also an der Seite des Menschen, statt. Dort, wo wir bei einer Hose die Hosennaht haben.

Betrachten wir nun, wie es sich bei einer störenden Narbe im Dammbereich einer Frau verhält. Der Dammschnitt vor der Geburt eines Kindes wird heute fast schon obligat gemacht, damit sich im Falle einer Komplikation der Geburtskanal weiter öffnen kann. Nun haben wir jedoch die missliche Situation, dass (so haben wir es erfragt) medizinisches Personal keine Ausbildung im Narben-Entstören erhält.

Narben stören auch nicht sofort. Erst wenn Narben schon einige Jahre bestehen, kann sich das Gewebe „verhärten". Weil der ursprüngliche Schnitt viele Nerven und feinste Kapillaren durchtrennt hat, ist die Blutversorgung im betreffenden Bereich etwas vermindert. Dies führt wiederum dazu, dass sich das Gewebe im Laufe der Zeit verhärtet. Und diese Verhärtung ist es dann auch, die den Energiefluss einschränken kann.

In diesem Fall spricht man von einem Stören der Narbe. Jetzt hat man den „Staudamm-Effekt" erreicht mit der Folge, dass oberhalb der Narbe zu wenig Energie durchkommt. Sie verläuft ja, wie wir schon wissen, im hinteren Körperbereich von oben nach unten im Schritt von hinten nach vorne durch, dann wieder von unten nach oben. Nun kommt vorne zu wenig Energie nach oben und die Zone oberhalb der Narbe bekommt zu wenig ab. In diesen Fällen hört man dann Klagen über Zysten und Myome und auch von ständiger Harnwegsentzündung, weil der Harnweg der Frau zudem noch relativ kurz ist. So wirkt sich der Energiemangel in diesem Bereich eben entzündlich aus. Natürlich durch den Stau, der sich vor der Narbe ergeben hatte. Dass Zysten und Myome eine Folge von Energiemangel/Energieleere seien, soll man auch schon gehört haben. Im Falle von einem Brustknoten kann manchmal, wie schon beim Thema 8 erklärt, eine Situation der Energieleere unterhalb des Knies die Ursache sein.

Nichts muss, alles kann sein. Sie wissen ja, Funktionspflege ist Gesundheitspflege und keine medizinische Symptombehandlung. Daher nutzen wir diese Zusatzkenntnisse, die bisher weitreichend unbekannt waren. Dies ersetzt keine ärztliche Behandlung! Bei allen Erkrankungen wenden Sie sich bitte an Ihren Arzt oder Apotheker!

Jetzt bleibt nur noch zu sagen „gutes Gelingen" :-)

Präzisierung von Dr. Ing. Jan Gerhard Smit

Hinweis des Autors: Die Texte von Dr. Ing. Smit sind grundsätzlich originalgetreu wiedergegeben, abgesehen von kleineren Änderungen, die vor allem der Orthografie geschuldet sind.

Biokybernetik – das elektronische Naturprinzip des Nervensystems. Die Bio- oder Neurokybernetik entwickelt elektronische Modelle des Nervensystems. Alles wird letztlich von Geist und Seele höchst intelligent gesteuert und geregelt.

In der biokybernetischen Diagnostik und Therapie wird mit Informationen und elektrischen bzw. energieerzeugenden oder energieübertragenden Methoden direkt in das gestörte, schneller und elektrisch wirkende Regelungssystem des Organismus eingegriffen, welches dem chemischen Wirkungskreis vorgeschaltet ist.

Der Organismus regelt unter Leitung von Psyche und Geist seine Chemie selbst, und das wesentlich besser als eine chemische Industrie mit naturfremden synthetischen Präparaten. Regelung durch Geist und Psyche wurden von technischen Regulationsprinzipien übernommen. Alle Vorgänge im Organismus werden von Geist und Psyche geregelt, auch zeitabhängig in Rhythmen (Biorhythmus).

Diese Regelung gehört zu den Grundprinzipien lebender Systeme. Jede Regelung benötigt eine intelligente, leitende Instanz und zur Aufgabenerfüllung die nötige Energie, Informationsträger und weiterleitende Instanzen (z. B. Nerven). Der menschliche Organismus funktioniert nur, wenn er bestimmte Bedingungen einhält. Alle für das Leben notwendigen Stoffe müssen ihm zugeführt werden, damit er die im Organismus notwendigen chemischen Vorgänge durchführen kann. Das Fehlen einzelner Stoffe – z. B. von vollwertigem, mineralstoffreichem Salz, Sauerstoff, Licht und Wasser – führt zu Mangelerscheinungen, die der Organismus vorübergehend auszugleichen versucht. Auf Dauer führt ein Mangel zwangsläufig zur Veränderung der Struktur der Wirbelsäule und damit zu chronischen Schmerzen.

Biologische Regelkreise besitzen eine hohe Komplexität und eine starke Vernetzung untereinander. Puls, Atmung, Blutdruck, Körpertemperatur, Speichelfluss, Verdauung, u.v.a. mehr. Man kann deshalb auch vom Modell „vernetzter Regulationssysteme" sprechen.

Sonnenlicht als Informations- und Energieträger

Sonnenlicht besitzt die Fähigkeit, alle diese Regelkreise zu informieren und zu energetisieren. Alles im Organismus benötigt elektromagnetische Lichtenergie. Diese wird über das Nervensystem, über die Zellen und das Lymphsystem weitergeleitet. Das gesamte System verbindet und „informiert" alle Einzelteile und „Funktionen" des Organismus, vergleichbar mit der Software eines heutigen Computers.

Maschinen und Menschen verarbeiten Informationen, um ihr Verhalten zu regulieren. Energie und Informationen liefert daher vor allem die Sonne mit ihren Lichtquanten (Photonen) und Frequenzen.

Seele und Psyche als regulierende Kraft erster Ordnung!

Die steuernde Psyche hat sich auf eine durchschnittliche Verhaltensweise des betreffenden Menschen eingestellt. Sie versucht, unter den gegebenen Bedingungen aktuelle Aufgaben zum Erhalt des Lebens zu erfüllen. Wird der Organismus überlastet, ganz gleich aus welchem

Grund, schränkt die steuernde Seele im Moment die nicht dringend benötigten Aufgaben ein. Sie erstellt sozusagen eine Rangfolge der wichtigsten Aufgaben und Funktionen und teilt die Energie entsprechend zu.

Das Foto auf der nächsten Seite zeigt ein Verhältnis der unbewussten mit den bewussten Wahrnehmungen. Demgemäß wird wesentlich mehr unbewusst reagiert. Störungen des gesundheitlichen Befindens und Erkrankungen entstehen bei Abweichungen vom Normalverhalten, bei Energiedefiziten und bei Überlastung durch Übertretung der Naturordnung im physischen, psychischen oder geistigen Bereich.

Eigene Lösungen in Selbstbestimmung: Gesund oder krank ist immer die Folge langfristiger Entwicklungen. Der betreffende Mensch muss die eigentlichen Ursachen selbst suchen und ändern und z. B. die Ernährung langfristig auf lichtreiche Naturnahrung umstellen. Auch durch Bewegung wird elektromagnetische Energie erzeugt. Ideal ist daher die Bewegung in der Natur.

> „Die Möglichkeit der Regeneration gestörter Organe ist vermutlich um ein Wesentliches größer als bisher angenommen.“

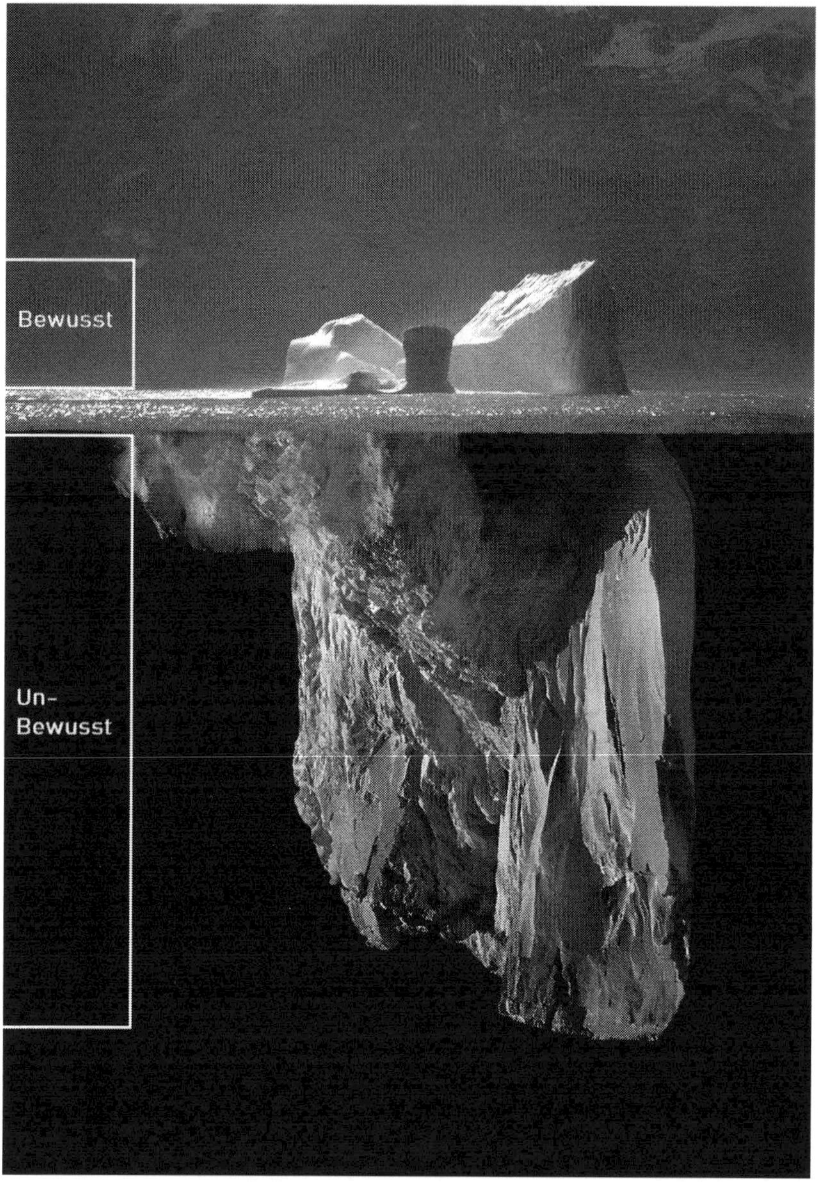

Abb. 29: https://de.wikipedia.org/wiki/Eisberg#/media/Datei:Iceberg.jpg (Work by Uwe Kils) http://www.ecoscope.com/iceberg/

Äußere Abbildungen innerer Störung

Der Mensch hat seine inneren Störungen am ganzen Körper auf der Haut, im Bindegewebe, in der Muskulatur und der Knochenhaut abgebildet. Es sind Körperstellen, die schon im Vorfeld von Erkrankungen bei Berührung, Druck oder Kratzen unangenehm bis scharf schmerzhaft sind und als Hautveränderung reagieren.

Man bemerkt das erst, wenn man zufällig eine solche Stelle berührt. Reflexzonenkarten mit Abbildungen der Zusammenhänge innerer Regelvorgänge sind inzwischen weit verbreitet. Selbst die Schulmedizin hat unzählige Abbildungen über Nervenreizpunkte dokumentiert.

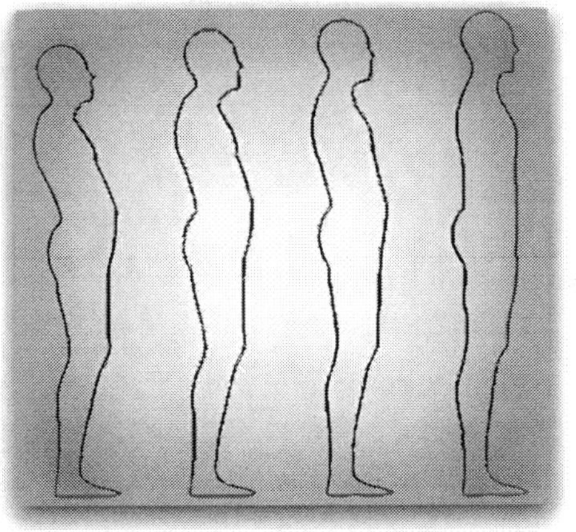

Abb. 30: Körperhaltungen

Wegen der Kopplung der verschiedenen Organsysteme weichen die verschiedenen Somatotopien (Projektionen reflektorischer Verkettungen) voneinander ab, ohne sich zu widersprechen. Abgebildet wird aber nicht der Zustand des Organs, sondern der seiner Steuerung und Regelung, die nicht nur das Organ betreffen, sondern ein ganzes Organsystem.

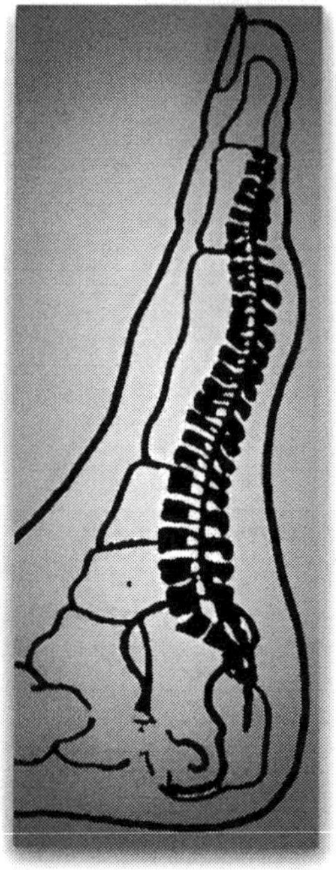

Abb. 31: Grafik: Reflexzone Wirbelsäule

Beim Abtasten solcher Reflexzonen kann man viele kleine Störungen als Schmerzpunkte feststellen. Das heißt nicht, dass wir kränker sind, als wir denken. Wir stellen nur fest, dass unsere Beschwerden nicht nur dort sitzen, wo wir sie spüren, sondern dass diese Beschwerden aus Hunderten von Einzelstörungen bestehen, von denen im Einzelnen fast jede unbedeutend ist. Die Summe dieser Störungen und äußeren Einwirkungen wie Stress bringen das Fass zum Überlaufen. Bisher haben wir ja nur reagiert, wenn Schmerz oder Beschwerden sich bemerkbar machten.

Viel früher hätten wir beim Betasten aber feststellen können, dass Reflexzonen und -punkte beim Abtasten schmerzhaft reagieren und uns auf die Folgen hinweisen. Aber den Bewegungseinschränkungen sind wir ja durch Schonhaltung ausgewichen.

Energie- und Regulationsstörungen wirken auf Hautbereiche. Da im Organismus ständig alles mit allem in Verbindung steht, können innere Regulationsstörungen bzw. Erkrankungen an äußeren Merkmalen sichtbar werden. Defizite und Störungen der inneren Regelkreise bilden sich auf der Haut, im Bindegewebe, in der Muskulatur und auf dem Periost (die aus Bindegewebe bestehende Hülle, welche den Knochen bedeckt), in der Struktur der Wirbelsäule, im Aussehen, z. B. an Reaktionsstellen, Reflexzonen und Maximalpunkten ab. Auch Einzelpunkte weisen auf den Energiezustand und auf die Regulation korrespondierender Organe hin.

Übersicht der Kooperationen

Alle Verbindungen sind unmittelbar im multikomplexen Zusammenhang. Organe, Skelett, Muskulatur, Periost, Haut, Blut, Lymphsystem und Nervensystem. Alle Systeme sind voneinander abhängig, um das große Gesamte zu bilden. Dieser Aufbau ist die Voraussetzung, woraus ein ganzheitliches Leben erst möglich ist.

In logischer Konsequenz wird verständlich, dass sich im Falle einer Störung im System diese Störung auch in allen anderen Bereichen abbildet. Jede Veränderung hat ihre Konsequenz, auch im Gesamten. Auf jede Aktion folgt eine Rückkopplung oder Resonanz, nach der sich wieder das Gesamtsystem reflektorisch neu einreguliert. Die vegetativen und zentralen Nervensysteme interagieren innerhalb von Sekundenbruchteilen, gesteuert vom geistigen Regime der lebenserhaltenden Systeme.

Zentrale Organsysteme und ihre Kopplung

Bereits im Zustand erster funktioneller Störungen kann man diese an verschiedenen Reflexzonen feststellen. In anderen Kulturen hat man seit Tausenden von Jahren gelernt, Fehler im Organismus durch Tastbefunde zu erkennen und zu beheben: z. B. durch Akupunktur und Pulsdiagnostik der Chinesen und Araber oder mittels Reflexzonenmassage der Indianer. Auf bekannte Reflexzonen und Punkte wurde später auch mittels elektrischer Impulsserien eingewirkt.

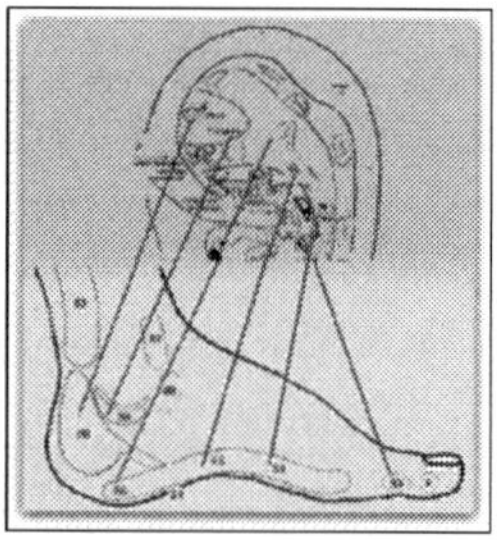

Abb. 32: Grafiken Reflexzonen, © Dr.-Ing. J.G. Smit

Kooperation über Reflexzonen:

Ebenso korrespondieren die von verschiedenen Völkern gefundenen Reflexzonen und Reaktionsstellen miteinander und reagieren „quasistationär" gleichzeitig, zum Beispiel Fuß, Hand, Ohr, Zunge, Brust, Bindegewebe.

Dies ermöglicht eine einfache Analyse, lange vor Entstehung von Krankheit:

Reflexzonen sind bei inneren Funktionsstörungen druckschmerzhaft oder überempfindlich (hyperalgetisch).

Chronische Erkrankungen durch Kompensationen

Biokybernetische - Diagnostik und Therapie
für funktionell chronisch Kranke

Band I

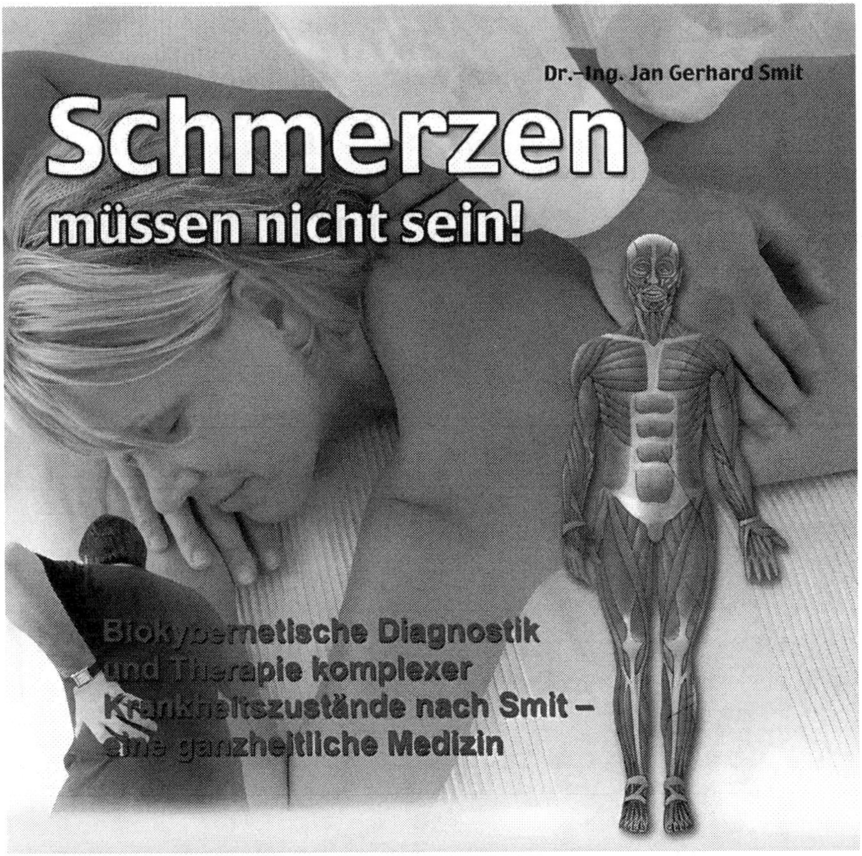

Abb. 33: Cover des Buches von Dr.-Ing. Jan Gerhard Smit

Hinweis des Autors: Die ersten Bücher von Dr. Ing. Smit wurden nie redigiert oder verlegt. Sie sind jedoch in der Datenbank der TU Dresden im PDF-Format abzurufen: https://www.qucosa.de/recherche/ im Suchfeld „Dr. Ing. Smit“ eingeben.

Chronische Erkrankungen und deren Schmerzen müssen nicht sein. Sie entstehen durch Überlastung des Organismus und daraus resultierendem Mangel an lichtmagnetischer Energie. Mangelursache: Bewegungsarmut, Lichtmangel, Umweltgifte, Stress, falsche Ernährung, falsche körperliche, seelische Einstellung (Charakter-Fehlentwicklungen) und geistige Haltung sowie genetische Defekte. Der gesamte Organismus leidet dann letztlich unter Energiemangel. Funktionen und Organe werden überlastet, gestört und erkranken.

Chronische Erkrankungen und ihre Vorboten bleiben oft lange unerkannt.

Empfindlichkeit an der Haut, Schmerzen und Regulationsstörungen sind Vorboten chronischer Erkrankungen. Schwächen, Energiemangel, akute oder chronische Erkrankungen beginnen mit dem Absinken der Zellspannung, mit funktionellen Störungen und mit Störungen in den Regelsystemen des Organismus. Das kann lange Zeit unbemerkt und ohne akutes Schmerzgeschehen sein.

Automatische Notfallregulation

Mit der Zeit entstehen bei weiter fortbestehendem Mangel an elektromagnetischer Energie bzw. Einwirkung sonstiger funktioneller Störfaktoren strukturelle Veränderungen und Erkrankungen.

Eine automatische körpereigene Notfallregulation hält die wichtigsten Funktionen aufrecht.

- Beschwerden und/oder Schmerzen treten meist **nicht dort** auf, wo die Ursache liegt.

Beispiel: Der Urologe kann an der schmerzenden Blase keine Erkrankung finden, wenn die Blase nicht krank ist, sondern das geschwächte Herz dort den Mangel kundgibt. In diesem Fall müsste das Herz gestärkt werden, z. B. durch Bewegungstraining oder Lichtquantenzufuhr. Blasenmedikamente bleiben in einem solchen Fall verständlicherweise wirkungslos.

Wird das Problem nicht gelöst, geht der Körper **in Kompensation, mit Folgen**.

Eine dieser Kompensationsmöglichkeiten ist es, die Funktion der Nieren vorübergehend durch Verringerung der Blutzufuhr am Tage einzuschränken.

Die frei gewordene Leistung steht nun für andere Aufgaben (in diesem Beispiel Herz) zur Verfügung. Nachteil: Nachts im Schlaf stellen die psychischen Regelsysteme allerdings fest, dass die Aufgabe der Nieren nicht erfüllt ist. Erst wenn die übrige benötigte Leistung in Ruhe kleiner geworden ist, können die Nieren dann mit Höchstleistung arbeiten und sich entsprechend regenerieren. Dies hat allerdings zur Folge, dass es zu übermäßigem Harndrang kommt.

Anzeige-Organe

Komplexe „Anzeige-Organe“ an der Oberfläche ermöglichen es, entfernt liegende Zellen, Gewebe, Organe und Funktionen zu energetisieren und zu behandeln.

Einflussmöglichkeiten auf Reflexzonenbereiche können durch Massage, Druck, Zug, Reibung, Bewegung, Licht, Stiche, Elektrizität und Magnetismus mittels lichtangereicherten Ölen oder energieleitenden Cremes eingewirkt werden, welche meist aus Lichtpflanzen-Essenzen bestehen. Dadurch werden ausgleichende, energetisierende, stärkende oder ableitende Effekte ausgeübt.

Energieanreicherung über Hautreflexzonen

Durch seine Photonen ist Sonnenlicht ein erstrangiger elektromagnetischer Energielieferant. Wo genügend Lichtquanten und Lichtfrequenzen in einem Körper vorhanden sind, verschwinden Schmerzen meist sehr rasch. Ein beträchtlicher Teil der Schmerzen entsteht durch Energiemangel.

Da Bio-Lichtkonzentrate infolge ihrer breiten Frequenzskala und ihrer hohen Lichtenergieaufladung auf allen Ebenen stärkend und informierend wirken, ist es ideal, sie bei der Behandlung einer Schmerzstelle unterstützend einzusetzen.

Schwache Reize – wie Bio-Lichtkonzentrate – fachen Lebenskraft an, starke hemmen. (Arndt-Schultz'sche Regel)[13]

Die Bedeutung von ausreichend Energiereserven: Jede Regelung kann nur dann arbeiten, wenn ein Energiespeicher vorhanden ist. In elektronischen Systemen ist dies meist die Stromquelle.

Durch jede Bewegung, durch Druck, Zug und Reibung entstehen elektromagnetische Energien in Zellen, Geweben, Muskeln, Organen, Blut und Lymphe. Diese innerkörperlich selbst erzeugten Energien erhöhen u. a. die Zellspannung in ermüdeten, ermatteten, gestressten und erschöpften Zellen.

Genügend Zellspannung und elektromagnetische Energie im ganzen Körper ist die unabdingbare Voraussetzung für Vitalität, Gesundheit und Wiederherstellung der Gesundheit bei Erkrankungen jeder Art (Rückentwicklung!). Durch Einreibungen der Reflexzonen an Gesicht, Ohren, Händen, Brust, Genital und Füße kann eine Vielzahl von Organen und Drüsen mit der gespeicherten Lichtenergie aus Naturkräutern (wie Mohnblütenöl oder Energiecreme) gleichzeitig

13 https://de.wikipedia.org/wiki/Arndt-Schulz-Regel

energetisiert und reguliert werden. Dies ermöglicht eine mehrdimensionale, ursachenbezogene Schmerztherapie. Sie kann oft in kurzer Zeit starke Schmerzen und Juckreize beenden ...

Wirbelsäule

... weil bei Störungen im Wirbelbereich in der Regel auch elektromagnetische Energie (biologischer Elektromagnetismus bedeutet organisches Licht) fehlt. Schmerzen werden oft durch gravierenden Energiemangel (Photonenmangel) angezeigt. Durch Einreibungen betroffener Wirbel und der Wirbelsäule wird nicht nur der Schmerz gelindert, sondern Wirbelfehlhaltungen können auch leichter korrigiert werden.

Die Gelehrten aus der Antike wussten es bereits. Schon Hippokrates (460 -370 v. Chr.) sagte:

- „Vor allem ist es notwendig, sich über den Zustand der Wirbelsäule zu informieren, denn viele Krankheiten gehen von ihr aus.“[14]

Die Wirbelsäule zeigt Regulationsstörungen anderer Körperteile/ Funktionen an. Störungen an ihr wirken sich auf andere Organismus-Teile aus: Es besteht ein direkter Zusammenhang zwischen der Struktur des Skeletts und Störungen des Regelsystems (Ganglien, Sympathischer Grenzstrang – Vegetativum).

Die Wirbelsäule, ein wichtiges Glied in unserem Regelsystem, kann durch die geschwächte Muskulatur nicht mehr in ihrer physiologischen Normalhaltung gehalten werden. Sie ist dadurch oft einseitig belastet. Durch viele Faktoren unserer Zivilisation, wie Bewegungsarmut und sitzende Tätigkeit, sind die Muskeln unterfordert und sie erzeugen ohne ausreichende Bewegung zu wenig innerkörperlich ent-

14 https://de.wikipedia.org/wiki/Hippokrates_von_Kos

stehende Reibungselektrizität (Piezoelektrizität). Sie werden dadurch schwach.

Schmerzen signalisieren dann den Energiemangel oder Fehlstellungen, die den Energiefluss behindern oder gar ganz hemmen. Die über den Wirbeln austretenden Nervenschaltzentralen (Ganglien) arbeiten in solcher Situation aufgrund des Energiedefizits mit herabgesetzter Leistung. Das von der Psyche gesteuerte, ausgezeichnete Selbstheilungssystem ist nicht mehr in der Lage, sich selbst zu regulieren, zu korrigieren und damit den Energiefluss wiederherzustellen.

Die Natur als Vorbild für Technik

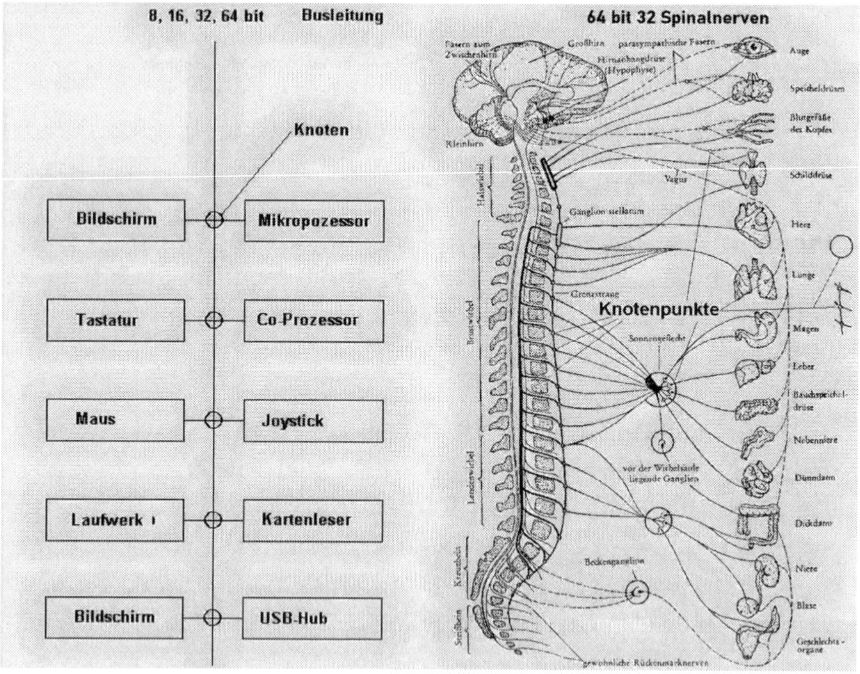

Abb. 34: Die Natur als Vorbild für Technik

Ist Krankheit noch nicht eingetreten, müssen auch noch keine akuten Schmerzen vorhanden sein. Schmerzen werden dann nur beim Tasten bzw. auf Druck hin gespürt.

Ist ein Nerv irritiert, eingeklemmt oder beschädigt, dann arbeitet jenes Organ, das er zu versorgen hat, nicht mehr wie es soll, es leidet gewöhnlich an Energie- und Lichtmangel und erkrankt.

Volkskrankheit Rückenbeschwerden

Bei nahezu allen chronischen Erkrankungen liegt ein beträchtlicher Energiemangel vor und das Skelett ist bereits aus seiner physiologisch normalen Lage gekommen.

Wenn heute 80 % der Bevölkerung unter Rückenbeschwerden leiden, zeigt das, wie wichtig die Wirbelsäule (und Bewegung) für unser Wohlbefinden ist.

Diese Beschwerden sind in jedem Fall mit funktionellen Störungen der Bewegungsmuskulatur und der Organe verbunden.

Fast unbemerkte Situationen

Bei ALLEN chronisch Kranken besteht eine veränderte Wirbelsäule.

- Änderungen der Figur und Schmerzen stehen in untrennbarem Zusammenhang. Es zeigt sich bereits in der ersten Behandlung, wie weit eine Korrektur noch möglich ist. Ändert man die ungesunde Lebensweise nicht, fällt man dennoch wieder in die alte Situation zurück.
- Um den verbesserten Zustand zu stabilisieren, ist es erforderlich, die geschwächte Muskulatur zum Beispiel durch Training zu kräftigen.
- Mit Verbesserung der Körperhaltung verschwinden auch die Beschwerden und nicht nur die Rückenschmerzen.
- Selbst der Gesichtsausdruck verändert sich.

Wirbelkörper und Bandscheiben

Im Prinzip wird bei allen Problemen versucht, die ursprüngliche Struktur der Wirbelsäule und damit den Energiefluss in ihr wiederherzustellen.

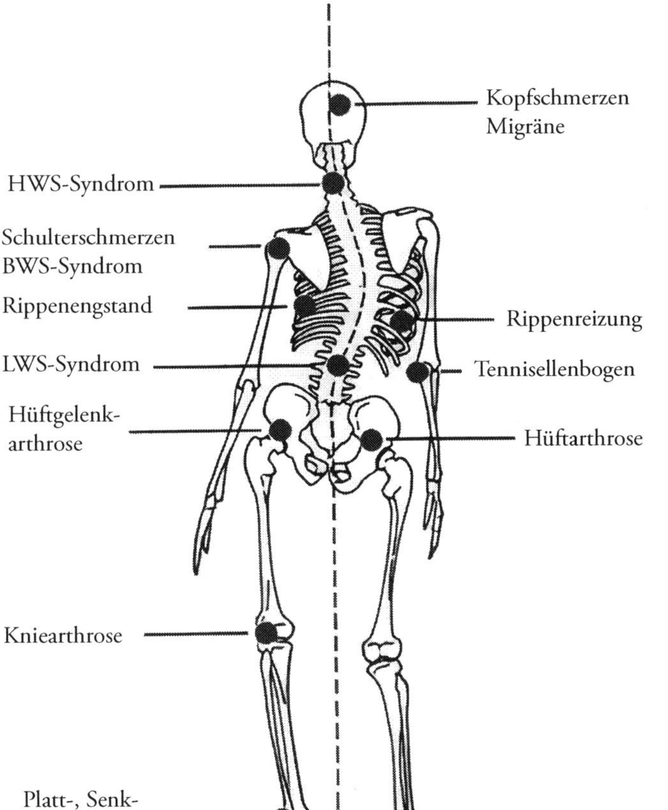

Abb. 35: Grafik: https://www.craniomed-rose.ch/

Bereits lange bevor ein Bandscheibenvorfall eingetreten ist, **ist es höchste Zeit für Gegenmaßnahmen!**

Bandscheibenvorfall

Der Übergang von der normalen Lage (1) bis zur maximalen Schiefstellung ist gleitend.

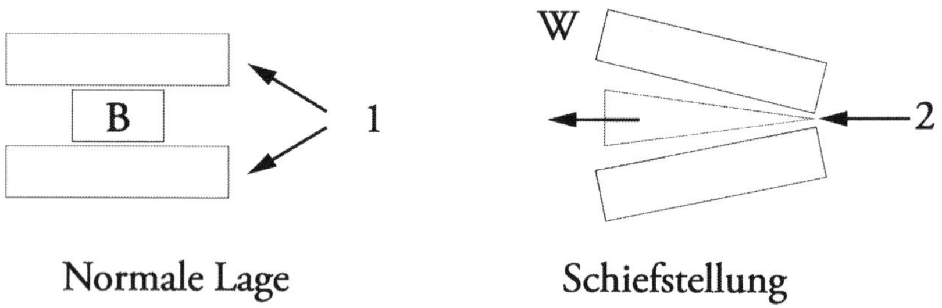

Abb. 36: Lage von Bandscheiben

Überschreitet der Winkel zwischen den Wirbeln eine bestimmte Größe, wird die Bandscheibe heraus gedrückt und ein schmerzhafter Bandscheibenvorfall liegt vor. Bei (2) ist der Druck auf die Bandscheibe so groß, dass sie gequetscht und der Energiefluss behindert oder gar unterbrochen wird. Sie zerfließt, bis sie auf ein Hindernis stößt.

Die bis dahin dumpfen Schmerzen wandeln sich zu sehr großen scharfen Schmerzen.

Die Folge sind Missempfindungen, Sensibilitätsstörung, Lähmungen, Organausfälle bis zur unvermeidbaren Operation. Bevorzugt ist der Lendenwirbelbereich betroffen, das heißt der Unterleib.

Weitere optische Merkmale

Bei vielen Störungen und Beschwerden liegen eine Reihe Blockierungen von Gelenken und Fugen und „immer ein Beckenschiefstand“ vor.

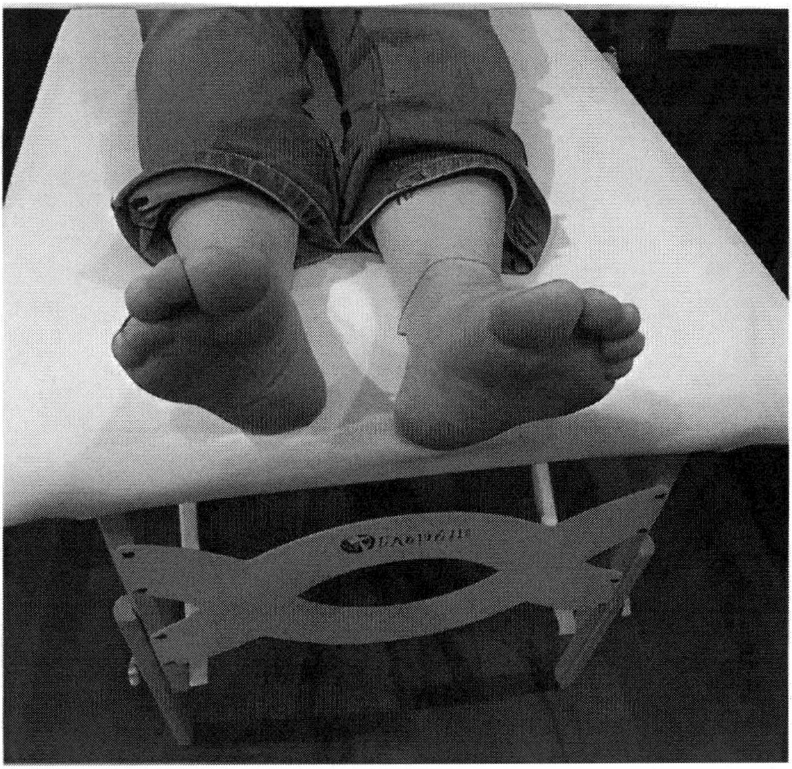

Abb. 37: Optische Beinlängendifferenz

Die Beine scheinen unterschiedliche Länge zu haben. Dadurch kann die elektromagnetische Lichtenergie nicht mehr ausreichend fließen.

- Dabei genügt schon eine kleine, evtl. nicht sichtbare Abweichung.

Die für das Wohlbefinden wichtigen dominanten Gelenke sind das Steißbein und die Schambeinfuge.

- Kriterium ist, ob die Schambeinfuge bei starkem Druck schmerzt.

Wenn ja, dann reagiert auch die Nasenspitze (reflektorisch) auf Druck.

Sind die von der Schambeinfuge abgehenden Schambeine druckschmerzhaft, dann ist auch der Bauchraum über den Eierstöcken verspannt. Das lässt sich wiederum an der Nase feststellen.

Die Nasenspitze und die Übergänge der Nasolabialfalte bis zur Nasenspitze sind empfindlich.

Ärzte und Therapeuten – Mikropressur

Biokybernetische Diagnostik und Therapie

Bei der Untersuchung der Haut auf ihr elektrisches Verhalten fand ich 1981 heraus, dass am Grunde einer Pore ein Nerv/Nervenbündel liegt. Der Punkt ist mit geringsten Strömen oder mit sanftem Druck beeinflussbar. Er verliert seine Schmerzempfindlichkeit und an fernab liegender Reflexstelle verschwinden Beschwerden und der schulmedizinische Tastbefund. Nach langen Versuchsreihen in der Praxis fand ich eine geeignete Therapie.

Individuelle Wirkungen aus immer gleicher Behandlung

Individuelles Regulationsverhalten und Regeneration als Wirkung aus einer immer gleichen Behandlungs-Systematik: Das Prinzip greift auf vernetzte natürliche Systemreaktionen zu und setzt Selbstheilung auf drei Ebenen gleichzeitig in Gang (Dreieinigkeit Körper, Geist und Seele).

- Der therapeutische Erfolg wird umso erfolgreicher und umfassender sein, je höher die Ebene ist, in die regulierend eingegriffen wird bzw. je mehr Ebenen einbezogen werden. Wir unterscheiden ähnlich einem Computersystem unter zwei Grundelementen: Software und Hardware. Die logische Reihenfolge hierarchisch: 1. Seele, 2. Geist, 3. Physik, 4. Chemie.

- Unterstützt man das gestörte Regelsystem des Organismus, so erzeugt der Körper gegebenenfalls die notwendigen Pharmaka selbst in der richtigen Dosierung ohne Nebenwirkungen.

- Die körpereigene Apotheke produziert durch Anregung bestimmter Drüsen oder Organe/Nervenzentren Insulin, Adrenalin, Glukagon, Cortison, Hormone, Blutdruck beeinflussende Substanzen und Endomorphine, die an gezielten Stellen ausgeschüttet werden.

- Jede einzelne – für sich unbedeutende – Störung kann man mit je einem „Reset-Impuls“ mindestens vorübergehend aufheben.

- Es genügt eine spezielle Spitze oder im Notfall auch der Fingernagel als Werkzeug.

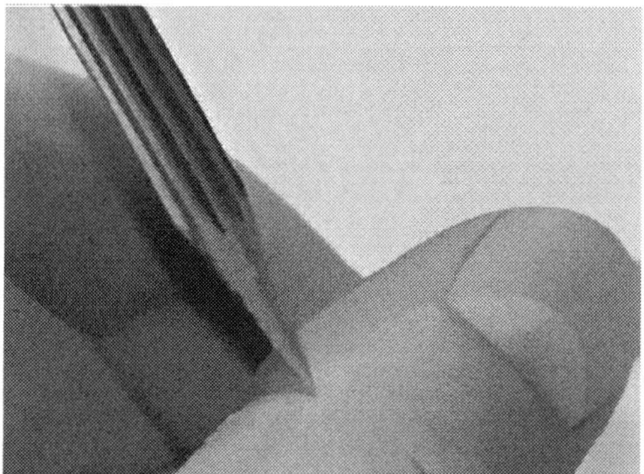

Abb. 38: Spitze nach Dr. Ing. Smit

Voraussetzungen zur biokybernetischen Selbstregulation

Für die Selbstregulation genügt die leicht abgerundete Spitze, die den Grund der Pore erreicht, aber nicht sticht.

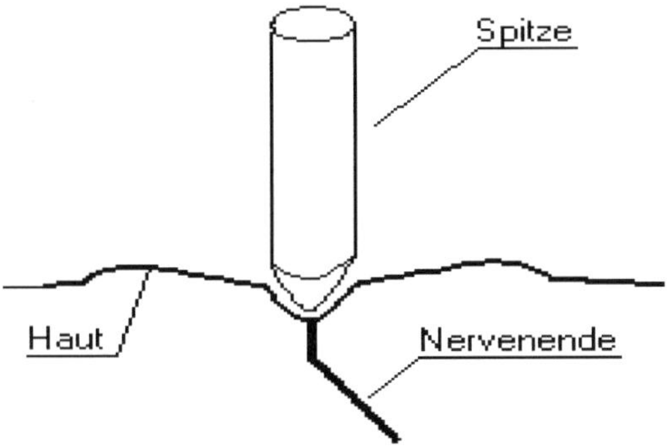

Abb. 39: *Reflexpunkt zur biokybernetischen Selbstregulation*

Dabei kommt es darauf an, den Schmerz an dem zugehörigen Reflexpunkt oder der Reflexzone (Punkt der Tastatur) zu minimieren, so dass er auszuhalten ist.

1. **Der Wille:** Das Wichtigste ist der Wille, sich täglich durch aktive Bemühungen von seinen Schmerzen zu befreien.

2. **Das vorherige Eincremen unter Verbindung aller Meridiane:** Das Eincremen mit einer energieleitenden Creme aktiviert den Energiefluss und macht die Selbst- und Partnerbehandlung erst möglich, da somit eine ausreichende Energiezirkulation gegeben ist.

3. **Die Punktur:** Die Nervenpunkte sind mittels Berührung reizbar. Der Ablauf nach Anleitung.

Eine Kugelschreibermine oder Stricknadel ist zu dick. Wer schon geübter ist, kann mit dem Fingernagel punktieren: durch Druck auf den Reflexpunkt, den man als Punkt fühlt, obwohl man mit einer Nagelkante drückt.

Strich- und Kratz-Technik

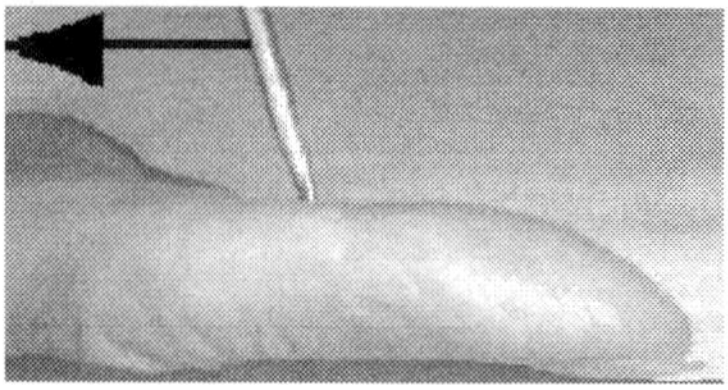

Abb. 40: Strich- und Kratz-Technik

Reflexzonen, die eine Störung anzeigen, kann man mit der Spitze oder dem Fingernagel kratzen. Anfänglich hat man ein unangenehmes Gefühl, bedeutend anders als auf nicht gestörten Reflexzonen oder normaler Haut. Das Gefühl vermittelt einen Eindruck über die Größe der Störung.

Reflexpunkte, die eine Störung anzeigen, sind scharf schmerzhaft. Nach einer kleinen Weile verschwindet der Schmerz. An der Zielstelle ändert sich der Tastbefund.

Die Spitze oder der Fingernagel werden leicht aufgesetzt und in Pfeilrichtung Strich für Strich über die Reflexzone gezogen, so dass es kratzt.

Das Gefühl an der behandelten Stelle bessert sich. Gleichzeitig treten damit Änderungen in den zu den Reflexzonen gehörigen Organen und Muskeln ein, der Tastbefund an der Zielstelle ändert sich.

Bei großflächigen Reflexzonen, zum Beispiel bei der Handinnenfläche, nimmt man alle Fingernägel der anderen Hand.

- Einmassieren von **Mohnblütenöl** oder **energieleitender Creme**, vorher oder nachher, vertieft und verlängert die Wirkung!

Die Drucktechnik

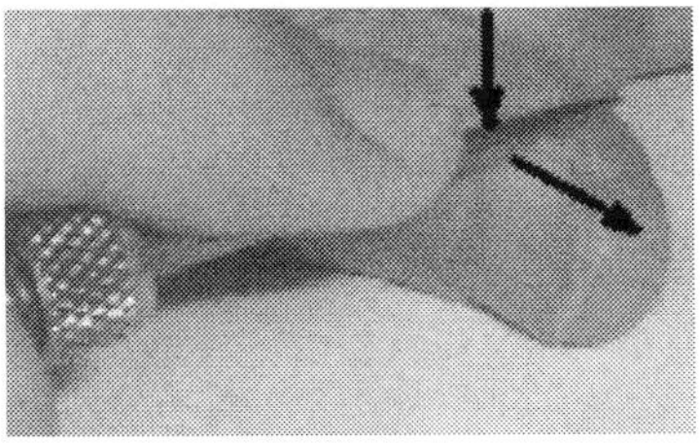

Abb. 41: Drucktechnik

Zur Massage braucht man teilweise mehr Kraft, als man mit seinem Finger aufbringen kann. Für die Wirkung der Massage ist aber der Druck = Kraft pro Fläche maßgebend. Man verkleinert die Fläche, indem man mit dem Finger auf den Schaft der Spitze drückt.

Schiebt man die Spitze dann längs zu der bearbeitenden Fläche, so hat man eine bessere Wirkung.

Ähnliche Wirkung hat **barfuß gehen** auf die Fußreflexzonen.

Reflexzonen Zusammenstellung

Reflexzone Nase

Probleme im Unterleib zeichnen sich auch am Nasenflügel durch Rötung und/oder Punktempfindlichkeit ab. Nach wenigen Sekunden lässt der Schmerz nach und der Muskel entspannt Punkt für Punkt.

- Zur Unterstützung sind diese Bereiche durch Kratzen mit dem Fingernagel unempfindlich zu gestalten. Die Haut wird an diesen Stellen weicher.

Durch Einreiben der Nasenflügel mit Mohnblütenöl oder Energiecreme wird die Empfindlichkeit vermindert oder der Schmerz gelindert. Die Zellspannung wird durch Lichtenergie erhöht. Diese harmonisierenden Frequenzen fördern einen nachhaltigen Schmerzstillungs- und Vitalisierungseffekt.

Reflexzone Hals

Es ist vorteilhaft, bei der zugehörigen Reflexzone zur Halswirbelsäule (Wadenbeinköpfchen) zu beginnen. Der Patient muss dabei gerade, ruhig und entspannt auf dem Rücken liegen, damit die Halsmuskulatur nicht entgegenwirkt.

Berührt man die in den Zonen gefundenen Schmerzstellen mit der feinen Spitze, geht die Wirkung sehr schnell und exakt an die betreffenden Regionen. In der Mitte der Schmerzpunkte kann man im Fall einer Blockade beim Berühren mit der Spitze scharf schmerzende Punkte verspüren. Nach wenigen Sekunden lässt der Schmerz nach und der Muskel entspannt Punkt für Punkt.

Anmerkung: Liegt keine Störung vor, ist auch kein Schmerz vorhanden. Die Halswirbelsäule wird somit gelockert und kann sich neu einrichten. Meist beeinflusst dies auch den Atlas positiv. Wirbelkörper und Atlas richten sich selbsttätig in die physiologisch richtige Lage neu ein. Selbst Sekundenphänomene können damit ausgelöst werden (ausgenommen Verhinderung durch verspannte Muskulatur, störende Narben oder Implantate).

Reflexzonen Hände

Diese Zonen sind wichtig, da sie ebenso auf das Becken wirken und dadurch ein Beckenschiefstand behoben wird. Die Zone und die Punkte „Niere“ entspannen einen Teil der Fußsohle und die Lendenwirbelsäule.

Mit den Zonen „Darm“ und „Bauchspeicheldrüse“ löst sich die Verspannung der Waden und der Brust. Mit der Zone „Magen“ lässt der Druck im Magen nach, evtl. schmeckt dann auch die Zigarette nicht mehr. Wenn dies eintritt, dann sofort mit dem Rauchen aufhören! Es könnte sonst unter anderem zu Übelkeit führen.

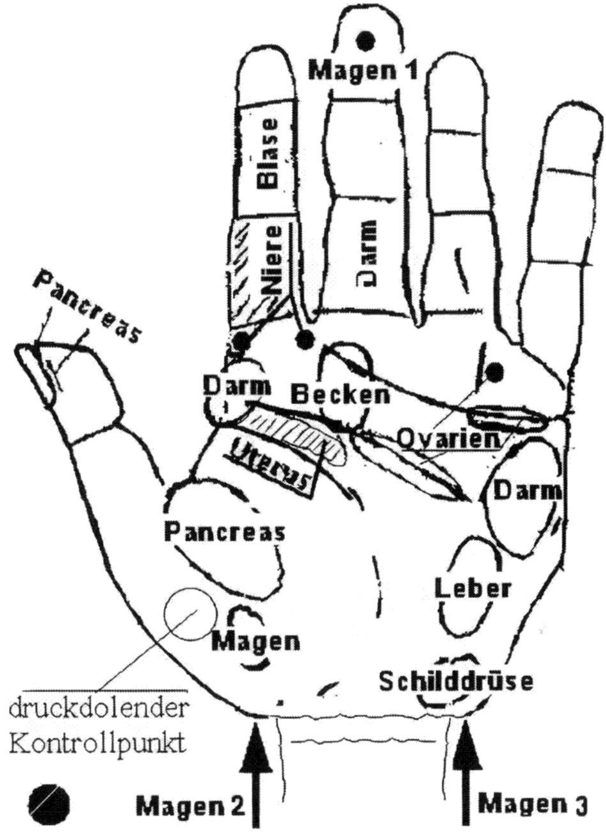

Abb. 42: Reflexzonen Hände

Positiv wirkt sich auch das Kratzen mit den Fingern der anderen Hand über die ganze Finger- und Innen-Handfläche aus. Je nach Zustand des Organismus ist das Gefühl beim Kratzen an verschiedenen Stellen anfänglich sehr unangenehm und bessert sich dann zusehends. In diesen Fällen können Sie feststellen, dass die Hand auch beweglicher wird.

In den Innen-Handflächen liegen Reflexzonen, die man auch gut mit der Strich- und Kratztechnik behandeln kann. Man beginnt mit den Zonen „Gebärmutter, Becken“ und „Eierstöcke“ (beim Mann = „Beckenorgane“).

Die Zone „Gebärmutter, Becken“ ist zwischen den zwei Lebenslinien meist leicht geschwollen und kratz- und druckempfindlich. Man kratzt (auch mit der Spitze), bis sich die Druckempfindlichkeit an der Schambeinfuge auflöst.

Es löst sich die Verspannung im Bauch über den Eierstöcken.

Reflexzonen Füße

Nach dem Drücken der beiden seitlichen „Sienerschen Punkte“, seitlich an der Unterkante Fersenbein, kommen die Fersenmitte und die weiteren Standardpunkte laut Anleitung. Sie alle dienen insbesondere der muskulären wie auch faszialen Entspannung **„ganzkörperlich“**.

Beim Abtasten der Fußwurzel- und des Mittelfußknochens der Großzehe, mit starkem Druck von unten, spürt man mehrere druckschmerzhafte Punkte. Durch kräftige Massage der Muskulatur und der Knochenhaut nehmen diese Schmerzen ab und der Bereich Kreuz-/Steißbein wird entlastet.

Durch Einreiben der Füße mit Energiecreme wird auch ein Maximum an Beweglichkeit gefördert.

In der Mitte der schmerzhaften Stellen spürt man mit der speziellen Spitze oder dem Fingernagel mehrere Punkte, die scharf schmerzhaft sind. Durch längeren Druck mit der Spitze oder dem Fingernagel verschwinden diese Schmerzen und die Verspannung.

Der Punkt 1 (nachfolgende Grafik) löst ganzkörperliche Verspannungen. Im Bereich 2 des Fußes wird die Ferse weicher und man läuft wie gefedert. Gleichzeitig lässt die Spannung des Gewebes oberhalb des Schambeines nach. Die „Fettschicht" dort wird scheinbar dünner.

Bei Behandlung der schmerzhaften Punkte am Rande der Ferse verschwinden die linienförmigen Verspannungen zwischen Ferse und Ballen. Der Fuß rollt besser ab. Die Punkte lösen ganzkörperliche Verspannungen.

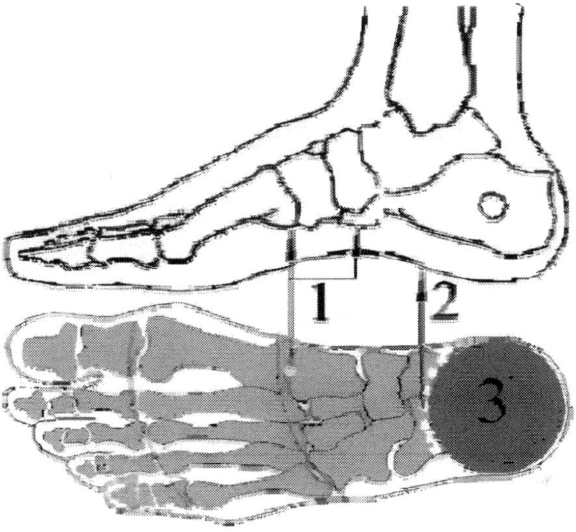

Abb. 43: *Reflexzonen Fuß*

Reflexzonen Zehen

Sie stehen für die **Brustwirbelsäule**. Bei Problemen in der Brustwirbelsäule, die nicht unbedingt mit Schmerzen in diesem Bereich verbunden sind, sind die Zehenbeeren dick, geschwollen, gequollen.

Beginnend mit der kleinen Zehe nimmt man die Zehenbeeren zwischen Daumen und Zeigefinger und drückt diese leicht, bis eventuelle Schmerzen in der Zehenbeere verschwinden.

In der Mitte der Zehenbeeren (vorne) sind Punkte, die bei Druck mit der speziellen Spitze sehr schmerzhaft sind. Man muss daher durch Regulierung des Druckes den Schmerz in Grenzen halten.

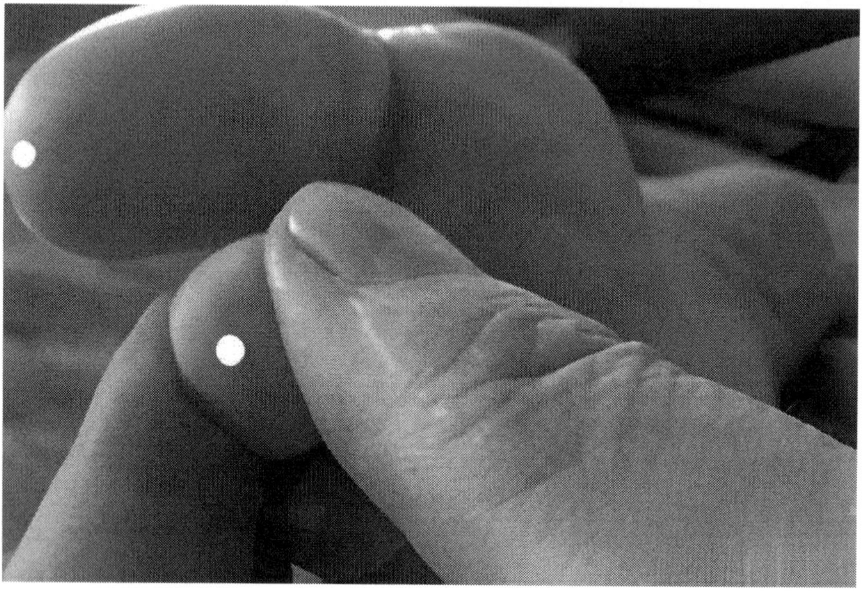

Abb. 44: Punkte in der Mitte der Zehenbeeren

Da die Brust das Abbild der Wirbelsäule ist, können Frauen die Wirkung der Entlastung der Brustwirbelsäule sehr gut an der Brust kontrollieren.

Dazu umfasst die Frau ihre Brust mit der Hand, indem sie sie mit stark gespreizten Fingern, nur mit den Fingerkuppen, leicht berührt. Die Brust wird weicher, fülliger und hebt sich.

Das Gefühl, dass die Brust jetzt leichter ist (was ja nicht möglich ist), zeigt, dass vorher im Brustbereich und damit in der Wirbelsäule Verspannungen vorhanden waren.

- Diese Entspannung führt auch zu einer Verbesserung im Gesichtsbereich.

- In Verbindung mit den anderen Zonen (wie gehabt) können auch Periodenschmerzen verschwinden.

All diese Zonen und Punkte haben wesentlichen Einfluss auf die gesamte Wirbelsäule!

Diagnose und Behandlung am selben oder entfernten Schmerzpunkt

- Die Reflexzonen und -punkte sind Diagnose- und Behandlungspunkt in einem!

  Mitunter ist es effektiver, an einem Punkt die Störung festzustellen und sie an einem anderen Punkt zu löschen. Ein Beispiel ist der Nierenpunkt auf der Fußsohle, wie er bei der Fußreflexzonenmassage behandelt wird.

  Eleganter und schneller löst man diese Reflexzone aber durch Massage der druckschmerzhaften Innenseite am zweiten Gelenk des Zeigefingers auf. Die Außenseite dieses Gelenks ist meist nicht schmerzhaft.

- Der schulmedizinische Tastbefund der Organe gibt zwar Auskunft über die Störung, über ihn kann man sie aber nicht korrigieren.

Schmerzen und Bewegungseinschränkungen als Diagnosehinweise!

Gesamtaussehen, Beweglichkeit und organische Störungen hängen eng zusammen. Das Grundprinzip ist u.a., dass der ungestörte Organismus keinerlei Bewegungseinschränkungen durch muskuläre Schmerzen hat.

- Alle Glieder und Gelenke müssen schmerzfrei bis zur mechanischen Begrenzung bewegbar sein.

- Der Mensch weicht Schmerzen aus und nimmt Schonhaltungen ein. Er streckt eben den Arm nicht so weit es geht, wenn der Schmerz die Bewegung begrenzt. Der Mensch muss ab und zu mal probieren, ob er seine Glieder und Gelenke noch in die von der Natur vorgegebene Endstellung bringt.

- Die Beschwerden bestehen immer aus einer Reihe von Einzelstörungen. Jede für sich ist unbedeutend und erst beim Tastbefund und anhand der Reflexzonenzeichen festzustellen. Erst die Summe führt zur Überlastung des Organismus.

Geht man davon aus, dass in jedem Organ viele Prozesse geregelt werden, erhält man folgende These:

Die Entstehung, Suche und Beseitigung funktioneller Störungen im Organismus und die „Biokybernetische Diagnostik und Therapie" entsprechen der Fehlerentstehung, Fehlersuche und Beseitigung in vernetzten Rechnersystemen.

Die Biokybernetische Diagnostik und Therapie (Mikropressur) ist ein Verfahren, bei dem die Wirkung jedes Handgriffes durch Arzt und Patient sofort reproduzierbar kontrolliert werden kann. Der schulmedizinische Tastbefund ändert sich aufgrund der Behandlung sofort.

- **Diagnose und Therapie bilden eine Einheit.** Der Patient erfährt schon in der ersten Sitzung, wie er sich am Ende der Behandlung fühlt und ob er geheilt werden kann. Den Dauerzustand muss er sich mit seiner aktiven Mithilfe erarbeiten. **Für chronisch Kranke mit Schmerzen der bisher einzige Weg!**

Eine Zuordnung der Punkte und Zonen ist nur in Teilbereichen erfassbar! Die tatsächlichen Auswirkungen sind wesentlich komplexer.

- Ein Haut-Punkt bzw. eine Haut-Zone bildet nicht das Organ ab, sondern einen Teil des Energiezustandes und der Regelung der jeweiligen Organfunktion.

- Es gibt Körperteile, die ganze Komplexe von Regelsystemen widerspiegeln, wie zum Beispiel Fuß, Hand, Zunge, Ohr, Mamma (weibliche Brust), Nase.

Sofortige Behandlung der Schmerzen am Reflexpunkt:

Aus dem Gesicht, an der Haltung beim Bewegen, Sitzen, Stehen, an Fingern, Zehen, erhält man schon die ersten Aussagen über den gesundheitlichen Zustand. Reflexzonen, Quellungen, Dellen, Keratosen (Hornhaut) zum Beispiel an Händen und Füßen werden besichtigt und auf Druckschmerzhaftigkeit, Verspannungen und Hyperalgesie untersucht.

- Jede festgestellte Einzelstörung wird sofort korrigiert. Insofern sind Diagnostik und Therapie ein einheitlicher Arbeitsgang.

- Durch Periost-Massage (Massage der Knochenhaut), Druck mit der speziellen Spitze oder dem Fingernagel an einer zugehörigen Stelle, beispielsweise auf der Hand, wird diese Druckschmerzhaftigkeit weggenommen.

- Ist zum Beispiel ein Punkt ungefähr in der Mitte der Fußsohle bei Druck schmerzhaft, dann ist es gleichzeitig die Nierengegend.

Damit besteht ein Muskelpunkt in der Leistenbeuge und die Durchblutung der großen Zehe ist mangelhaft. Das heißt nicht, dass man nierenkrank ist. Die Niere gibt keine volle Leistung, die Zehen sind eventuell kalt und der Fuß rollt nicht richtig ab. Dann ist auch die Innenseite des zweiten Fingergelenkes am Zeigefinger, im Gegensatz zur Außenseite, druckschmerzhaft.

Durch Periost-Massage der druckschmerzhaften Innenseite verschwinden die genannten Reflexzonenzeichen. So wird der Körper von unten nach oben entstört.

- Akute Herzbeschwerden, Kopfschmerzen, Migräneanfall, unter Umständen Bluthochdruck u.v.a.m. kann man in Minuten beseitigen!

- Beschwerden sind immer mit einer verminderten Durchblutung und erniedrigter Zellspannung beziehungsweise mit Energiedefizit verbunden. Bei jedem Handgriff der Behandlung muss der gestörte Organismus die Verteilung des Blutes im Körper neu regeln und Energie zuführen beziehungsweise Reibungselektrizität im betreffenden Bereich erzeugen, zum Beispiel durch Druck, Massage etc.

Behandlungsdauer

Würde man die Behandlung zu lange durchführen, würde der Organismus überlastet werden, da er die eigene Korrektur-Regulierung noch nicht beendet hat und er an anderer Stelle schon wieder neu regeln soll.

Als Maßstab gilt die Diagnostik (z. B. Schmerzempfindlichkeit an vielen Zonen), welche angezeigt hat, ob mehr oder weniger Kompensationen überlagert sind. Um den Organismus grundsätzlich umzustimmen, benötigt man natürlich längere Zeiträume. 5-20 Minuten täglich sollte man aufwenden.

Da man sofort eine Besserung spürt und so die Arbeit leichter geht, werden die einzelnen Sitzungen immer kürzer und einfacher.

Bei chronischen Leiden hat es sich bewährt, mindestens drei Tage nach der Behandlung mit Wiederholungen abzuwarten, bis das System die ersten Kompensationen rückentwickelt hat. Danach ist die nächste Kompensation zur Auflösung erreichbar.

Mit jeder Auflösung von Kompensationen wird das System freier und kann sich schneller und besser regenerieren. Bei extrem komplexen Überlagerungen ist es sinnvoll, lediglich einmal wöchentlich eine Behandlung über mehrere Monate durchzuführen. Mit der Chance auf vollständige Ausheilung!

Selbstentstörung durch Arbeit am Schmerz

Zitat: „Ohne Schmerz, der bei der Therapie dosiert werden kann, geschieht gar nichts. Mit akuten Schmerzen meldet der Organismus Störungen.“ (Dr. Ing. Jan Smit)

- Diese Schmerzen werden durch kleinere, gezielt gesetzte Schmerzen an mehreren fernab liegenden Reflexzonen und -punkten beseitigt.

- Das Selbstheilungssystem löst bei Schmerz Reparaturarbeiten aus. Diese Eigenschaft der Schmerzen bei Bewegungseinschränkungen und beim Abtasten von Reflexzonen und Reflexpunkten wird hier benutzt. Der Schmerz bei der Behandlung muss durch die Bewegung bis an beziehungsweise kurz über die Schmerzgrenze oder mit unterschiedlichem Druck in Grenzen gehalten werden.

- Akuter Schmerz oder Schmerz bei Druck an einem verspannten Muskel, an der Knochenhaut, an einer Reflexzone oder Reaktionsstelle ist immer mit einer verminderten Durchblutung (und zu niedriger Zellspannung) verbunden.

Durch den örtlich ausgelösten Schmerz sendet die betreffende Stelle elektrische Signale an den „Zentralrechner“, das heißt an das Gehirn und die Psyche. Diese versucht die Durchblutung an dieser Stelle zu erhöhen und Energie dorthin zu lenken. Dies geht beträchtlich leichter, wenn der verkrampfte Muskel entspannt wird. Vorteilhaft ist eine Unterstützung durch Energie von innen, zum Beispiel durch Lichtglobuli oder über die Haut von außen.

- Infolge der Verkopplung der inneren Organe mit der Muskulatur und der Haut tritt die Wirkung gleichzeitig an verschiedenen zugeordneten Stellen auf.

Schmerz

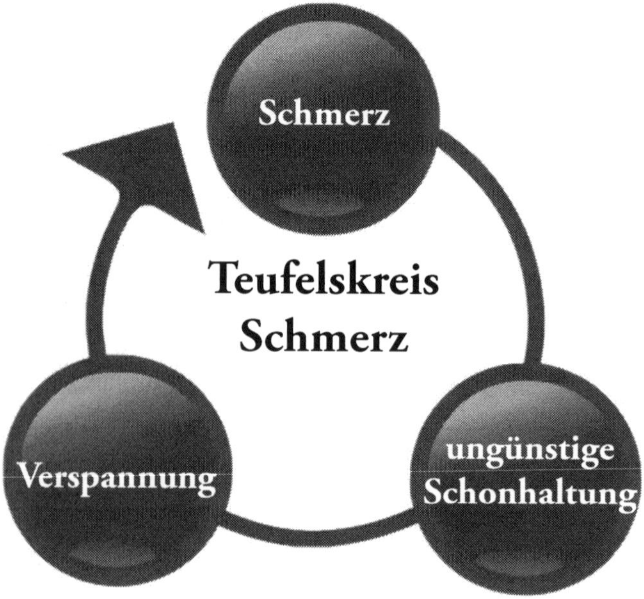

Abb. 45: Teufelskreis Schmerz: Verspannung, ungünstige Schonhaltung, Schmerz

Schmerzskala

Schmerzen treten in der Regel nicht gleich akut mit der höchsten Stufe auf.

0 Eine Berührung, ist angenehm, ruft keine besonderen Wahrnehmungen hervor.

1 Die Berührung ist unangenehm.

2 Es kitzelt bei Berührung.

3 Es schmerzt bei Berührung oder Druck in verschiedenen Variationen von dumpf bis scharf.

4 Es ist bereits ohne Berührung unangenehm, wir fühlen uns nicht wohl.

5 Hin und wieder ohne Berührung oder Druck ein leises Ziehen oder geringer Schmerz.

6 Es schmerzt von allein, es ist bereits ein akuter oder chronischer Schmerz.

Mit der aufgeführten Skala besteht die Möglichkeit, den Zustand unseres Organismus durch Abtasten festzustellen und vor Auftreten des akuten Schmerzes Gegenmaßnahmen einzuleiten. Ist schulmedizinisch abgeklärt, dass der Schmerz keine Ursache hat, die operativ behandelt werden muss, gibt es viele Methoden, mit denen die Ursache des Schmerzes und damit der Schmerz selbst beeinflusst werden kann.

Hinweis: Schmerzstillende Medikamente unterbrechen das Signal zum Schmerzzentrum, die Bewegungseinschränkung bleibt erhalten.

Im Gegensatz dazu wird mit der „Biokybernetischen Diagnostik und Therapie" die Ursache beseitigt, nämlich der Druck auf den Schmerzrezeptor wird genommen. Bewegungseinschränkungen werden behoben.

Soweit die Original-Aussagen von Dr. Ing. Smit.

Ärzteschulung Mikropressur nur in Brasilien

Da die Namensrechte für den Begriff Mikropressur vom Arzt Dr. Dieter Heesch (nur für Deutschland) gesichert wurden, ist diese Schulung speziell für Ärzte und Therapeuten für den deutschsprachigen Raum bereits vorgefasst. Sie musste jedoch wegen geringem Interesse und fehlender Anmeldungen auf unbestimmte Zeit verschoben werden. Daher gibt es diese Ausbildung derzeit nur in Brasilien, welche dort von der forschenden Ärztin und Professorin gestaltet werden.

Hierzulande haben Ärzte und Therapeuten „ohne Berührungsängste, zwischen Laien zu sitzen", die Ausbildungen für Laien mitgemacht. Wohl ohne großen Wissenschaftsteil, aber immerhin diese Technik für Laien erlernt. Aus den besuchten Fortbildungen weiß man, dass eine gewisse Begeisterung über die Wirkungen besteht.

Biokybernetik nach Smit im Sport

Dort, wo die Methode bereits in Wettkampf und Training eingesetzt wurde, gab es sensationelle Erfolge.

Die Liste der Sieger und Meister ist breit gefächert (chronologisch):

- 1. Platz – Motorradsport 2011, Deutsche Langstrecke GEC. Gesamtsieg 2011 in der Klasse 4 (über 1 000 cm^3, über 100 PS) Atec-Endurance Team-Österreich. 3 Fahrer, 1 Motorrad, Ducati 1098 Endurance.
- Sensationssieg im Handball der Herren, 1. Liga Österreich, SV Ferlach
- Ski Weltcup Slalom der Herren, 2013, Sensationssieg in Val d'Isère
- Sensationssiege Mädchen-Fußball, 2014. U12/U14, SV Straßburg
- Olympiasieg im Ski-Slalom der Herren, 2014, Sotchi
- Weltmeister im „Pentathlon" militärischen Fünfkampf. Im Einzelwettbewerb Schwimmen, 2016, Wr. Neustadt/ Österreich
- Nordic Walking, 2 Europameisterschaften, 2018/2019 Bleiburger Walker

Der Autor verzichtet an dieser Stelle auf die Benennung der Sportlernamen. Alle Vorgeschichten und Geschichten, wie es dazu kam, würde den Rahmen dieses Buches sprengen. Die Sportlerinnen und Sportler mögen dem Autor verzeihen.

Eine kleine Zusammenfassung inklusive Namen der Sportler und Athleten finden Sie auf: https://biokybernetik-smit.com/sport/. Diese Auflistung der eindrucksvollen Erfolge zeigt schon auf den ersten Blick, was alles möglich ist. Die meisten der Sportler/innen hier sind keine Profis (ausgenommen der Weltmeister und der Olympiasieger). Allen gemein ist, dass sie NICHT aus der Favoritenrolle in die Wettbewerbe gegangen waren.

Einigen Sportler/innen ist auch gemein, dass sie ihre Vorbereitung mit dem Biokybernetik Smit Organic PIN Code nicht bekannt geben wollten, da die Gegnerschaft dieses vorteilhafte Wissen besser nicht erhalten sollte. Auch von Dr. Ing. Smit konnte man in Erfahrung bringen, dass er so manchen Weltmeister und Olympiasieger erfolgreich unterstützt hatte. Ebenso durfte nichts davon bekannt werden. Man munkelte nur von Katharina Witt, Hans Georg Aschenbach und dem Dresdner Fußballverein. Wer weiß dies so genau? Belege gibt es dafür keine. So fristet der „Organic PIN Code" gerade bei denen, die es ganz genau wissen, ein verborgenes Dasein.

Worüber sich ebenso alle Sportlerinnen und Sportler sowie Athletinnen und Athleten gefreut hatten: Mit dem **„Organic PIN Code"** kommen perfekte Symmetrie und Koordination, freie Reflexe, gesteigerte Ausdauer und sehr schnelle Regeneration zur Wirkung. Besonders in einem Mannschaftswettbewerb gibt es enorme Erfolge durch die bessere Koordination, weil sich die Wirkungen über jeden einzelnen Sportler multiplizieren.

Auch in Wettbewerben, bei denen Ausdauer wichtig ist, macht sich die Steigerung deutlich bemerkbar. Wie es der Autor dieses Buches beim Motorrad-Langstreckensport und beim heimatlichen Training an der Naturrodelbahn im Sommer selbst erfahren hatte. Wenn man regelmäßig dieselbe Strecke „hinauf" läuft, kann man seine Steigerung von Mal zu Mal deutlich erkennen. Sogar nachdem andere wichtige Erledigungen das Training unterbrochen hatten, konnte man selbst zwei Monate nach Wiederaufnahme des Trainings feststellen, dass fast nichts von den vorherigen Leistungen verloren war. Man steigt also nach längerer Trainingspause wieder ein, wie man es von vorher gewöhnt war.

Als ganz besonderen Erfolg sieht der Autor die „Mitt-Fünfzigerin", vormals Hausfrau und Konditormeisterin, Anna Maria Jernej an, die dann plötzlich einen neuen Weltrekord im Nordic Walking aufstellte und in den Folgejahren gleich „Europameisterin" wurde. Ihr ist stellvertretend für alle „Hobbysportler" etwas mehr Aufmerksamkeit gewidmet: Anna Maria Jernej ist eine Athletin geworden, die vormals eher per Zufall mit Sport begonnen hatte (2013). Ihr Hausarzt war der Meinung gewesen, sie müsse sich wegen diagnostizierter Arthrose verstärkt in der Natur bewegen. Sie ist dann in ihrer Heimat beim örtlichen Sportverein mitgelaufen und war gleich zu Anfang auch im Workshop Biokybernetik Organic PIN Code. Seither insmitierte sie sich nach eigenen Worten täglich. Einige wenige Monate danach stellte sie bei einem Benefizlauf einen neuen Weltrekord (Klasse 50 J.) auf, mit dem niemand, am wenigsten sie selbst, gerechnet hatte.

Die nunmehrige Nordic Walking Queen Anna Maria Jernej gab nach ihrem Sensationssieg beim „Mozart 100" in Salzburg (Distanz 105 km, bei 5 400 Höhenmeter) zum Besten, dass sie sich nach diesem Sieg schon zehn Minuten danach wieder so fit fühlte, weshalb sie am liebsten gleich tanzen gehen wolle. So viel zur Regeneration nach dem Wettkampf!

Passiert hier etwas, was nicht sein kann? Das muss doch gespenstisch sein, oder? Deshalb halten einige Sportler, die davon erfahren hatten, lieber bis heute Abstand.

Exposition Anna Maria Jernej

Gerade sie ist ein wunderbares Beispiel dafür, was ein Mensch wie du und ich erreichen kann, wenn man nur will. Sie wollte Gutes für ihre Gesundheit tun und dann ...

Auf die jüngste Anfrage reagierte Anna Maria wie folgt:

Hallo Eduard, schön von dir zu hören, es ist schon einige Zeit vergangen und bald 10 Jahre, wo ich mit dem „Insmitieren“ begonnen habe, der Regelkreis gehört nach wie vor zu meinem täglichen Morgenprogramm. Nach wie vor bin ich begeistert, für mich das Beste gefunden zu haben. Ja mit dem Nordic Walken geht es noch weiter, aber durch Corona ist der Europacup ins Stocken gekommen. Inzwischen habe ich auch mit „Race Walken“ (Schnellgehen) begonnen.

Im März vorigen Jahres habe ich meinem linken Ellenbogen bei einem Sturz einen komplizierten Trümmerbruch zugezogen. (4 Stunden OP, 2 Platten und 11 Schrauben.) einen Monat danach aber wieder beim ersten Wettkampf erfolgreich dabei. Sicher hat mir dabei auch das „Insmitieren“ geholfen, so schnell wieder fit zu werden. Auf meiner Facebook-Seite sind alle meine Erfolge der letzten Jahre veröffentlicht. Für weitere Fragen bin ich gerne bereit. Anna Maria Jernej

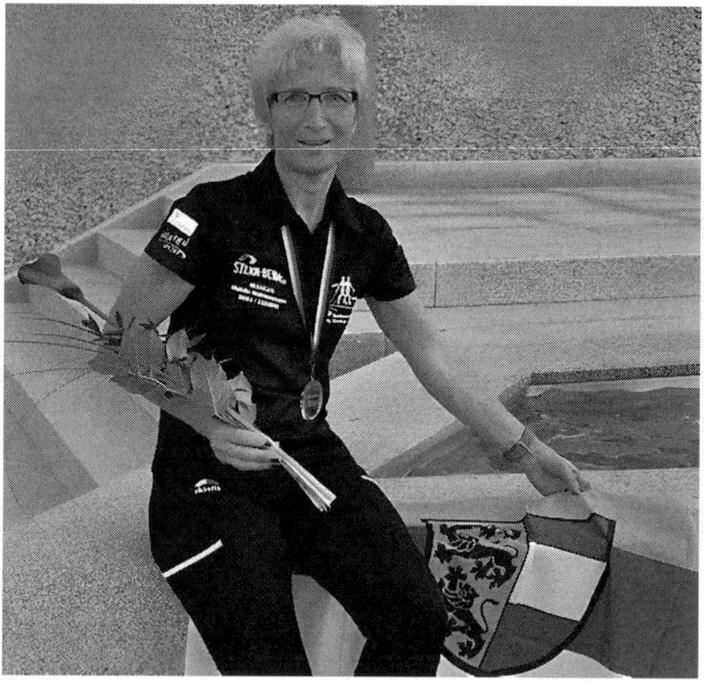

Abb. 46: © *Anna Maria Jernej, Kärnten/Österreich*

Anna Maria ist auch jene Sportlerin, die ihr Erfolgskonzept nie verschwiegen hatte. So kam dann auch bald ihre Kollegin Claudia Trattnig zum Workshop „Biokybernetik nach Smit“ mit der Folge, dass beide erstmalig „Europameisterinnen“ geworden sind, Claudia Trattnig eine Altersklasse darunter.

Hier meine Erfolge von 2022:

03.09.2022 Europameisterin W60 in 5 km Nordic Walken in Tirano Italien
Einige 1. Plätze Nordic Walken

17.09.2022 3. Platz Staatsmeisterschaft 20 km Straßengehen Amstetten
15.10.2022 Vizestaatsmeisterin in 35 km Straßengehen im Wiener Prater Hauptallee

24.03.2022 Österreichische Vizemeisterin 10 km Straßengehen in Feldbach
25.09.2022 Österreichische Vizemeisterin 5000 m Bahngehen in Klagenfurt
17.09.2022 Österreichische Vizemeisterin 20 km Straßengehen in Amstetten
15.10.2022 Österreichische Vizemeisterin 35 km Straßengehen Wiener Prater

2022 Österreichischer Gehercup 2. Platz gesamt Frauen
2022 Österreichischer Gehercup 1. Platz W60
2021 und 2022 Kärntner Landesrekorde Masters von W35 bis W60
3000 m und 5000 m Bahngehen
5 km, 20 km und 35 km Straßengehen
Allgemeine Klasse: 5 km, 20 km, und 35 km Straßengehen

Abb. 47: Erfolge von Anna Maria Jernej, 2022

Am 24.01.2023 um 11:44 schrieb Eduard Überbacher:

GEMEINDE AKTUELL

Anna Maria Jernej (W60) läuft von Erfolg zu Erfolg

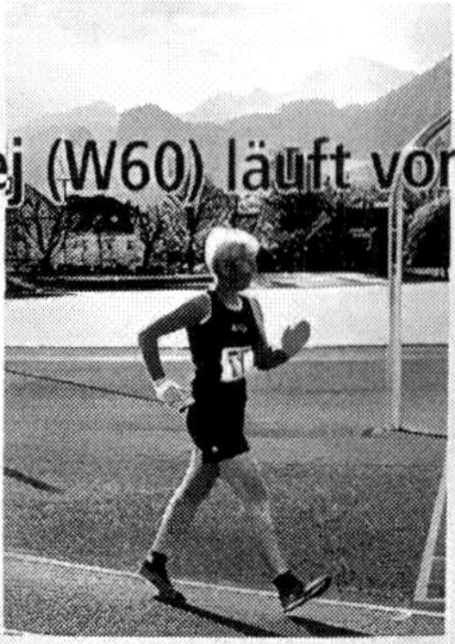

Erfolgreich: Anna Maria Jernej.

Nordic Walking ist für Anna Maria Jernej aus Schreckendorf seit dem Jahre 2011 ein wesentliches Element ihres Lebens. „Mein Mann und ich fahren zu den Bewerben in unterschiedliche Länder, machen damit auch gleich einen kleinen Urlaub und ich kann an den Start gehen", sagt Anni, wie man sie allgemein kennt.

In den letzten Jahren hat sie zahlreiche Siege im In- und Ausland errungen. Sie ist u. a. auch dreifache Weltrekordhalterin in Nordic Walking sowie mehrfache österreichische Meisterin, Europameisterin und Europacupsiegerin in ihrer Altersklasse.

Nach einer Ausbildung zum NW-Trainer bei der Sportunion in Graz durfte sie bei „ihrem" Verein „Fit for Fun Sportunion Südkärnten" einen Kurs „Nordic Walking, aber richtig" leiten sowie „Bewegt im Park" zwölf Wochen durch den Sommer begleiten.

Im Jahr 2021: Der Versuch als Quereinsteigerin im Race Walking wurde schon im ersten Jahr mit zweimal Gold bei den österreichischen Staatsmeisterschaften belohnt; danach 120 km „Burgenland extrem" in 18 Stunden, persönliche Challenge wie 60 x Kitzelberg, davon 10 x in acht Stunden und am Ende des Jahres hatte sie 5200 km in den Beinen.

März 2022 wurde für Anna Maria ein komplizierter Ellbogen-Trümmerbruch zu einer neuen Herausforderung. Durch ambitionierte Ziele wie die österreichische Meisterschaft im 10-km-Straßengehen Ende April war sie wieder fit. Mit dem Vizemeistertitel Anfang der Saison folgten noch weitere zweite Plätze in 5000-m-Bahngehen sowie 20 km und 35 km bei den Masters.

Besonders erfreut ist sie über die Platzierungen in der allgemeinen Klasse Straßengehen 3. Platz Staatsmeisterschaft 20 km und einen Vizestaatsmeister in 35 km.

Am Ende schaffte sie noch beim österreichischen Geher-Cup in den Austragungsorten Amstetten, Wien, Feldbach, St. Pölten, Eisenstadt, Bregenz und Linz den Sieg in ihrer Altersklasse sowie den 2. Platz in der Gesamtwertung.

Weitere Titel: etliche Kärntner Landesrekorde (KLV) von der AK W35–W60 in 3000 m und 5000 m Bahngehen, 5-km-, 20-km- und 35-km-Straßengehen. Im September lohnte sich eine Reise nach Tirano (Italien) zur Europameisterschaft in NW 5 km, wo sie als Europameisterin gefeiert wurde.

Mit dem Motto „Der Weg ist das Ziel", geht es in das nächste Jahr.

Abb. 48: Artikel von Eduard Überbacher aus der Gemeindezeitung – Stadtgemeinde Bleiburg.

Ihr Motto „der Weg ist das Ziel"

Anna Maria Jernej

https://biokybernetik-smit.com/project/nordic-walking-queen

Weltmeister im militärischen Fünfkampf (Pentathlon)

Schießen, Hindernislauf, Hindernisschwimmen, Werfen, Geländelauf

„Markus Weber“ Österreich, Weltmeister 2016 im Hindernisschwimmen

Kurze Vorgeschichte: Dem Autor dieses Buches wurde im Jahr 2015 per Telefon ein Wunsch geäußert. Der Athlet im militärischen Fünfkampf, Markus Weber, hatte es satt, über die Jahre immer wieder „Vizeweltmeister“ zu werden. Als bereits älterer Sportler wusste er ganz genau, wie sein Sport und das Training gehen. Dennoch war es der Lohn, jedes Mal nur „Vize“ zu sein.

Ein kurzes Telefonat mit ihm und mit einer nach Biokybernetik Smit geübten Dame genügte. Er erklärte sich bereit, immer wieder 70 km über einen Berg in ein anderes Bundesland Österreichs zu fahren. Die Mühen und Vorbereitungen mit Biokybernetik nach Smit hatten sich gelohnt. Bei der nächsten Weltmeisterschaft hieß es: Markus Weber ist „Weltmeister“ im Hindernisschwimmen. Welche Freude dann doch noch!

https://biokybernetik-smit.com/project/weltmeister_markus_weber/

Es gibt keine Website von ihm, auf Facebook kann man jedoch Berichte finden. Einfach „Markus Weber Weltmeister 2016“ eingeben.

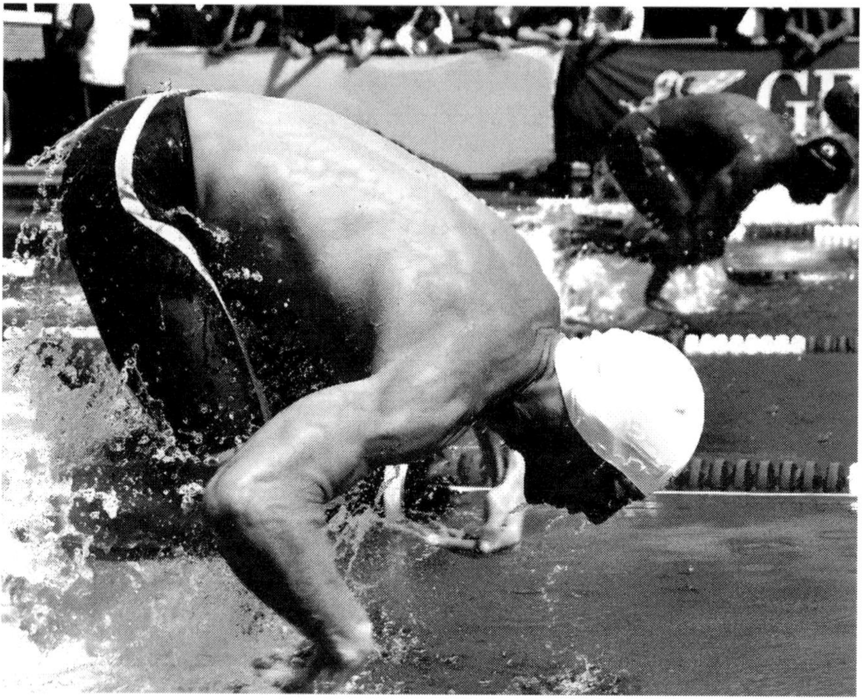

Abb. 49: Markus Weber, Weltmeister im Pentathlon

Haustiere, Huf- und Klauentiere

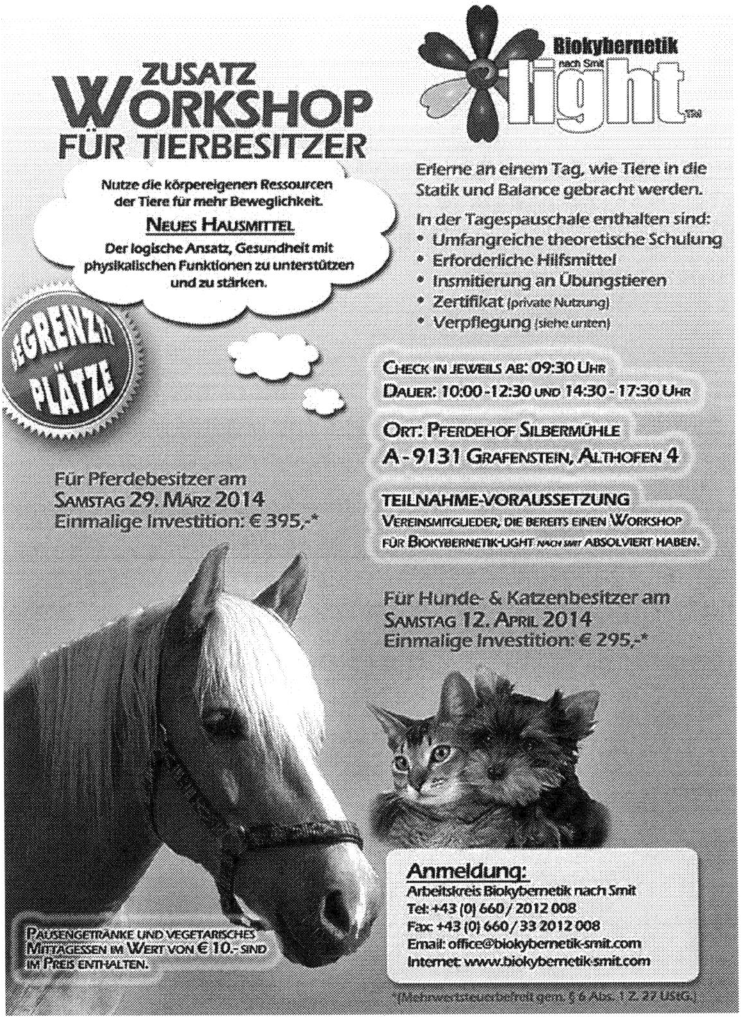

Abb. 50: Zusatz-Workshop für Tierbesitzer

Die Tierärztin Alexandra S. aus Österreich, die sich 2013 bemühte, den „Organic PIN Code“ auf die Anatomie der Pferde und Kühe umzulegen, war verzückt ob der Informationen, die sie im Archiv des Dr. Ing. Smit über Tier-Akupunktur vorgefunden hatte. Sie ist nicht nur schulmedizinisch bemüht, den Tieren zu helfen, sie ist auch Expertin der Tier-Akupunktur.

Was sie da vorfand, war genau das, was ihr in der Ausbildung gefehlt hatte. Sie wusste, da muss noch etwas fehlen. Hier war es nun. So ihre Aussage.

Gesagt getan, sie legte die Technik des Organic PIN Code auf die Anatomie der Tiere um, verwendete fortan den feinen Stift, der extra für Pferde angepasst wurde und begann sofort mit der Praxiserprobung dieser neuen Erkenntnisse.

Doch wie das Leben manchmal spielt, wurde damals nichts aus dem bereits fertig ausgearbeiteten Kurs. Ihr war die Sicherheitsschulung ein großes Anliegen, weil ja Pferde zur Seite treten können, mit ihrem Gewicht auf den Hufen auch mal auf die Seite des Behandlers. Kühe können seitlich ausschlagen. Diese Gefahren für Teilnehmer im Kurs und weitere Aspekte ließen sie dann von ihrem Vorhaben wieder Abstand nehmen.

So folgten über die Jahre immer wieder neue Versuche einzelner Pferdebesitzer/innen, die Interesse bekundet hatten, dieses Wissen zu übernehmen und einen Kurs (Workshop) zu gestalten.

Dann kamen ab 2021 vermehrt „Biokybernetik-nach-Smit-Workshops“ in der Schweiz zustande. Eine Teilnehmerin im „Workshop für Menschen“, die Huf-Orthopädin und Pferde-Dental-Therapeutin ist, nahm sich als Vorlage die Abfolge der messtechnisch ermittelten Reflexzonen von Dr. Ing. Smit, um diese auf die Anatomie der Tiere zu übertragen. Was übrigens vormals 2013 schon durch eine Tierärztin gemacht worden war, die sich mit TCM beschäftigt.

Flugs waren die Erfolge da und die Begeisterung groß

In weiterer Folge bekam sie auch die Ausarbeitungen der Tierärztin von damals zum Anpassen zugeschickt. Diese Kurse bekamen den Namen „Animal PIN Code" nach Dr. Ing. Jan Gerhard Smit und wurden auf Anhieb erfolgreich. So konnten Pferde, Kühe und allgemein Huftiere wie Schafe und Ziegen davon profitieren. Der Begriff „glückliche Kühe" hatte damit noch mal eine größere Berechtigung bekommen.

Wichtig zu beachten ist allerdings: Eine Kastration der Tiere wirkt sich im Laufe der Jahre allgemein als Rückenschwäche aus. Darauf ist Rücksicht zu nehmen wie auch auf Schwächen der Trageerschöpfung bei Pferden.

Trageerschöpfung

Mit der Trageerschöpfung wird die Erschöpfung durch das Tragen von Reiter und auch des eigenen Körpergewichts der Tiere bezeichnet. Dabei sinkt der Brustkorb zwischen den Schulterblättern ab. Dadurch kommen weitreichende Verspannungsfolgen und muskuläre Verkürzungen zustande. So beginnt das Pferd, mit den Hinterbeinen dicht zusammen und mit nach innen gedrehten Sprunggelenken zu stehen. Das Pferd geht in Schonhaltung, indem es die Sprunggelenke nicht mehr richtig beugt. Es fängt dann meist zu schlurfen an. Dadurch werden die Hufe schräg abgenutzt.

Das Zurückstellen in die körperlich richtige Symmetrie kann sich also auch bei Trageerschöpfung positiv auswirken. Man konnte beobachten, dass Pferde nach einer „Insmitierung" plötzlich einen gleichmäßigeren runden Trab bekamen. Vor allem wachsen von nun an die **Hufe in anatomisch richtiger Form** wieder nach.

Pferde benötigen oft bereits nach wenigen Monaten keine Hufeisen mehr und können nun viel sensitiver den Boden unter den Hufen wahrnehmen. Wie es die Natur doch vorgesehen hatte! **„Dieser Aspekt ist völlig neu in der Pferde-Therapie.“**

Auch bei **Pferde-Koliken** geht es den Tieren nach der Anwendung des „Animal Pin Code“ rasch besser. Also nun auch „glückliche Pferde“. Die Tiertherapeutin war begeistert, weil sie so etwas immer gesucht und bisher nie gefunden hatte.

Pferde gehen während der Insmitierung in die volle Entspannung und beginnen in ihrer Position mit einem gehobenen Hinterbein zu gähnen, zu dösen und leer zu kauen.

Asymmetrie im Reitsport

Für Reiter ist es unerlässlich, auf einen ausbalancierten Sitz zu achten, wenn man das Pferd nicht in seiner Bewegung stören will. Hierfür müssen das Becken gerade und die Beine gleich lang sein. Pferd und Reiter können so eine Einheit sein. Ist der Reiter schief, also steigt er mit verkrümmter Wirbelsäule auf ein Pferd, so ist dieses auch gleich schief. Das Pferd leidet unter dieser einseitigen Belastung und wird beispielsweise beim Springreiten niemals seine mögliche Leistung bringen können.

Kühe

Bei Kühen ist der „Animal Pin Code" ähnlich durchzuführen wie bei Pferden. Zu beobachten ist, dass auch hier die Hüftknochen, die vormals schief standen, nun wieder gerade zueinander stehen. Damit stehen auch die Beine entsprechend, vormals nach außen gespreizt, wieder gerade. Betrachtet man die Kuh von hinten, sieht man genau, dass sie anatomisch wieder richtig steht. Indikator ist zusätzlich der Schwanz: Ist die Kuh außerhalb ihrer Symmetrie, ist der Schwanz meist geknickt. Steht sie wieder symmetrisch, wird auch der Schwanz wieder gerade. Eine glückliche Kuh hat auch eine bessere Milchleistung. So gibt sie eventuell nach der Insmitierung wohl eine Woche lang keine Milch, danach soll sie Berichten zufolge um einiges mehr abliefern als vormals. Kühe gehen ebenso in die volle Entspannung und beginnen wiederzukäuen.

Pfotentiere

Auch Pfotentiere wie Katzen und Hunde kommen in den Genuss des Biokybernetik „Animal Pin Code". Schon Dr. Ing. Smit war in Dresden dafür bekannt, lahmende Hunde wieder zum Laufen gebracht zu haben. So hatte der Autor selbst erste Versuche gemacht, die „Überlieferungen" des Dr. Smit für Hunde zu nutzen.

Bei vielen Hunden besteht ein Hüftproblem. Dies ist leicht zu erkennen, wenn der Hund voraus läuft. Läuft er nicht federnd trabend, sondern hoppelt mit den Hinterläufen hinter seinen Vorderläufen her, hat er Schmerzen in der Hüfte und befindet sich in Schonhaltung. Denn er kann sein Becken vor Schmerzen nicht mehr so bewegen, wie es im lockeren Trab natürlich ist.

Nach Durchführung des „Animal Pin Code“ dreht er wieder seine Hüfte links-rechts, weil er dann schmerzfrei in seinen runden trabenden Lauf kommt.

Hunde, die der Autor selbst „insmitiert“ hatte, kamen meist zu einem zweiten Termin freundlich schwanzwedelnd und setzten sich mit glücklichen Augen hin, die wohl besagen, bitte noch mal. Katzen sind anfangs oft etwas skeptischer. Doch sobald sie die inneren Wirkungen spüren, gehen sie ins Schnurren über.

Biokybernetik nach Smit Brasilien

Die Bekanntschaft mit der ehemals Mag. der Psychologie Thamis Bernardes Sampaio kam zum ersten Mal in der österreichischen Kleinstadt Villach zustande.

Sie lebte dort schon mehrere Jahre und wollte wieder in ihre Heimat zurück. Mit dem Anliegen, etwas Gutes aus Europa für die Menschen in Brasilien mitzubringen, wurde sie dem Autor dieses Buches vorgestellt. Dies war noch vor dem ersten Besuch bei Dr. Ing. Smit.

Ihr großes Anliegen war es, den Ärmsten der Armen in ihrer Heimat zu helfen, vor allem den Straßenkindern. Der erste Plan war es, den reichen Leuten Brasiliens etwas zu verkaufen, um dann mit dem eingenommenen Geld den Armen zu helfen.

Sie flog nach Hause. Doch aus dem vormals gedachten Verkaufsprodukt wurde nichts, weil der Autor bemerkt hatte, dass beim Hersteller nicht alles dem entsprach, was notwendig gewesen wäre. In der Zwischenzeit tauchten plötzlich Informationen auf, die dem Autor die Gewissheit gaben, dass es sich um die Methode nach Smit handelte, mit der der angebliche „Erfinder“ (siehe Seite 33) beschäftigt war. Nach dem Erstbesuch bei Dr. Ing. Smit kontaktierte der Autor die Dame aus Brasilien wieder. Sie solle kommen, es gebe hier etwas Interessantes für ihre Ziele. Sie kam und wurde flugs darauf eingeschult.

Nachdem der Autor in der Anfangszeit etwa sieben bis acht Mal in Dresden bei Dr. Ing. Smit war, konnte sie bei einer dieser Reisen mit dabei sein und ihn selbst kennenlernen. Er war sehr erfreut über die

Aktivitäten in Brasilien und gab ihr sein „viel Glück“ mit auf den Weg.

Wieder zu Hause in São Paulo angekommen, machte sie ihre ersten Schritte zu den Eigenerfahrungen mit „Patienten“. Dies war für sie so eindrucksvoll, dass sie nun plante, diese Methode in ihre bevorstehende Doktorarbeit in der Psychosomatik einzubauen. Aufgrund ihrer Arbeiten und der Ergebnisse wurde ihr nicht nur der Doktortitel verliehen, es wurden ab sofort auch medizinische Studien in Begleitung von Ärzten und Professoren durchgeführt. Die erfreuliche Folge war: medizinische Anerkennung als komplementärmedizinische Methode durch das Gesundheitsministerium in Brasilien. Nachstehend ein kurzer Auszug aus einer der ersten Erfahrungen:

Brasilien Studien 2017/2018 – Übersetzung Google Translate

Cohab Raposo Tavares

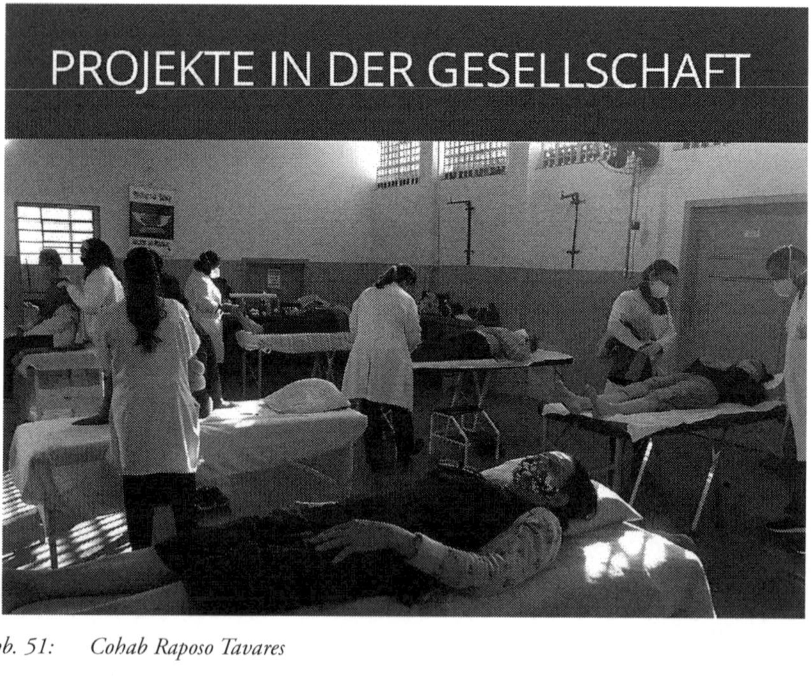

Abb. 51: Cohab Raposo Tavares

Im März 2017 wurde in der Raposo Tavares Community ein Pilot-Assistenzprojekt gestartet, in dem die Biokybernetik-Smit-Methode der Zielbevölkerung angeboten wurde.

Die Koordinatoren stellten das Projekt dem Familiengesundheitsteam vor, das für die Unterstützung der Zielgemeinde verantwortlich ist. Gesundheitsagenten luden Menschen aus der Gemeinde ein, sich über diese Methode zu informieren. Kriterien für die Patientenauswahl wurden nicht festgelegt.

Das Projekt fand dienstags, 14-tägig, statt. Die Servicezeit war von 14:00 bis 17:00 Uhr. Neue Patienten wurden von den Therapeuten einer Anamnese unterzogen, um gesundheitliche Probleme zu erkennen. Obwohl es bestimmte Tage für die Registrierung gab, kamen in praktisch allen Pflegezeiten neue Patienten mit der Bitte um Pflege hinzu. Meist wurden sie angenommen. Zu Beginn des Projekts gab es zwei Therapeuten und eine Liege. Am Ende des Projekts standen fünf Therapeuten und zehn Betten zur Verfügung. In jedem Pflegezyklus wurden zehn Patienten gerufen, um und sich in den zehn Betten zu positionieren.

Die Einzeltherapie bestand aus der Durchführung des Eingriffs (10-15 Minuten), gefolgt von einer Entspannung auf der Liege (10 Minuten). Nachdem der Zyklus von zehn Terminen abgeschlossen war, wurden die Patienten entlassen, damit der nächste Zyklus beginnen konnte. Zwischen März und Dezember 2017 wurden rund 300 Konsultationen durchgeführt (durchschnittlich 30 Konsultationen pro Periode, insgesamt 10 Perioden). Im Jahr 2018 wurden circa 400 Konsultationen durchgeführt (35 bis 40 Patienten pro Periode, insgesamt 11 Perioden). Die Patientengruppe bestand hauptsächlich aus älteren Frauen, die über Schmerzen klagten. Ende des Jahres wurden strukturierte Interviews mit dem Ziel durchgeführt, die Wahrnehmung der Patienten zu den gesundheitlichen Auswirkungen der Biokybernetik-Smit-Methode zu ermitteln. Fragebögen mit geschlossenen Fragen wurden entwickelt, um die Wahrnehmung der Patienten bezüglich der Wirkung der Methode in Bezug auf die folgenden Aspekte auszudrücken:

- Schlaf
- Stimmung
- Flexibilität
- Haltungskomfort
- Schmerzen

Das Interview wurde von den Therapeuten durchgeführt und die Antworten in ein Online-Formular eingetragen. 35 Patienten wurden befragt. Ergebnisse unter den befragten Patienten:

- 87,1 % berichteten von einer Verbesserung der Schmerzen
- 84,4 % gaben eine verbesserte Flexibilität an
- 76,5 % der Patienten berichteten über eine verbesserte Schlafqualität
- 73,5 % der Patienten meldeten eine verbesserte Stimmung
- 71,9 % stellten eine verbesserte Körperhaltung fest

Nachfolgend finden Sie einige Erfahrungsberichte der befragten Patienten:

- „Ich bin hierhergekommen, weil ich starke Schmerzen hatte. Ich nahm jeden Tag zwei Jahre lang Medikamente (Nimesulid). Nach Beginn der Behandlung (vor fünf Monaten) habe ich das Medikament nur noch zweimal eingenommen. Ich habe nicht mehr die Schmerzen, die ich fühlte, die zu groß waren, ich konnte nicht mehr gehen. Heute geht es mir viel besser und ich nehme keine Schmerzmittel mehr." „Es war ein Segen, weil ich eine Sehne in meinem Arm hatte, die drei Finger unter dem Normalwert lag und ich mich einer Operation unterziehen musste. Heute kämme ich meine Haare, heute verabrede ich mich, heute bin ich glücklich. Ich bin nicht darauf angewiesen, dass meine Nachbarn meine Haare kämmen, denn heute bin ich von ihnen (Therapeuten) hier sehr gut betreut (...). Ich bitte Gott jeden Tag, dass Gott sie immer segnet, damit sie immer bei uns sind.“

- „Gleich als ich mit der Behandlung begann, hatte ich mehrere Beschwerden. Eine davon, die sich sehr verbessert hatte, war Schlaflosigkeit. Ich hatte viel Schlaflosigkeit, konnte nicht richtig schlafen, ich fühlte mich eigentlich nicht schläfrig. Ich begann zu fühlen (schlafen), nachdem ich mit der Behandlung begonnen hatte.“

- „Ich hatte einen Krampf (Augenlid) aufgrund einer Gesichtslähmung, die ich hatte, es ging mir viel besser. Es zog an meinem Auge, heute zieht es nicht mehr. Ich hatte starke Schmerzen im Nackennerv, es ging mir auch besser, ich spüre es nicht mehr. In vielerlei Hinsicht habe ich mich durch die Behandlung viel besser gefühlt.“

- „Ich mochte diese Behandlung, diese Technik sehr. Als ich hier anfing, hatte ich starke Schmerzen im Knie, in meinen Gelenken. Ich glaube, ich habe mich um 80 % verbessert. Ich hatte auch Schmerzen in der Lendenwirbelsäule und nach dieser Technik habe ich mich auch sehr verbessert.“

- „Ich bin ruhiger und entspannter. Wenn ich ein Problem habe, werde ich nicht mehr zu ängstlich.“ „Nach dem ersten Tag, an dem der Arzt hier angefangen hat, geht es mir besser. Vorher war ich nervös, sehr ungeduldig. Ich danke Gott immer dafür, dass du hier bist, weil ich mich so sehr verbessert habe. Ich verbesserte meine Art zu sein, ich verbesserte meine Nervosität, weil ich aufgeregt war. Ich bin so dankbar. Die Schmerzen ließen mehr nach. Mir geht es gut, Gott sei Dank, danke Jungs, mir geht es wunderbar.“

Nach diesen ersten Erfahrungen ging es sofort erfreulich weiter. Der oberste Arzt der brasilianischen Luftfahrtbehörde, Prof. Anderson, wurde aufmerksam, zeigte sich begeistert und alles nahm wunderbar seinen Lauf. Video mit der Mutter eines behinderten Kindes und mit Prof. Anderson: https://www.youtube.com/watch?v=MW5Lv-VGSTS8.

Erste Krankenhäuser nahmen die Methode in ihre komplementär-medizinischen Abteilungen auf.

Eine begeisterte Professorin, Prof.ª Mariana Eri Sato Nishio, die auf der medizinischen Universität São Paulo unterrichtet, ist eine große Befürworterin und eine der wichtigen Stützen im gesamten brasilianischen Team der „Biokybernetik nach Smit".

Es ist so vieles Wunderbares in Brasilien geschehen, was bestimmt ein weiteres Buch ergeben würde. Doch dem Autor hierzulande fehlen zu viele Kenntnisse darüber.

Es wurden Studien über Studien durchgeführt. Auch in einem anderen Bundesland Brasiliens. Um eine zentrale Stelle zu haben, eröffnete das Team der Biokybernetik-Smit-Brasil auch ein „Gesundheitshaus" in São Paulo. Adresse unter: https://biokybernetik.com.br/contato

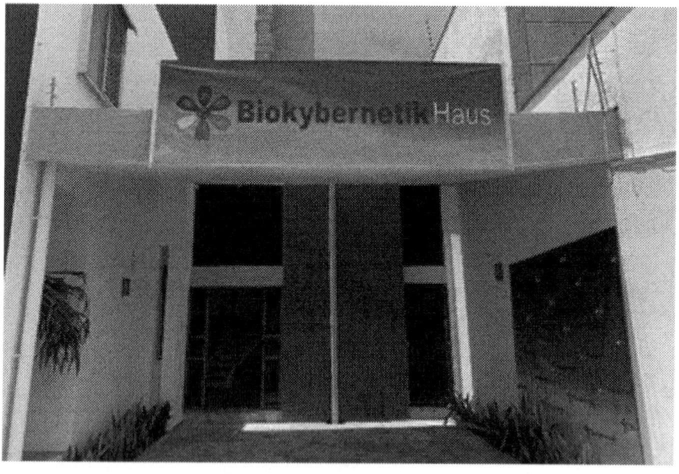

Abb. 52: Biokybernetik Haus in São Paulo

Medizinische Forscher

Nun wird es auch Zeit, die beiden Hauptakteurinnen etwas näher kennen zu lernen. Die Präsidentin der Biokybernetik Smit, Brasil und Südamerika,

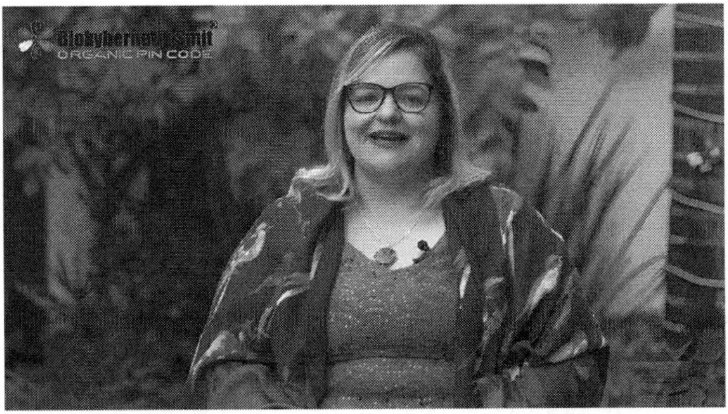

Abb. 53: Dr.ª med. Thamis Bernardes Sampaio de Lira Afonso Ferrera

Video deutsch: https://www.youtube.com/watch?v=xLkhi4mZcC8

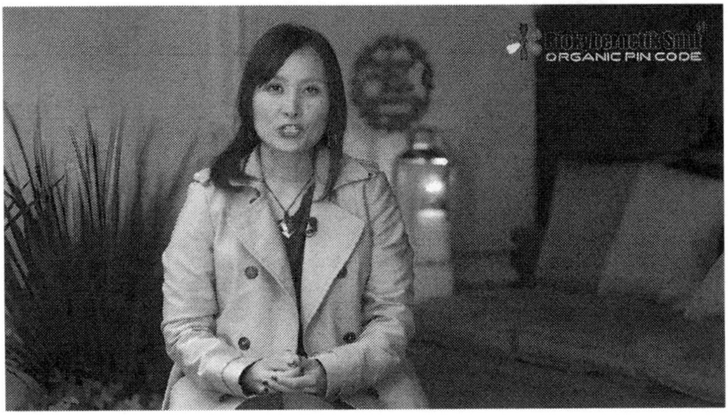

Abb. 54: Profª med. Mariana Eri Sato Nishio,

Video englisch mit Untertitel deutsch: https://www.youtube.com/watch?v=2eTMiaZYts8

Kooperation mit den Iris-Diagnostikern

https://www.instagram.com/nutriiris/

Die Irisdiagnostiker hatten festgestellt, dass die Biokybernetik nach Dr. Ing. Smit wohl die am schnellsten wirkende Methode der Welt wäre. Alle Veränderungen im Gesundheitsstatus sind sofort in der Iris positiv zu erkennen. Somit ergab sich eine enge Zusammenarbeit mit den Kontakten der Irisdiagnostiker.

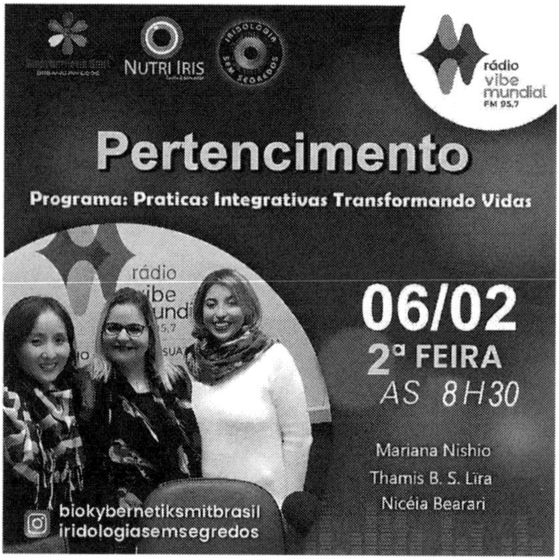

Abb. 55: Dr.ª Nicéia Bearari

Das Biokybernetik-nach-Smit-Kernteam

Foto: die beiden Forscherinnen mit dem jeweiligen Ehemann. Die beiden Männer geben volle Unterstützung. Marcelo ist der IT-Mann der ersten Stunde. Adriano ist Steuerberater und betätigt sich zusätzlich tatkräftig als Mädchen für alles.

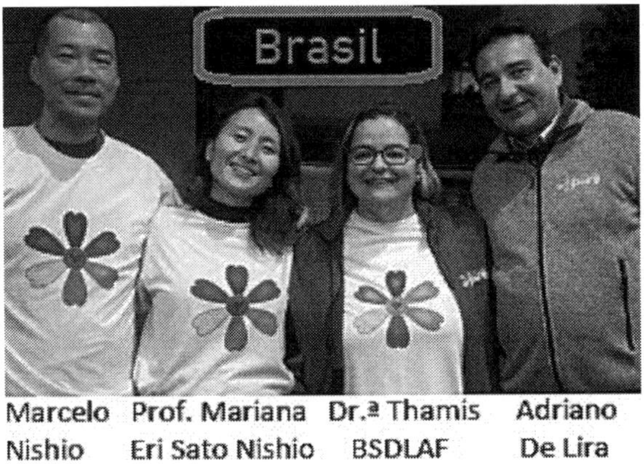

Abb. 56: Das Biokybernetik-nach-Smit-Kernteam in Brasilien

Biokybernetik nach Smit in Krankenhäusern

Hospital São Paulo – UNIFESP, Projekt „Despertar“

Das Team von Biokybernetik Smit nahm am Projekt „Despertar“ teil, das den Mitarbeitern und Assistenzärzten des Krankenhauses integrative Praktiken anbietet. Die häufigsten Beschwerden waren verschiedene chronische Schmerzen, psychische Probleme und Müdigkeit. Die meisten Mitarbeiter berichteten, dass sich ihre Beschwerden nach der Behandlung verbessert hätten. Das Projekt wurde aufgrund der Coronavirus-Pandemie unterbrochen.

Das Hospital São Paulo ist eine Einrichtung der Bundesuniversität von São Paulo (UNIFESP). Es besteht seit über 77 Jahren und beherbergt medizinische und multi-disziplinäre Facharzt-Programme. Es gilt als Referenz für die Ausbildung von Studenten und Postgraduierten im Gesundheitswesen.

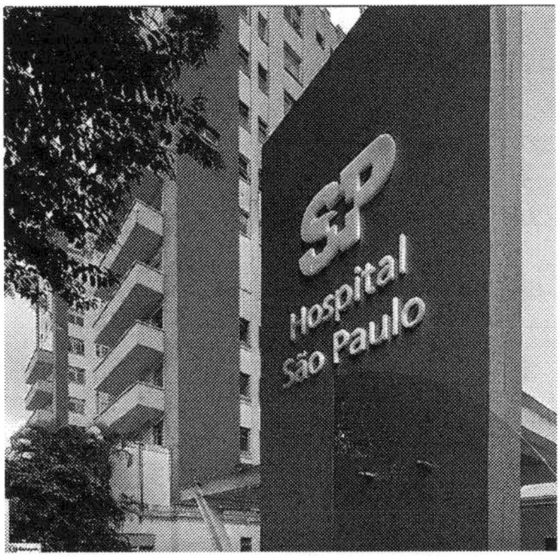

Abb. 57: *Hospital São Paulo*

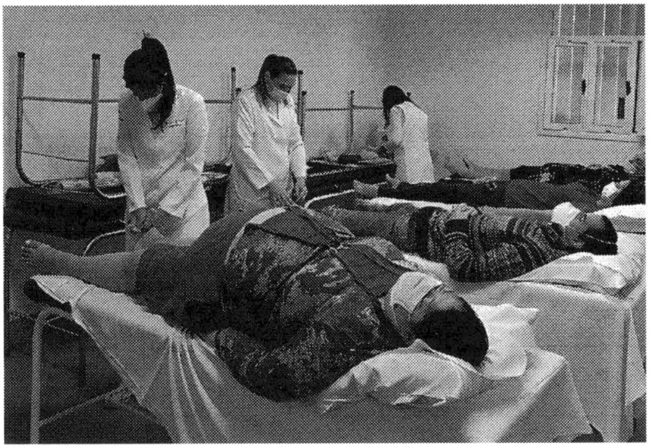

Abb. 58: *Zeitraum Oktober 2019 bis März 2020. Freiwillige Therapeuten: 2 bis 5 pro Schicht. Anzahl der durchgeführten Behandlungen: 98 pro Schicht.*

Hospital das Clínicas – FMUSP Projekt „Lavenda“

Das Team von Biokybernetik Smit nahm am Projekt Lavenda (Pilotphase) teil, das vom Núcleo Técnico de Humanização (NTH) des HCFMUSP entwickelt wurde.

Ziel dieses Projekts war es, den Angehörigen der Gesundheitsberufe des HCFMUSP-Komplexes eine Betreuung anzubieten, um das Risiko eines Burnouts am Arbeitsplatz zu minimieren. Die ausgewählten Zielgruppen waren Mitarbeiter des NTH-Teams.

In einem Gesprächskreis, der nach einem Behandlungszyklus stattfand, wurde Folgendes berichtet:

- Verbesserung des Selbstwertgefühls
- mehr Arbeitsmotivation
- Linderung von Muskel-Skelett-Beschwerden und Verbesserung der Epigastralgie (Oberbauchschmerz)

Ein weiterer Aspekt, der in den Berichten genannt wurde, war der überraschende Nutzen einer Therapie, die als unkonventionell gilt. Das Projekt wurde aufgrund der Coronavirus-Pandemie unterbrochen.

Zeitraum: November bis Dezember 2019, Therapeut: 1 pro Schicht, Behandlungen: 16 pro Schicht.

Núcleo de Gestão de Pessoas (People Management Center)

Das Núcleo de Gestão de Pessoas (People Management Center) ist für die Verwaltung der Humanressourcen des HCFMUSP-Komplexes zuständig. Mit dem Ziel, das Klima unter den Mitarbeitern des Sektors zu verbessern, wurde ein Pflegeprogramm mit vier Arten integrativer Praktiken eingeführt: Reiki, Bachblüten-Therapie, Aurikulo-Therapie und Biokybernetik Smit.

Beginn: Mai 2022, Therapeuten: 2 bis 3 pro Schicht, Behandlungen: 12 pro Schicht.

Clínicas da Faculdade de Medicina da USP – HCFMUSP

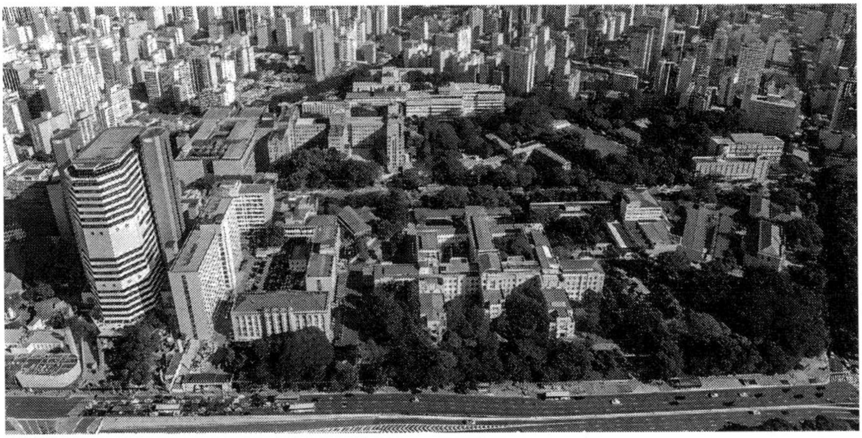

Abb. 59: Clínicas da Faculdade de Medicina da USP – HCFMUSP

Das am 19. April 1944 eingeweihte Hospital das Clínicas da Faculdade de Medicina da USP – HCFMUSP gilt als eines der wichtigsten brasilianischen Zentren der technisch-wissenschaftlichen Forschung. Es ist eine der wichtigsten Referenzen auf dem Gebiet der Lehre, Forschung und Behandlung.

Programa de Práticas Integrativas – IPQ (Programm Integrative Praktiken)

Biokybernetik Smit wurde in das Programm für integrative und komplementäre Gesundheitspraktiken des psychiatrischen Instituts des HCFMUSP-Komplexes (Programa de Práticas Integrativas e Complementares em Saúde do Instituto de Psiquiatria do Complexo HCFMUSP) aufgenommen.

Zielgruppe sind Patienten mit schwerwiegenden psychischen Problemen, die die Tagesklinik besuchen, wo sie allopathische Hilfe und integrative Therapien für eine umfassende Behandlung erhalten.

Die Zusammenarbeit zwischen diesen verschiedenen Bereichen hat laut dem Koordinator im Hospital Dia-IPQ, dem Psychiater Renato Del Sant, gute Ergebnisse gezeigt.

Beginn: August 2021, Therapeuten: 4 bis 6 pro Schicht, geleistete Behandlungen: durchschnittlich 18 pro Schicht (insgesamt 400 bis 26.05.2022).

Auszeichnung vom Ministerium, PAHO und WHO

Das IPQ-Programm ist eine nationale Referenz. Es wurde von der Panamerikanischen Gesundheitsorganisation (PAHO), der Weltgesundheitsorganisation (WHO) und dem brasilianischen Gesundheitsministerium (MS) ausgezeichnet.

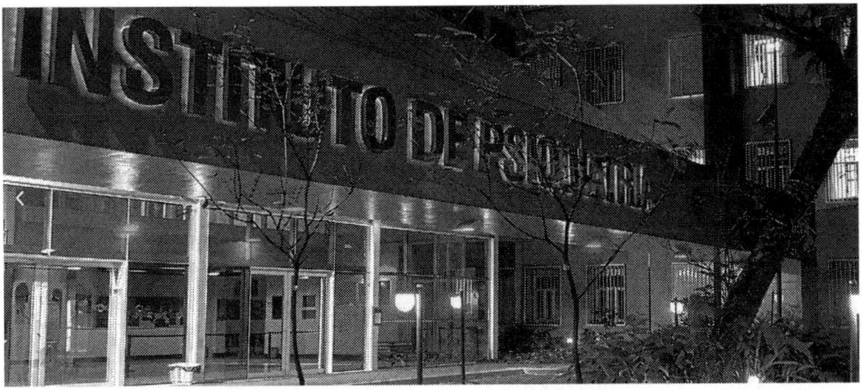

Abb. 60: *Psychiatrisches Institut*

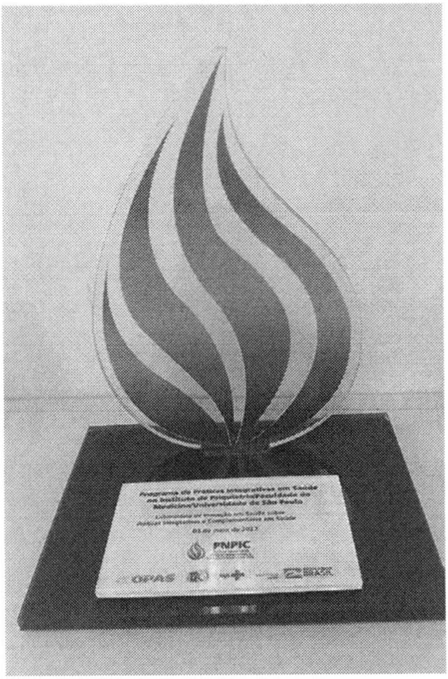

Abb. 61: *Auszeichnung*

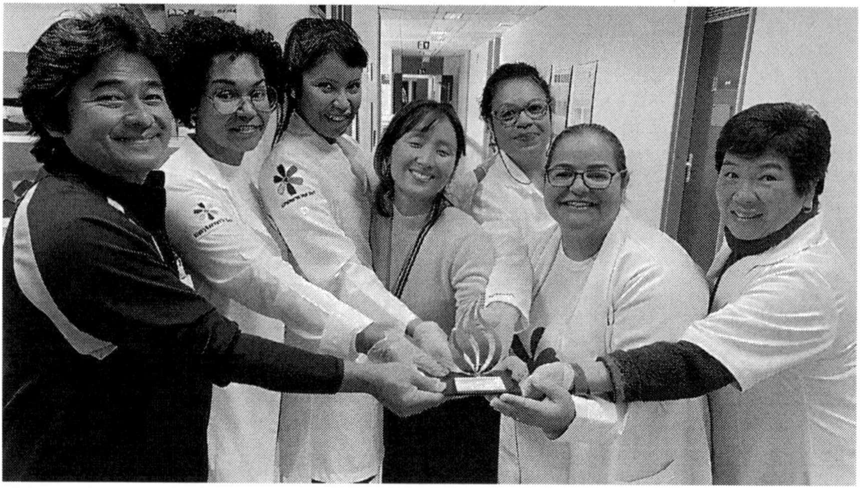

Abb. 62: *Das Biokybernetik Smit Team mit Osvaldo (Programmkoordinator); Behandlung am IPQ – HCFMUSP*

Hospital Beneficiência Portuguesa

Wir werden bald die stationären Patienten im Palliativbereich des Hospitals Beneficiência Portuguesa behandeln.

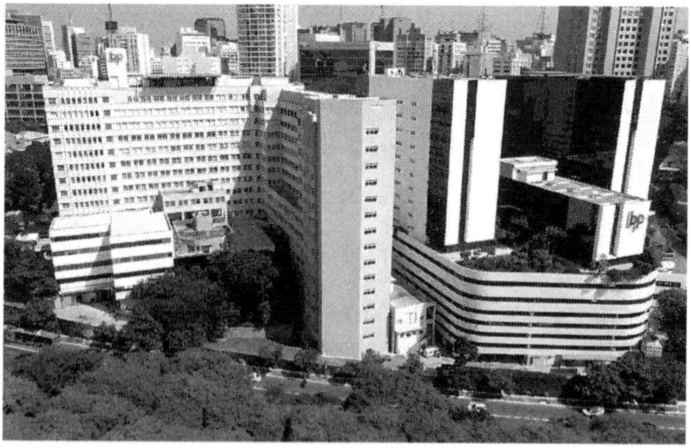

Abb. 63: *Der Verein Beneficência Portuguesa, Sitz in São Paulo/Brasilien*

Der Verein Beneficência Portuguesa, Sitz in São Paulo/Brasilien, ist einer der größten und fortschrittlichsten privaten Krankenhauskomplexe in ganz Lateinamerika, hat etwa 7 500 Mitarbeiter, 3 000 Ärzte und versorgt jährlich etwa 1,9 Millionen Patienten in mehr als 50 medizinischen Fachgebieten.

Santo André

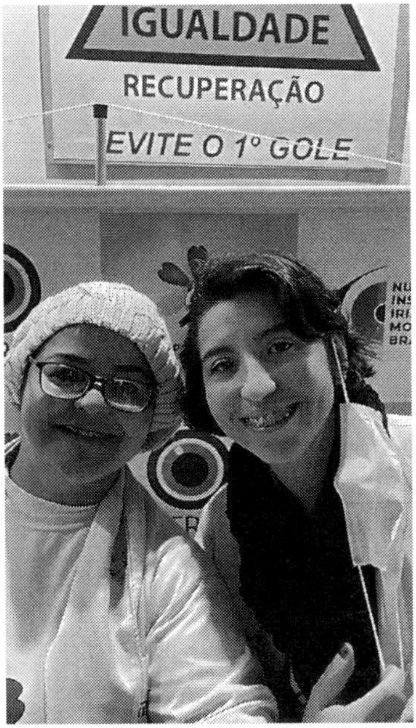

Abb. 64: Foto © Dr.ª med. Thamis B.S.Lirã + Dr.ª Nicéia Bearari

Es wurden Behandlungen für die Gemeinschaft der Santo André-Siedlung angeboten, indem Biokybernetik Smit mit der Iridologie (Augendiagnose) kombiniert wurde.

Beginn: Februar 2021. Freiwillige Therapeuten: bis zu 13 Therapeuten pro Schicht. Behandlungen: etwa 500.

Hilfsprojekte – notleidende Kinder

Projekt „Beira Rio“, Anjos da Rua e Amigos da Vila

Der brasilianische und südamerikanische Verein Biokybernetik nach Smit führt verschiedene freiwillige Projekte in der Gemeinde durch. Nach dem Prinzip des systemischen Gleichgewichts wurde ein zyklischer Prozess aufgebaut, bei dem freiwillige Therapeuten Menschen behandeln, die Lebensmittel und Kleidung für die bedürftige Gemeinschaft spenden.

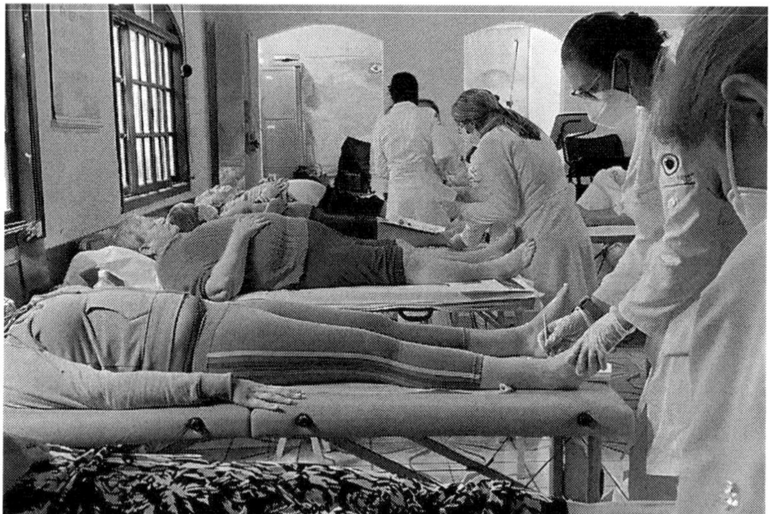

Abb. 65: Beira Rio

Das Beira Rio Projekt ist eine der unterstützten Gemeinden. Die Vereinigung ist sich bewusst, dass es für die Emanzipation der Menschen notwendig ist, neben den Behandlungen auch Bildung und Kultur anzubieten.

Auf dem Bild hat der Geiger Hanry Dawson für Musik gesorgt und mit den Kindern darüber gesprochen, wie wichtig es ist, einen Traum zu haben. Er selbst hatte eine bedürftige Kindheit und erfüllte sich seinen Traum, Geiger in renommierten nationalen und internationalen Orchestern zu werden.

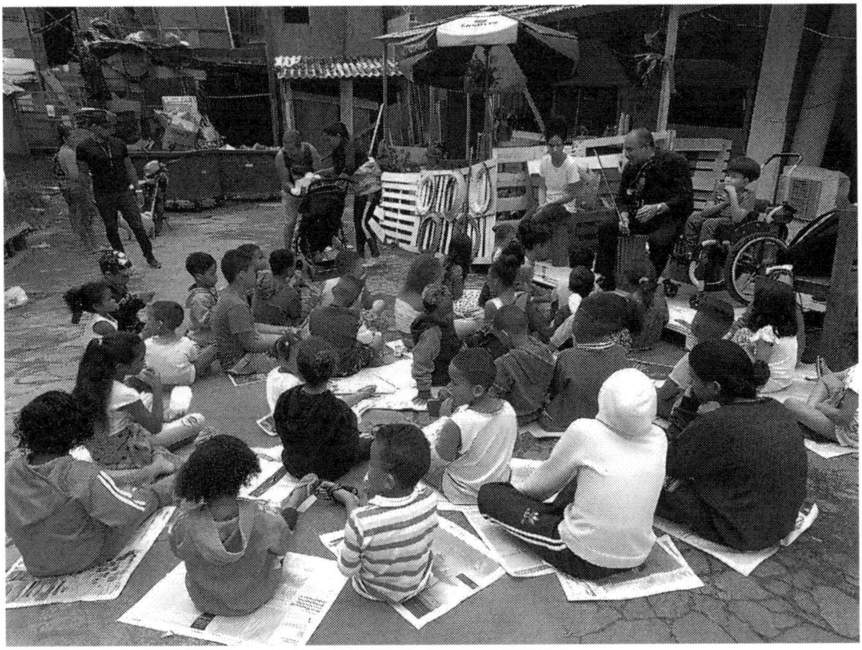

Abb. 66: Geiger Hanry Dawson mit den Kindern aus den Favelas

2021 bis September 2022 sind 16 Tonnen Lebensmittel sowie sechs Tonnen Kleidung und Schuhe an bedürftige Familien geliefert worden. Projekt Biokybernetik Smit in Partnerschaft mit Nutriiris, mit unterstützt von unseren Patienten, Kunden, Freunden und Familien.

Akademische Projekte

Sabará Internationaler Kindergesundheitskongress (4. Auflage)

Biokybernetik Smit wurde auf dem Humanisierungsseminar vorgestellt.

Datum: 15.09.2018.

Brasilianischer Kongress für integrative und komplementäre Praktiken

Innovations-Panel: Die Biokybernetik Smit wurde als eine der neuen therapeutischen Verfahren in der PICS vorgestellt. Erfahrungsberichte: Vorstellung des Sozialprojekts von Santo André, die therapeutische Behandlung mit Biokybernetik Smit und Iridologie anbietet.

Datum: 05.09.2021.

Promotion an der Fakultät für öffentliche Gesundheit der USP

Die Promotion bezweckt, einen Weg für die Untersuchung von PICS vorzuschlagen, indem eine gemischte Forschung durchgeführt wird: Sie zielt darauf ab, die Auswirkungen von Biokybernetik Smit auf Schmerzen und Lebensqualität (quantitativer Teil) zu bewerten und die therapeutische Erfahrung aus der Perspektive der Nutzer (qualitativer Teil) zu untersuchen. Vorläufige Ergebnisse des quantitativen Teils zeigten, dass Biokybernetik Smit die Verbesserung dieser beiden Variablen förderte.

Forscherin: Prof.ª Mariana Sato. Koordinatoren: Ferrara und Ayres. Beginn: November 2021.

Projekt in den Favelas „Beira Rio", „Anjos da Rua" und „Amigos da Vila"

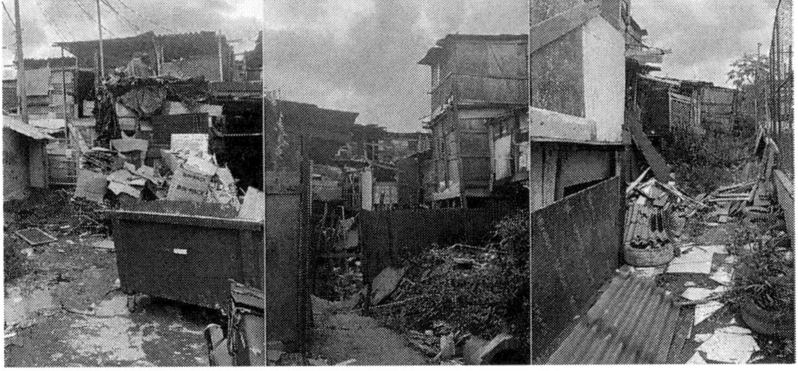

Abb. 67: Favelas

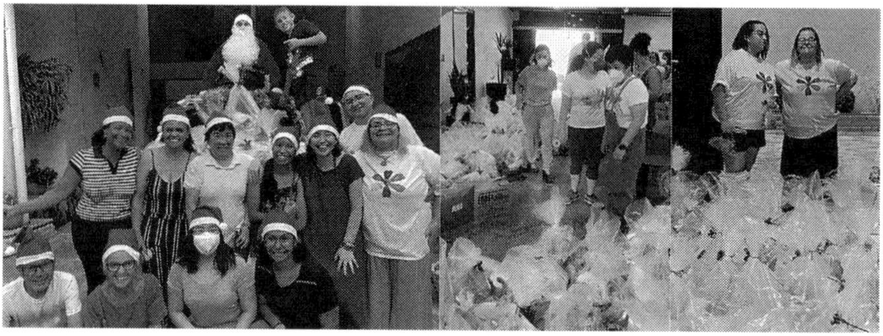

Abb. 68: In den Favelas gab es auch alljährliche Weihnachtsfeiern für die Kinder

An den Kosten für Speisen, Getränke und Geschenke hatte sich alljährlich auch Biokybernetik nach Smit Europa mit dem „Verein Arbeits- u. Forschungskreis Biokybernetik nach Smit, Österreich/Deutschland" und dem „Verein Forschungskreis Biokybernetik nach Smit, Schweiz" beteiligt. Diese Spenden wurden bei sämtlichen Schulungsveranstaltungen bei den Teilnehmer/innen gesammelt. Viele kleine Tropfen brachten ein schönes Ergebnis und viele glückliche Kinder.

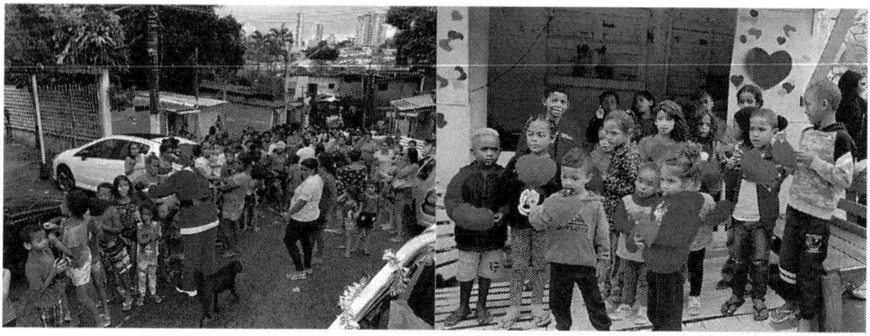

Abb. 69: Feiern für die Kinder

Wir bedanken uns herzlich bei allen Spenderinnen und Spendern.

In den Favelas finden auch wöchentliche Lebensmittelausgaben statt.
Video: https://www.youtube.com/watch?v=rbJDkGm4X2E

„Liebe, die heilt“

Der Forscherin Dr.[a] Thamis B. S. Lirã (Name gekürzt) und Präsidentin von Biokybernetik Brasil fiel ein Mädchen auf der Straße auf, die an die Autoscheiben klopfte und etwas verkaufen wollte. Ihr Gesicht war merkwürdig gelb und grau. Auf die Frage, warum und wo sie zu Hause wäre, zeigte sie ihr Zuhause.

Die Menschen leben dort in einem offenen Kanal, unter Brettern, ohne Strom, ohne Wasser, ohne Einkommen. Sie sind auch nicht registriert und deshalb nicht als Personen geführt. Als Mensch dürfen sie am öffentlichen Leben nicht teilnehmen, die Kinder auch nicht an den Spielplatz usw. Sie sind zum Großteil Analphabeten, weil sie nie zur Schule durften und auch nicht in ein Krankenhaus. Selbst dann, wenn ein Notfall vorliegt. Sie dürfen aber vor dem Krankenhaus sterben. Und was sie noch „dürfen“: an politischen Wahlen teilnehmen. Drei Kreuze genügen ja.

In dieser Situation leben die Menschen dort und kommen zwangsläufig in die Kriminalität, weil sie etwas zu essen brauchen. Kinder verschwinden alljährlich wegen Pädophilie und für den schwunghaft betriebenen Organhandel.

Dort, einen Kilometer von ihrem Wohnhaus, sah die Präsidentin wieder mal genauer hin und entdeckte viele Kinder, die von Würmern befallen waren. Die Würmer kamen aus den Augen, aus Nase und Mund und aus allen Körperöffnungen heraus. Es waren etwa 50 Kinder betroffen, das Mädchen von der Straße hatte Cholera.

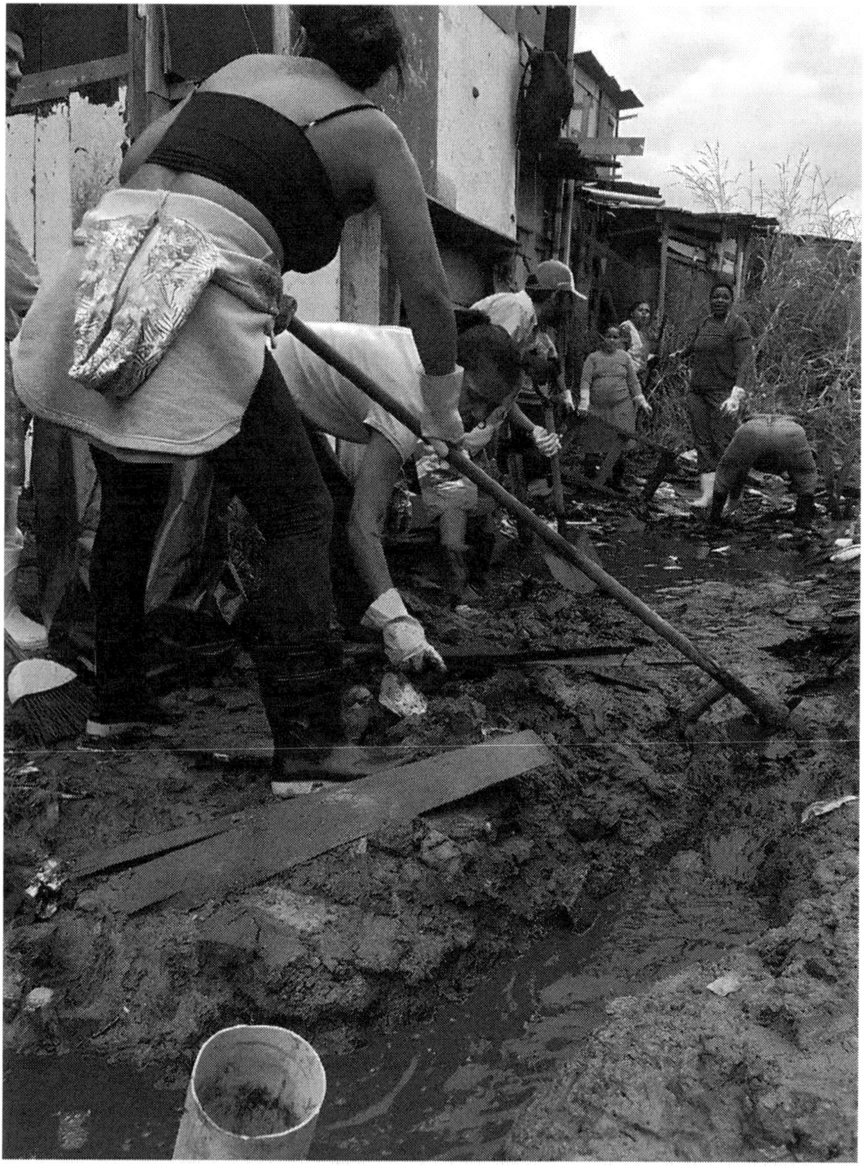

Abb. 70: Hier ein Foto vom Trinkwasser in diesem Kanal. Das Wasser ist auch auf dem Farbfoto schwarz …

Die Menschen dort haben kein anderes Wasser. Sie filtern es selbst und kochen es schließlich ab. Danach ist es noch immer trüb und gelb.

Zuerst musste dringend den 50 Kindern geholfen werden. Entwurmungsmedikamente halfen bei 17 Kindern nichts. Sie mussten operiert werden.

Nun eine kleine Vorgeschichte: Ein angesehener Chirurg im Krankenhaus sagte einmal zur Forscherin. „Du riechst nach armen Leuten." Die Arroganz dieses Arztes hatte sie sehr getroffen. Eines Tages rief er sie an und entschuldigte sich bei ihr. Es hätte sich seit dieser Aussage vieles in seinem Leben zum Schlechteren gewendet. Auch deshalb plagte ihn sein Gewissen und er fragte nach, ob er etwas helfen könne.

Nun, er konnte schließlich in seiner Privatklinik diese Kinder kostenlos operieren. Drei von 17 Kindern waren nicht mehr zu retten und sind gestorben. Bei den übrigen 14 Kindern mussten aus Darm und Körper über 140 kg Würmer entfernt werden. Sie wurden schließlich gerettet. Weil der Chirurg aber keine Krankenstation hat und die Kinder nicht ins Krankenhaus dürfen, stellte sich die Frage: Wohin nun mit den Kindern ganz frisch nach der Operation? Sie bedurften noch Essen, Schlaf und Pflege.

Also mietete die Forscherin Krankenbetten an und brachte sie in ihrem Privathaus unter. Sie hatte von nun an kein Privatleben mehr, das ganze Haus war fortan Lazarett.

Ihre Aussage: „Ich kann doch nicht Ärztin im Krankenhaus sein und in meiner schönen Praxis sitzen und einen Kilometer von mir entfernt sterben die Kinder."

Einige Tage später läuteten die obdachlosen Erwachsenen an ihrer Türe und baten ebenfalls um Hilfe.

„Du hast unseren Kindern geholfen. Bitte hilf auch uns ...“ [15]

Es waren Corona-Patienten, darunter auch Menschen mit weiteren Krankheitsbildern. Doch wohin nun mit diesen Menschen?

Das Auto kam aus der Garage heraus, und auch diese wurde zum Lazarett umfunktioniert. Das rief einen Nachbarn auf den Plan, und er zeigte sie bei der Polizei an. Die Streife kam, sah sich um und stellte Fragen. Danach kam von der Polizei die Frage: „Was können wir für Sie tun?“ Diese Bitte wurde geäußert nach regelmäßigen Streifenfahrten um die Favelas. Gesagt getan. Damit kam der nächste positive Effekt: Es verschwanden des Nachts keine Kinder mehr.

In einem Jahr waren bisher durchschnittlich etwa 50 Kinder verschwunden, nun keine mehr. Der weitere positive Effekt: Der Nachbar zeigte sich reumütig und spendete ein portables WC für die Patienten in der Garage.

Die Forscherin überlegt, für sich eine Wohnung zu mieten, weil das Lazarett zu Hause immer belegt ist. Sie hatte damit ungeplant ein eigenes kleines Privatkrankenhaus geschaffen.

Zudem kam die nächste Anforderung bezüglich Ordnung und Sauberkeit. Einige Stromleitungen konnten umgeleitet und auch einige WCs installiert werden. Die Einwohner der Favelas wurden zur Reinigung ihrer Wohnanlagen und zum Aufräumen aufgerufen und angeleitet.

---

15 Spendenkonto „Human Seeds Foundation“:
IBAN: BR77 6070 1190 0006 7000 0992 784C 1,
BIC/SWIFT: ITAUBRSPXXX
Spenden Konto in Österreich:
Verein Biokybernetik Smit, IBAN: AT76 2070 6044 0098 2239,
BIC: KSPKAT2KXXX
Jeweils bitte angeben: „Spende Kinder Brasil“

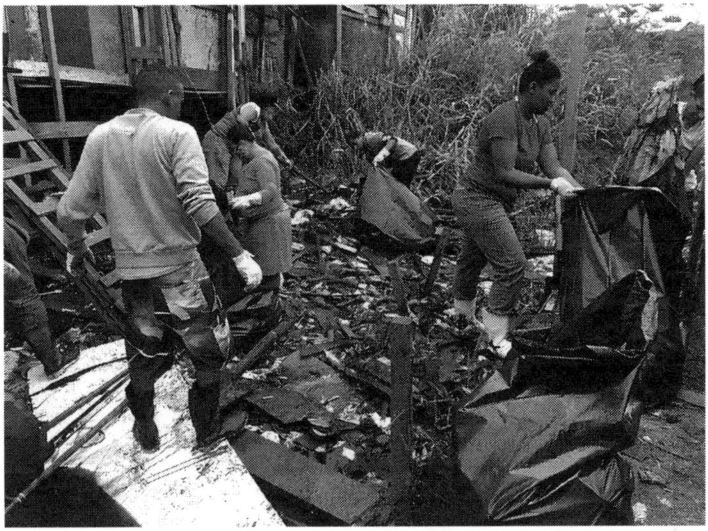

Abb. 71: *Vorher*

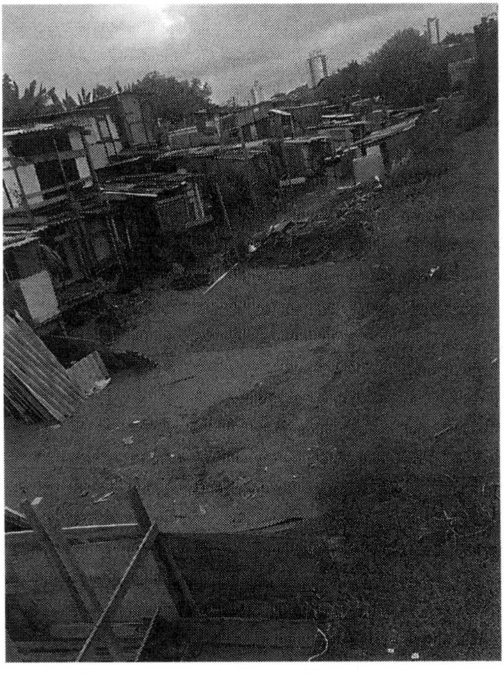

Abb. 72: *Nachher*

Als die Forscherin den Verein „Biokybernetik nach Smit Europa“ im Oktober 2022 wieder besuchte, rückte sie erst bei einem Gläschen Wein mit dieser Geschichte heraus. Erst wollte sie darüber nichts erzählen, damit sie die Kinder nicht beschämt.

Was sollen wir in Europa dazu sagen? Wir kennen die Geschichte von Dr. Moscati aus dem Vorkriegs-Neapel. Ein Film nach wahrer Begebenheit. Ein Zweiteiler mit dem Titel *Professor Moscati* „Die Liebe, die heilt“, frei verfügbar. Filmtipp: Ein sehr schöner und interessanter Film, für Menschen, welche die Hintergründe des Lebens und der Gesundheit erkennen wollen.

Sehr sehenswert: https://www.youtube.com/watch?v=MsbQi7BypzA

Wir sehen hier auffällige Parallelen zu einer Ärztin in der heutigen Zeit. Die Frau braucht volle Unterstützung mit allen Kräften.

Deshalb wurde vom Autor dieses Buches ein größeres Hilfsprojekt vor Ort angeregt. Es soll auch hierzulande ins Leben gerufen werden, denn die Kinder brauchen eine vernünftige Wohnstätte, sie möchten in die Schule gehen, einen Beruf erlernen und eines Tages eine intakte Familie haben. Und ein Leben in Sicherheit!

Wenn wir hier, die alles haben, die „Überlegenen“ sind, dann ist es nach Ansicht des Autors auch unsere Aufgabe, den Ärmsten der Armen zu helfen. Der Stärkere hat dafür seine Kraft. Es wird nicht mehr als ein wenig Information an andere und eine kleine Spende sein. Und in der Masse kann den armen Kindern sehr gut geholfen werden.

Zahlreiche Videos bisheriger Hilfsprojekte seit 2016, für notleidende Kinder: https://www.youtube.com/results?search_query=biokybernetik+action+social

Fernwirkungen durch Quantenverschränkung

Quelle: https://www.spiegel.de/wissenschaft/mensch/mysterioeses-quantenphaenomen-einsteins-spuk-ist-tausende-male-schneller-als-das-licht-a-572068.html von Holger Dambeck, 14.08.2008.

In der Quantenforschung werden diese Phänomene als sogenannte spukhafte Fernwirkung bezeichnet.

Als Quantenverschränkung bezeichnet man das Phänomen, dass zwei räumlich voneinander getrennte Teilchen Informationen über ihre Eigenschaften instantan (das heißt ohne Zeitverzögerung) austauschen können. Dies widerspricht allen Gesetzen der klassischen Physik. Selbst Einstein lehnte zeitlebens diese „spukhafte Fernwirkung“ ab, weil damit eine Informationsübertragung schneller als mit Lichtgeschwindigkeit möglich sein müsste.

Wie schnell ist sofort? Physiker haben diese Frage jetzt in einem Experiment untersucht. Ergebnis: Der mysteriöse Informationsaustausch zwischen verschränkten Photonen, von Einstein als „spukhafte Fernwirkung“ verspottet, ist 10 000 Mal schneller als das Licht. Mindestens.

Der Physiker Nicolas Gisin ist schonungslos ehrlich, wenn er über sein jüngstes Experiment spricht: „Ehrlich gesagt, das Ganze ergibt keinen Sinn.“ Er habe keine schlüssige Erklärung für das, was er und seine Kollegen von der Universität Genf beobachtet haben. Gisins Team hat versucht, die Geschwindigkeit der sogenannten spukhaften Fernwirkung zu messen. So hat Albert Einstein das nicht nur ihm mysteriös erscheinende Phänomen der Quantenverschränkung bezeichnet. Es besagt, dass die Quantenzustände zweier Teilchen auch in großem Abstand voneinander identisch sein können, so als stünden sie permanent in Verbindung.

Ändert das eine Teilchen seinen Zustand, so geschieht dies augenblicklich auch bei dem anderen – so die Theorie der Verschränkung. Die Frage ist, wie so etwas überhaupt möglich sein soll. Reist die Nachricht über den geänderten Quantenzustand mit unendlicher Geschwindigkeit von einem Teilchen zum anderen? Dies würde der von Einstein entwickelten Relativitätstheorie widersprechen, nach der sich nichts schneller als das Licht ausbreiten oder bewegen kann.

Mit einem Experiment haben Gisin und seine Kollegen nun versucht, die Geschwindigkeit der Quanteninformation zu bestimmen. In ihrem Genfer Labor erzeugten die Physiker Paare miteinander verschränkter Photonen und schickten sie in entgegengesetzter Richtung durch jeweils 17,5 Kilometer lange Glasfaserkabel. An deren Endpunkten, in den beiden Schweizer Dörfern „Satigny“ und „Jussy“ erreichten die Photonen jeweils ein Messgerät, ein sogenanntes Interferometer. Das Ergebnis der 24 Stunden nonstop laufenden Messungen: Stets erreichten die Photonen gleichzeitig ihr Ziel, und stets waren sie miteinander verschränkt.

Eine komplizierte Berechnung, in die unter anderem die Detektionsuntergrenze der Instrumente einfloss, ergab schließlich eine Geschwindigkeit, die mindestens 10 000 Mal größer sein muss als die des Lichts. Es handle sich dabei um eine Untergrenze, schreiben die Forscher, siehe Wissenschaftsmagazin „Nature“ https://www.nature.com/articles/news.2008.1038.

„Ich glaube, dass die Geschwindigkeit in Wirklichkeit unendlich ist“, sagt Cyril Branciard, einer der Autoren der Studie, im Gespräch mit SPIEGEL ONLINE. Um überhaupt auf ein Ergebnis zu kommen, mussten die Physiker eine Annahme über die Geschwindigkeit der

Erde in einem abstrakten Koordinatensystem treffen, denn diese Bewegung beeinflusst das Ergebnis. Sollte ein sogenanntes privilegiertes Referenzsystem existieren – ein Begriff aus der Relativitätstheorie – und bewegt sich die Erde darin mit einer Geschwindigkeit von weniger als einem Tausendstel der Lichtgeschwindigkeit, dann breitet sich die Quanteninformation mindestens 10 000 Mal schneller aus als das Licht, schreiben die Forscher. „Wir glauben, dass ein Tausendstel der Lichtgeschwindigkeit eine vernünftige Annahme ist", so Branciard.

Durch die kontinuierliche Messung der Verschränkung über 24 Stunden hinweg glauben die Wissenschaftler, jede mögliche Orientierung des Experiments zum privilegierten Referenzsystem untersucht zu haben. Die Erde dreht sich in 24 Stunden einmal um sich selbst, und die beiden Dörfer liegen nahezu exakt in ostwestlicher Richtung zueinander. Wann auch immer die Messung in den 24 Stunden stattfand – stets hatte sie das gleiche Ergebnis.

„Das ist sehr mysteriös"

Was hat die Welt nun über die „spukhafte Fernwirkung" gelernt? Das Experiment liefert eine Untergrenze für die angenommene Ausbreitung von Quanteninformationen. Das Phänomen der Verschränkung wird dadurch aber kaum klarer – das sagen die Forscher selbst. Branciard findet es nach wie vor „sehr mysteriös".

Die Studie zeige, wie die Quantenmechanik der alltäglichen Wahrnehmung der Welt widerspreche, sagt Gisin der Nachrichten-Website des Magazins „Nature". „Unser Experiment legt den Finger in die Wunde."

Albert Einstein war übrigens nicht der Erste, der seine Probleme damit hatte, dass zwei Teilchen augenblicklich zu wissen scheinen, was mit dem anderen gerade passiert. Isaac Newton zweifelte schon vor mehr als 300 Jahren an, dass ein Körper einen anderen Körper beeinflussen kann, ohne dass dabei zwischen ihnen vermittelt wird, etwa über ein Medium oder eine Strahlung.

Für Terence Rudolph, Physiker am Imperial College in London, hat das Genfer Experiment aber zumindest eine greifbare Erkenntnis gebracht: „Jede Theorie, welche die Quantenverschränkung mit einem Übermittlungsmechanismus zu erklären versucht, muss wahrhaftig spukhaft sein“, schreibt er in einem „Nature“-Kommentar. „Womöglich spukhafter als die Quantenmechanik selbst.“

Anmerkung des Autors: Worüber sich die Wissenschaft nicht ganz im Klaren ist, das kennen wir Menschen unbewusst schon länger.

Mit den Fragen: „Wie kann es sein, dass man an jemanden denkt und schon ruft er an?“ oder: „Haben Sie schon mal jemanden von hinten betrachtet, plötzlich dreht sich diejenige oder derjenige nach Ihnen um?“

Auch beim Autofahren kann man gar Wunderliches feststellen. Beim Parkplatzbestellen oder auch wenn man versucht ist, mit seinen Haustieren in Harmonie zu leben, kann man mit Gedanken sehr viel erreichen.

Solcherlei Erlebnisse, wenn man sie bewusst beobachtet, sorgen schließlich für eine Erneuerung des Weltbildes.

Biokybernetik nach Smit ist eine Erfahrungslehre. Grundsätzlich sind auch Wirkungen der Quantenverschränkung mit dem Organic PIN Code möglich. Erfahrungen zeigen, dass spezielle Kenntnisse zur sicheren Durchführung erforderlich sind. Die Ergebnisse sind ebenso überzeugend wie nachhaltig.

Sehr eindrucksvoll sind die Wirkungen im Vergleich mit rein geistigen Methoden. Der Autor vermutet, dass auch hier die physikalische

Regulationstechnik durch die mechanisch ausgelösten „Signale“ größere Deutlichkeit und Präsenz erreicht.

Doch nun kommt gerne wieder ein Landarzt zu Wort.

Dr. med. Dieter Heesch über Mikropressur

Dr. Heesch hatte als Landarzt mit Praxis nahe Hamburg 1998 die Methode nach Dr. Ing. Smit entdeckt und als „naturheiltherapeutischer“ Arzt sogleich nachvollzogen.

Seine bisherige Arbeit befasste sich unter anderem mit manualtherapeutischen sowie verschiedenen Akupunkturmethoden. Als er sein Wissen aus der Akupunktur auf die Mikropressur „umlegte“, erlebte er sofort erstaunliche Erfolge. Anmerkung: Die heutigen „Laienschulungen zur Selbsthilfe“ wurden auf die Umsetzung für Laien angepasst. Niemand muss also Tenderpoints und weitere Fachbegriffe etc. erkennen und erlernen. Sehen wir mal hier, was er in 2002 in der „Deutschen Zeitschrift für Akupunktur“ (DZA 2002; 197-202 DOI: 10.1055/s-2002-34953) veröffentlicht hat:

Mikropressur Definition

Die MIKROPRESSUR (im Verlauf als MP bezeichnet) ist eine neue Behandlungsvariante der Reflextherapie, bei der allein der Therapiestift (Suchgriffel, Knopfsonde) als therapeutisches Vehikel fungiert. Es hat sich herausgestellt, dass zur Durchführung einer erfolgreichen Akupunktur allein der punktgenaue Reiz einer leichten Berührung (touchiert, wie hingehaucht) mit einem Therapiegriffel genügt.

Geschichte

Diese Therapieform wurde erstmalig 1982 von dem Elektroingenieur Dr. Ing. Gerhard Smit aus Dresden entdeckt. Er untersuchte die elektro-physiologische Körperantwort auf minimale elektrische Impulse. Dabei konnte er eine identische Reizantwort auch messen, ohne dass ein Stromimpuls gegeben wurde. Er wandte diese Reizform dann auch therapeutisch an und gab ihr den Namen „Mikropressur". Seine Entdeckung wurde jedoch bis zum Jahre 2002 nie veröffentlicht.

Wiederholt wurde die Entdeckung der für einen therapeutischen Impuls ausreichenden Berührung nochmals von mir, Dr. Dieter Heesch, im Jahre 1998 im Rahmen der Detektion von Reflexpunkten mittels eines Suchstiftes. Mit demselben Terminus benannt unterscheidet sie sich jedoch erheblich in der Intensität des angewandten Drucks.

Die Smitsche Version der Mikropressur basierte auf einer schmerzauslösenden Intervention. Bei der moderneren Form, die im Folgenden abgehandelt wird, ist ein sanftes Touchieren des Punktes ausreichend.

Methode

Der zu behandelnde Reflexpunkt, Trigger- oder Tenderpoint wird entweder mit

1. einem Suchgriffel der aus der Akupunkturbehandlung bekannten Hautwiderstandsmessgeräte detektiert,
2. einem Drucktaster, der im Bereich eines locus dolendi das punctum maximum durch Schmerzauslösung,
3. Hautveränderung wie Schwellung oder Rauigkeit mit der Fingerbeere
4. oder intuitiv gefunden.

Falls der Akupunktur- oder Triggerpunkt durch Auslösen eines Schmerzreizes als locus dolendi gefunden wurde, ist danach eine mindestens 5 Sekunden dauernde Ruhephase erforderlich.

Der Punkt ist erst danach wieder reaktionsfähig, um die durch die anschließende MP gegebene Information weiterleiten zu können. Intuitiv oder durch sanftes Streichen gefundene Punkte können sofort touchiert werden.

Nach dem therapeutischen Reiz im Sinne der MP (Mikropressur) muss dem Körper eine Ruhephase von 2 Minuten gegeben werden, damit er die erhaltene Information ausreichend verarbeiten kann. Nach dieser Phase ist die Behandlung i. A. abgeschlossen.

Es gilt die Regel:

Alles pathologisch Verhärtete wird durch sanftes Berühren weich.

Reflexpunkte (YNSA, Auriculotherapie, Sujok) zeichnen sich durch eine Verminderung des Hautwiderstandes aus und sind dadurch elektrophysiologisch nachweisbar. Weiterhin ist immer auch eine Tonuserhöhung (und damit eine Verhärtung) des Punktes zu palpieren.

Auch diese Verhärtung reagiert auf sanftes Touchieren und löst sich auf. Ist aber der Reflexpunkt nicht mehr vorhanden oder in seiner Konsistenz reduziert, sollte auch die mit diesem Punkt korrespondierende Erkrankung sich in ihrem Ausmaß vermindert haben. **Denn in der Reflexologie gilt:** Der Zustand eines Organs korrespondiert grundsätzlich mit seinen Reflexpunkten. **Ist kein Reflexpunkt zu detektieren, ist auch das Organ nicht erkrankt.**

Aber auch andere direkte Verhärtungen wie Hämatome, Thrombosen, Lymphödeme (hier nur passager), Heberden-Arthrosen, Narbenkontrakturen (z. B. nach Ablatio mammae) lassen sich durch repetierende MP aufweichen.

Muskelverspannungen reagieren sehr schnell auf die MP. Hier bedarf es keiner zweiminütigen Wartezeit. Nach der MP wird sofort der Muskel ausgeschüttelt und dann erneut weiter bestehende Verhärtungen touchiert.

Anwendungsbereiche

In ihrer Wirksamkeit ist im Bereich der Schmerztherapie die MP nach unseren Erfahrungen der „Periost Akupunktur" nach Felix Mann im Bereich des Occiput und des ISG unterlegen.

Im Vergleich mit der Standardnadelakupunktur und der „kleinen" Neuraltherapie ist sie jedoch wirksamer. Gleiche Effektivität zeigt sie im Bereich von Mikrosystemen. Sie eröffnet jedoch andere Anwendungsbereiche, die der Akupunktur bisher nicht zugänglich waren.

Weiterhin weist sie in anderen Bereichen eine Wirksamkeit auf, die weit über die der Nadel-Akupunktur hinausgeht:

Die Therapie der endogenen Komponente **seelischer Krankheiten** durch die Behandlung psychotroper Punkte:

Oft ist hier eine jahrelang anhaltende Wirkung nach nur einer Behandlung möglich. Hier ist besonders die Behandlung des „Trigonums" der NPSO – (Neue punktuelle Schmerz- und Organtherapie nach Siener) zu empfehlen.

Dasselbe Phänomen zeigt sich bei der Behandlung **hormoneller Störungen**. Hier besonders in der Frauenheilkunde. Auch hier reicht oft eine Anwendung zur Erreichung des Therapiezieles aus. Die Erfahrungen mit dem **„Trigonum"** werden im Lehrbuch der NPSO beschrieben, sowie in dem Artikel: **„Die Trigonumtherapie"**.

Die Behandlung von **Lymphödemen** ist der Nadeltherapie wegen der Infektionsgefahr nicht zugänglich. Mit einer selten länger als 3

Minuten dauernden MP an Lymphpunkten und direkt an Verhärtungen der geschwollenen Extremität wird dasselbe Ergebnis, wie von 2 Lymphdrainagen pro Woche erzielt.

Die **Chirotherapie** an der oberen HWS erübrigt sich fast vollständig, da allein die Berührung der Triggerpunkte neben der Wirbelsäule zu einer Lösung der Blockierungen führt.

Ein hervorragendes Verfahren für die HWS und auch für hypermobile Gelenke. Hier bietet die Kombination der MP mit der anschließenden Applikation einer Dauernadel, siehe Artikel **„Akuperm"** in der DZA (Deutsche Zeitschrift für Akupunktur) 3/2003, über dem Triggerpunkt die Möglichkeit, mit nur einer einmaligen Behandlung eine dauerhafte Schmerzbefreiung zu erzielen.

In der **Sportmedizin** und **Chirurgie** können posttraumatische Schwellungen und Verhärtungen wie Hämatome oder Muskelzerrungen und Periostschmerzen bei Prellungen mit der MP schnell erheblich reduziert werden. Auch Narben – siehe oben – sind mit dieser Methode aufzuweichen.

In der **Kinderheilkunde** ist durch die völlig schmerzfreie MP jetzt auch die Akupunktur als Standardmethode einsetzbar. Denn gerade Kinder reagieren auf die Akupunktur hervorragend. Besonders Kleinkinder sind aber selten bereit, sich mit dem Laser über längere Zeit an verschiedenen Punkten behandeln zu lassen.

Wissenschaft. Der Patient fühlt sich aufgewertet, wenn viel mit ihm „herumgemacht" wird. Diese Placebo-Wirkung lässt die MP nun vermissen. Um die Droge „Arzt" dennoch einzusetzen, ist es sinnvoll, Therapiegeräte wie den mit einem Magnetfeld kombinierten Farbwechslerstift „Monolux-Pen" der Siener-Stiftung einzusetzen.

Wird die MP allein mit dem Suchstift durchgeführt, haben wir eher eine gegenteilige, denn eine Placebo-Wirkung. Deshalb ist man mit der MP in der Lage, ohne jegliche „side effects“ die Therapieergebnisse relativ unverfälscht und damit objektiv zu erfahren. Nur so, aus unverfälschten Erfahrungen, kann man lernen.

Aus den Erfahrungen mit der MP und dem „Modell der vertebro-vegetativen Kopplung“ (siehe unter „**Sympathikofit**“) sind Überlegungen entstanden, die zur Auseinandersetzung mit der die Komplementärmedizin dominierenden TCM (Traditionelle chinesische Medizin)-Akupunktur geführt haben.

In den sich daraus ergebenden, in der DZA (Deutsche Zeitschrift für Akupunktur) veröffentlichten Artikeln werden die theoretischen Grundsatzpositionen beschrieben, die Voraussetzung für die Entwicklung der MP und des „Modells der vertebro-vegetativen Kopplung“ waren.

Wer heilt, hat noch lange nicht recht.

Kasuistiken des Arztes – Dr. med. Dieter Heesch

Mikropressur

Die Einführung der „Zärtlichkeit“ in die Akupunktur oder Die Kunst zu warten.

Dieter Heesch

Zusammenfassung

Die Mikropressur ist in der Schmerztherapie der Nadelanwendung gleichwertig. Sie geht aber in manchen Anwendungsbereichen weit über die bisher bekannten Wirkungen der Akupunktur hinaus und eröffnet einige neue zusätzliche Anwendungsbereiche.

Jeder von außen schmerzfrei zu erreichende Punkt – unabhängig, ob Referenzpunkt für die Beeinflussung von Organen oder pathologisch verändertes Areal –, reagiert in Richtung einer Homöostase ausreichend auf die alleinige Berührung mit einem Therapiestift.

Kriterien: Wurde der Punkt durch Auslösen eines Schmerzreizes gefunden, muss eine Erholungsphase von zehn Sekunden eingehalten werden. Nach Reizung des Punktes ist eine Reaktions-Ruhe-Phase von zwei Minuten abzuwarten.

Für die Dosierung des Berührungsreizes gilt: Je reaktionsfähiger der Punkt, desto geringer sollte der Berührungsimpuls sein. Denn ein geringerer Reiz ist intensiver als ein grober. Regelungsstrukturen wie z. B. der Hormonhaushalt oder auch psychische Vorgänge sind oft durch nur eine Behandlung dauerhaft positiv beeinflussbar.

Es werden durch die Mikropressur bisher gängige Vorstellungen des Reizortes und der Reizart hinterfragt.

Schlüsselwörter

Akupunktur – Mikropressur – Tenderpoints

Einleitung

Während der vierjährigen Anwendung der Mikropressur war auffällig, dass Kollegen (inklusive des Autors dieses Artikels) und Patienten große Probleme hatten, die erfahrene Wirksamkeit dieser Methode geistig zu realisieren, zu begreifen, dass mittels eines banalen Vorgangs wie der kurzen Berührung der Haut an einem definierten Punkt langjährig bestehende chronische Erkrankungen erfolgreich behandelt werden können.

Um diese neue Therapie überhaupt vermittelbar zu machen, möchte ich zunächst darstellen, wie es mir persönlich allmählich gelang, das Phänomen **Mikropressur mental zu akzeptieren**:

Einstein wird der Satz zugesprochen: „Man wird nur das sehen können, von dem man eine geistige Vorstellung hat."

Therapeutisch wirkende Punkte wurden in China seit jeher tief genadelt.

Wie Felix Mann [[1]] und Kellgren [[2]] beschrieben, werden bei der Nadelung von Faszien und Knochenhaut je nach Lokalisation immer Ausstrahlungssensationen ausgelöst, die einem bestimmten Muster folgen.

Diese Ausstrahlungen und die erfolgreiche Therapie ließen dann für den Therapeuten einen – durch die Nadelung erzeugten – Energiefluss zwingend als logisch erscheinen.

Wie diese Vorstellung in das philosophische Modell der Welt zur Zeit des Gelben Kaisers hineinpasste und damit akzeptiert werden konnte, hat Paul Unschuld [[3]] vor 2 Jahren in der DZA dargestellt.

H.-J. Kühn beschreibt in der Ärztezeitschrift für Naturheilverfahren [[4]] ein Modell, wie die möglicherweise in Europa entdeckte Akupunktur nach China kam und dort in der Therapie assimiliert wurde. Erst hier gelang es auf Grund der zufällig passenden (siehe Unschuld) philosophischen Interpretation der Welt, die Wirkung der Akupunktur erklärbar zu machen.

Erst dadurch konnte die Akupunktur als Heilweise akzeptiert und bis heute tradiert werden. Damit ergab sich aber auch eine Einbindung in einen Überbau, die verhinderte, dass die Wirkungsweise nochmals hinterfragt und überprüft wurde.

Seither wird hauptsächlich darüber geforscht, wie der Energiefluss durch eine Verstärkung des Reizes noch intensiviert werden kann. Erhitzen, Reiben, Elektrostimulation und Drehen sind bekannte Stimuli.

Nur für sensible europäische Konstitutionen wurde nach Möglichkeiten gesucht, zumindest den Schmerzanteil des Reizes durch Veränderung der Gleitfähigkeit der Nadel oder Anwendung von Laserlicht zu mindern.

Mittlerweile ist durch neuere Akupunkturverfahren (Mikroakupunktur nach Mann [[5]], Verwendung von Lumineszenzdioden in der von der Siener-Stiftung gelehrten NPSO (Neue punktuelle Schmerz- und Organtherapie) [[6]] eine neue Sensibilität für weniger drastische Verfahren entstanden.

In der Kinesiologie wird allein durch Beklopfen von „Sedationspunkten" eine kurzfristige Schwächung der Muskelkraft erreicht. Bei der NPSO werden besonders psychotrope Punkte nicht länger als fünf Sekunden bestrahlt.

Es wird zwar gesehen, dass auch geringere Reize ausreichende Erfolge vorweisen können. Aber eine generelle Hinterfragung der Dosis als ganz wesentlicher therapeutischer Aspekt findet nicht statt.

Das erstaunt, denn mit der allgemein bekannten Arndt-Schulze-Regel [[7]] steht der oben dargestellten Auffassung eine zentrale Maxime der westlichen Komplementärmedizin gegenüber:

„Je geringer der Reiz, desto größer die Wirkung". Seit Paracelsus („Sola dosis facit venerum = die Dosis macht das Gift") wird auf die Quantität des Reizes großer Wert gelegt. Die Titrierung der Dosis ist besonders in der Homöopathie Conditio sine qua non.

Erst durch den Kontakt mit anderen Kulturen, hier besonders der europäischen, besteht die Möglichkeit, die Akupunktur aus der Einbindung und Starrheit der Interpretation zu lösen.

Durch kybernetische Modelle, Chaostheorie etc. sind in unserer Vorstellungswelt mittlerweile Denkmodelle verankert, die uns ermöglichen, bisher gedanklich nicht fassbare Vorgänge in der naturheilkundlichen Therapie zu internalisieren.

Wir können jetzt verstehen, dass minimale, ungemischte, einzelne Reize gezielter verarbeitet werden können als grobe Reize, die gleichzeitig noch die Information von Wärme, Vibration und Schmerz enthalten. Hier muss das Reaktionsorgan den sinnvollen Reiz aus dem Gemenge erst selektieren.

Eventuell sind die Nebenreize auch dominanter, so dass es zu einer Unterdrückung der intendierten Information kommt.

Es ist uns nun möglich, die von der somatisch stofflich orientierten Schulmedizin abgelehnten komplementärmedizinischen Heilweisen als Therapien zu begreifen, die ihre Wirkung über Informationen vermitteln.

Das von Einstein postulierte „Primat der Imagination" mag für seine Entwicklungen zutreffen. Generell wird jedoch ein dialektisches Verhältnis aus Erfahrung und Imagination zu neuen Erkenntnissen führen.

Neue Erfahrungen ermöglichen Visionen, diese Visionen ermöglichen es, Erfahrungen als etwas weiterweisendes Neues interpretieren zu können.

Auch im Bereich der Erfahrungen leben wir augenblicklich in einer Welt, die uns z. B. die Chaostheorie sehr intensiv spürbar werden lässt. Die Hardware des Computers läuft nur mittels der stofflich nicht fassbaren Software.

Schon der Verlust nur eines einzigen Bits im Betriebssystem verhindert das Anlaufen der EDV und damit eventuell sogar des gesamten Betriebes, z. B. einer Arztpraxis.

Der Virus „Tschernobyl“ beschäftigt mich seit 3 Jahren immer noch. Mit unseren täglichen Erfahrungen im Rahmen der Anwendungen der Informationstechnologie und den oben beschriebenen modernen theoretischen Modellen der Welt ist es vielleicht möglich, die Wirkungsweise der Akupunktur neu zu interpretieren.

Unter Beachtung obiger Ausführungen sollte es gelingen, der im Folgenden beschriebenen neuen Methode, die ich **Mikropressur** genannt habe, offen zu begegnen. Das halte ich für besonders wichtig, da ich vermute, dass hier eine Entdeckung gemacht wurde, die eventuell einen wesentlichen Fortschritt bei der Suche nach einem modernen Erklärungsmuster der Akupunktur bedeutet.

Entstehungsgeschichte der Mikropressur

Bei der „Neuen Schädelakupunktur nach Yamamoto“(YNSA) wird der richtige Sitz der Nadel durch den sofortigen Erfolg am erkrankten Organ kontrolliert [[7]]. Deshalb ist es sinnvoll, den Krankheitsstatus vor Therapiebeginn zu überprüfen. Letzteres hatte ich bei einer querschnittsgelähmten Diabetikerin mit einem Schulter-Arm-Syndrom vergessen. Bei dieser Patientin suchte ich den Akupunkturpunkt mit einem Messgriffel auf. Die Patientin wurde (diesmal erst nach der Lokalisation des therapeutischen Punktes) gebeten, den Arm zu heben, um den Status ante festzustellen. Zu aller Erstaunen war der Arm schon allein durch den minimalen Eingriff der Untersuchung völlig frei beweglich.

Um den Erfolg zu stabilisieren, wurde dann wie üblich eine Nadel an den Punkt gesetzt – mit dem Ergebnis, dass die Patientin den Arm jetzt nicht mehr heben konnte.

Das hinterließ bei mir einen bleibenden und prägenden Eindruck. Seit Dezember 1998 führte ich dann alle mir bekannten Verfahren wie YNSA, Auriculotherapie, Nasenakupunktur [[8]], NPSO, ECIWO [[9]], TCM-Akupunktur, Su Jok [[10]], und Akupunktur 2000 [[11]] nach diesem Verfahren durch.

Anfangs führte ich jeweils jede zweite Akupunktur nach der neuen Methode durch. Als sich herausstellte, dass gleichwertige Ergebnisse zu verzeichnen waren, verzichtete ich ganz auf die Nadeltechnik.

Bis zum Beginn der Modellversuche der Krankenkassen, die ja die Anwendung der Nadel verlangen, habe ich völlig ohne Nadel „akupunktiert", inzwischen seit drei Jahren täglich durchschnittlich 60 Patienten an vier Tagen pro Woche.

Weiterhin wurden im Laufe der Monate auch „Tenderpoints", Gewebs-Verquellungen und Gewebsindurationen, Muskelverspannungen und Periostosen mit der dann Mikropressur (im Folgenden als „MP" abgekürzt) genannten Methode durchgeführt.

Immer war der Messgriffel auch gleichzeitig das therapeutische Instrument. Als optimal erwies sich ein Spitzendurchmesser von 1 mm. Nur bei Narbenbehandlungen waren spitzere Instrumente wirkungsvoller.

Im Lauf der Jahre machten wir (die Ärzte der Praxis und Kollegen aus dem Freundeskreis) Erfahrungen, die ich hier in Form kurzer Kasuistiken darstellen möchte. Dies sind Beispiele für die breite Anwendbarkeit der MP und ihrer besonderen Wirkungen:

Kasuistiken

In der Auswahl der Kasuistiken werden „Highlights" beschrieben. Diese geben darüber hinaus aber auch Hinweise für die neuen Möglichkeiten, welche die MP eröffnet.

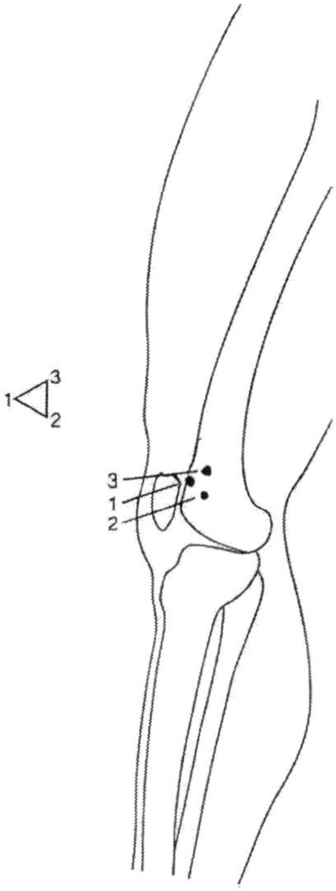

Abb. 73: Sienersches Trigonum

1. Das spektakulärste Ergebnis wurde bei einer 83-jährigen Patientin mit Schulter-Arm-Syndrom erzielt. Wegen der Schwierigkeit, die Kompressionsstrumpfhose auszuziehen, wurde Ma 38 durch den Strumpf hindurch berührt, was zur sofortigen freien Beweglichkeit der Schulter führte.

2. 22-jähriger Mann mit akuter Rhinitis, MP am Point de Jérôme, Di 20, Di 4 und Dü 3; an selbigem Tage erhebliche Erleichterung der Nasenatmung. Die beiden Kasuistiken zeigen die Möglichkeit auf, auch in der Kassenpraxis, in der die für jeden einzelnen Patienten zur Verfügung stehende Zeit nur knapp bemessen ist, dennoch begleitend die Akupunktur anzuwenden.

Bei sicher zu palpierenden Punkten braucht sich der Patient nicht mehr auszuziehen. Die unterstützende Akupunkturtherapie z. B.

eines Schnupfens bedarf eines Aufwandes von fünf Sekunden Behandlungszeit und einer anschließender Ruhephase von zwei Minuten (in der dann z. B. Karteieinträge durchgeführt werden können).

3. 56-jähriger Mann, Scheidung nach 30-jähriger Ehe. Ein halbes Jahr später Paniksyndrom, Johanniskraut und Fluoxetin ohne Erfolg, daraufhin MP auf He 7 und Point de Jérôme; nach einer Stunde keine Panik mehr, auch nach zwei Wochen stabiler Zustand, Fluoxetin brauchte nicht mehr eingenommen zu werden.

   Jeder Mensch verarbeitet je nach endogener Veranlagung seelische Belastungen unterschiedlich. Das Beispiel zeigt die Möglichkeit, die Reduktion des endogenen Anteils einer Depression oder von Angststörungen zu bewirken.

   Oft führt die MP besonders im Bereich der Phobien schon bei einer einmaligen Anwendung zu einem langanhaltenden Erfolg. Auch akute Panikattacken sind gut kupierbar.

4. Neunjähriges Kind mit Konzentrations-, Lern- und Schlafstörungen. Einmalige MP am Sienerschen „Trigonum" = 3 Punkte am medialen Rand der Kniescheibe, von dem aus anscheinend Hypophyse, Hypothalamus und Zwischenhirn sehr gut zu beeinflussen ist (siehe Abbildung), seither keine Störungen mehr.

   Trigonum (= gleichschenkliges Dreieck mit Seitenlänge von 12 bis 15 mm, je nach Proportion). 1. Hypophyse; 2. Hypothalamus; 3. Limbisches System.

   Kinder reagieren bekanntermaßen sehr gut auf naturheilkundliche Therapien. Sie sind der Behandlung mit Nadeln jedoch nicht gut zugänglich. Nach meinen Erfahrungen reagieren sie nachhaltig auf die Anwendung der MP an psychotropen Punkten, was sie angstfrei über sich ergehen lassen.

Dadurch sind hyperkinetische und schlafgestörte Kinder sehr gut ohne die bei Medikamenten häufigen Nebenwirkungen behandelbar.

5. 31-jährige Ärztin, musste sich vor Patientenuntersuchungen die kalten Hände unter dem Wasserhahn wärmen, einmalige MP am Sienerschen „Trigonum“, seither (3 Jahre) warme Hände.

   Dieses Beispiel stellt die ebenfalls auffällig gute Beeinflussbarkeit von hormonellen Regelkreisen dar. Das „Trigonum“ der NPSO wirkt auf die Achse Hypothalamus Hypophyse ein. Das ermöglicht eine Regulierung der Vasopressin-Inkretion. Dieses Hormon ist verantwortlich für die Hautdurchblutung von Händen und Füßen. Weiterhin lässt sich eine Disharmonie des weiblichen Hormonhaushaltes von diesem Areal optimal beeinflussen und damit z. B. Dysmenorrhöen und Migräne bessern.

   Im Bereich der Beeinflussung von „fluiden“ Strukturen wie Hormonregulierung und Psyche ist die Mikropressur der Nadel-Akupunktur anscheinend weit überlegen. (Unter dem Terminus „fluide“ subsumiere ich aus praktischen Gründen Strukturen, die nicht – wie z. B. die durch die Knorpelzerstörung einer Gonarthrose bedingten Schmerzen – deutlich fassbar an konstante somatische Strukturen gebunden sind. Sie fallen durch eine endogene oder von außen beeinflussbare Variabilität in ihrer Ausformung auf.) Mir sind derart intensive und nachhaltige Therapieerfolge nach nur einer Akupunktursitzung vor Anwendung der MP nicht erfahrbar gewesen.

   Diese über Jahre nachhaltige Wirkung erscheint primär unglaubhaft. Ähnliche Erfolge sind jedoch gerade im Bereich der Psychotherapie auch von anderen Techniken bekannt. So kann manchmal eine einzige NLP-Intervention (NeuroLinguistisches-Programmieren) [[14]] oder eine Behandlung mit der Methode EMDR (Eye-Movement-Desensitation-and-Reprocessing) [[15]] massive psychische Traumata wie Folterungserlebnisse so weit lindern, dass der Patient am sozialen Leben wieder teilnehmen kann.

6. 14-jähriger Junge, rezidivierende Cephalgien bei Atlasblockierung links, einmalige MP am Querfortsatz von C 1 (zwischen Mastoid und aufsteigender Mandibel), danach sofortige Lösung der Blockierung und keine Kopfschmerzen mehr.

   Kinder leiden häufig unter Kopfschmerzen. Wie in der Kasuistik gezeigt, werden diese oft durch Blockierungen der HWS verursacht. Das „KISS"-Syndrom (Kopfgelenk-induzierte-Symmetrie-Störung = früher Torticollis congenitus) wird angeschuldigt, häufig ein ADHS (Aufmerksamkeits-Defizit-und-Hyperkinesie-Syndrom) zu verursachen. Mit der MP kann so jeder Kinderarzt auch ohne manualtherapeutische Ausbildung helfen.

   So können oft lange Leidensgeschichten mit Psychotherapie und Spezialisten-Untersuchungen vermieden werden. Da sich i. A. Wirbelgelenkblockierungen durch die Berührung des zugehörigen Tenderpoints lösen lassen, ist eine chirotherapeutische Intervention häufig nicht mehr erforderlich.

7. Einjähriges Schielkind, 10 Mal MP nach dem System von John Boel [[12]], nach Angaben der Eltern ca. 50 % Besserung. Die Boelsche Methode zur Behandlung von Augenleiden ist recht erfolgreich, aber extrem schmerzhaft. Die MP ermöglicht auch hier die Anwendung bei Kindern und anderen schmerzsensiblen Patienten.

8. 54-jährige Patientin mit Lymphödem nach Mamma-Ca. Der behandelnde Lymphdrainagetherapeut war erstaunt über die Abschwellung des Armes nach einmaliger MP an Indurationen am Unterarm und des Lymphmeridians (Voll Variation nach Siener) [[13]].

Ähnliche Erfolge sind bisher generell bei Lymphödemen aufgetreten.Dieses Beispiel weist einen durch die MP neu eröffneten Anwendungsbereich auf.

Lymphödeme waren der Akupunktur bisher kaum zugänglich, da eine Verletzung des ödematösen Gewebes mit Nadeln streng kontraindiziert ist.

9. 20-jähriger Fußballer mit Schwellung prätibial nach Prellung, MP am Rande und direkt auf der Schwellung, innerhalb von fünf Minuten Rückgang der Schwellung auf die Hälfte des vorherigen Volumens. Auch relativ akute Schwellungen lassen sich, wie das Beispiel zeigt, mit der MP sehr erfolgreich behandeln. Auch der Knochenhautschmerz nach Prellungen und Entzündungen von operierten Wunden kann in der Post-Akut-Phase mit der MP durch repetierendes Berühren erheblich gelindert werden.

10. 28-jähriger Fußballer mit Adduktorenzerrung, seit drei Monaten in sportmedizinischer Behandlung, einmalige MP am Adduktorenansatz am Schambein und an Verhärtungen in der Muskulatur, seither keine Beschwerden mehr.

    Die gute Anwendbarkeit der MP in der Sportmedizin zeigt auch diese Kasuistik. Muskelverhärtungen und Tenderpoints reagieren sehr gut auf die MP. So können auch Rückenbeschwerden in der von Felix Mann beschriebenen Weise über die Behandlung von Tenderpoints der Bauchdecke – dort sehr gut zu tasten – einfach und effektiv gelindert werden.

11. 45-jähriger Mann mit Dupuytrenscher Kontraktur re., Stadium II. Nach fünf Behandlungen mit MP Übergang in Stadium I.

    Irritierend, aber immer wieder reproduzierbar, ist die Beeinflussbarkeit von bradytrophem Narbengewebe, wie das Beispiel zeigt.

Ob mit der Aufweichung und Mobilisation einer Narbe auch ein Auslöschphänomen im Sinne der Störfeldthese erfolgt, ist noch nicht untersucht worden, aber wahrscheinlich.

Wie schon erwähnt, lassen sich auch Sehnenganglien und Rheumaknoten durch die MP reduzieren oder gar zum Verschwinden bringen. Keloide sind jedoch nicht beeinflussbar, dafür aber CTS und Heberden-Arthrose.

Wichtig: Wenn bei der Suche nach dem Referenzpunkt ein Schmerz ausgelöst wurde, ist eine kurze Wartezeit von ungefähr zehn Sekunden vor der Durchführung der MP unabdingbar. Diese Zeit benötigt nach meinen Erfahrungen das System, um einen erneuten, nun gezielten Informationsreiz sinnvoll verarbeiten zu können.

Ganz wesentlich zum Erfolg der Technik gehört eine Ruhephase von zwei Minuten nach Setzen des Reizes, in der der Patient die Ausgangsposition nicht durch Drehen oder Aufstehen wesentlich verändern sollte.

Wie aus den Kasuistiken zu ersehen, ist die MP in allen Einsatzgebieten – TCM-Akupunktur, Mikrosysteme, Tenderpoint-Behandlungen und direkt am Ort pathologischer Veränderungen – wirksam.

Studien

Zur Objektivierung dieser Erfahrungen wurden von anderer Seite zwei Studien durchgeführt.

Die Ergebnisse dieser Studien werden später gesondert veröffentlicht. Eine Studie untersuchte die Auswirkungen von MP und des „Trigonums“ der NPSO auf Psyche und Hormonhaushalt. Die zweite Studie untersuchte die Anwendbarkeit der MP auf die Behandlung von Lymphödemen.

Beide Studien zeigen eine bisher nicht bekannte Effektivität der Behandlung bei der Anwendung der nadelfreien Version der Reizung von Akupunkturpunkten. Der die zweite Studie durchführende Lymphtherapeut stellte fest, dass sich sogar Narben sehr gut durch die MP-Technik behandeln lassen.

Diese Erfahrungen führten zu einer weiteren Studie, in der nachgewiesen werden konnte, dass die Entwicklung einer Dupuytrenschen Kontraktur durch die MP zum Stillstand zu bringen ist. Beachtenswert ist hierbei, dass sogar das extrem bradytrophe Narbengewebe noch teilweise rückentwicklungsfähig ist.

Nach diesen Erfolgen war der Bann gebrochen und jede pathologische Veränderung im Bereich des Unterhautgewebes, der Muskulatur und des Knochens wurde „mikropressiert“:

Sehnenganglien ließen sich immer zum Verschwinden bringen, die Verhärtung eines Venenstranges nach Abklingen einer Thrombophlebitis wurde erfolgreich aufgelöst, Periostosen nach Prellungen verschwanden nach **repetierenden** Behandlungen (alle zwei Minuten), ebenso Ansatztendinosen wie bei der Epicondylitis und dem Fersensporn.

Folgerungen

Während der nun fast vier Jahre dauernden Anwendung der MP stellte sich heraus, dass hier nicht nur eine neue sanfte Methode zur Behandlung von Krankheiten über Akupunktur-, Mikrosystem- und Tenderpunkte gefunden wurde. Diese Methoden erfahren anscheinend auch eine neue Qualität.

Ich konnte feststellen:

1. die Mikropressur ist der Nadelanwendung im Bereich der Schmerztherapie gleichwertig,

2. die Mikropressur ist der Nadeltherapie in bestimmten Bereichen (Hormonhaushalt, Psyche) in ihrer Wirksamkeit weit überlegen,

3. die Mikropressur eröffnet der Akupunktur therapeutische Bereiche, in denen ihre Anwendbarkeit nicht bekannt (Lymphtherapie) oder vom Patienten (Kinder) nicht erwünscht war.

Diskussion

Der Entdecker des „Tenderpoints“ und Entwickler der „Counterstrain-Technik“, H. Jones, [[16]] postulierte eine Ruhephase von 90 Sekunden bei Wirbelblockierungen und von 120 Sekunden bei Rippenblockierungen.

Diese Zeitspanne musste abgewartet werden, bis nach schmerzfreier Lagerung des Patienten sich das Gelenk deblockierte und der zugehörige Tenderpoint sich vollständig auflöste. Diese von Jones entdeckte Reaktionsphase scheint eine Art Naturkonstante zu sein.

Aus der Behandlung über Mikrosysteme (siehe z. B. Gleditsch: Reflexzonen und Somatotopien [[17]] ist bekannt, dass eine Interdependenz zwischen erkranktem Organ und Referenzpunkt eines Somatotops besteht. So wie der Punkt als Reaktion entsteht, ist anders herum auch das Organ durch die Behandlung des Punktes therapierbar. Mit der MP des zugehörigen Tenderpoints ist also eine Blockierung erfolgreich anzugehen.

Diese Ruhephase war z. B. bei dem zu der neuen Therapie führenden Erlebnis mit dem ersten Patienten nicht eingehalten worden. Der vorzeitig gesetzte Nadelreiz führte dann zu einer Informationsüberflutung und Zerstörung der erfolgreichen Umstrukturierung der Schultermechanik.

Aus dem bisher Gesagten geht auch hervor, warum es wichtig ist, bei der Behandlung mit der MP keinen Schmerz durch die Pressur auszulösen:

Durch Auslösung von Schmerz ist die Reaktionsfähigkeit des Punktes vorübergehend überfordert. Diese Reaktionsfähigkeit ist bei entzündlichen Prozessen generell nicht gegeben. So ist z. B. bei einer hochakuten Epicondylitis kein Therapieerfolg erzielbar.

Hier liegt ein scheinbarer Widerspruch zur Akupressur vor, deren Wirksamkeit unzweifelhaft ist. Gerade hier wird der zu behandelnde Punkt über einen langen Zeitraum schmerzhaft massiert. Dass die Akupressur dennoch wirkt, mag vielleicht daran liegen, dass der Körper durch die lange Einwirkzeit des Reizes doch in der Lage ist, den intendierten Reiz, den Druck auf den Referenzpunkt, herauszufiltern und dann zu beantworten.

Ähnlich mag es sich bei der Akupunktur mit Nadeln verhalten. Hier wird nur anfänglich ein Schmerz verursacht, danach erkennt der Körper die an dem genadelten Punkt gegebene Information. Nadeln, die dauerhaft schmerzen, sind nach meinen Erfahrungen auch unwirksam.

Überlegungen zur Struktur des Akupunkturpunktes

Mit jeder Neu- oder Weiterentwicklung entstehen aber auch Fragen zu dem bisher Gültigen.

Nach dem oben Beschriebenen scheint allein die Berührung der Haut an einer Stelle, die einem Reaktionspunkt entspricht, als Stimulus für eine Veränderung ausreichend zu sein. Dieser Stimulus darf nur nicht zu stark sein, um als „reine" Information aufgenommen werden zu können. Der Körper entscheidet dann über Verarbeitung dieser Information.

Alle bekannten Verfahren aus dem Umfeld Akupunktur – egal ob Laser oder Moxa oder PuTENS – arbeiten indirekt immer auch mit einer Berührung des Hautpunktes. Wenn der Schmerz nachlässt, kann auch der Nadelstich als ein Hautreizverfahren betrachtet werden.

Nehmen wir an, meine Erfahrungen mit der MP ließen sich durch eine breite Anwendung seitens der Leserschaft validieren. Dann wird sich die Frage nach der Definition des Akupunkturpunktes stellen: Bei SuJok, Akupunktur 200, YNSA und teilweise auch bei der Auriculotherapie sind sogenannte „Reaktionskügelchen" unter dem Hautreferenzpunkt tastbar.

Boel und Yamamoto fordern ein erfolgreiches Treffen dieser Kügelchen, um erfolgreich therapieren zu können. Yamamoto sticht dieses Kügelchen dann von schräg an. Wenn das Kügelchen getroffen ist, löst es sich allmählich auf und das erkrankte Bezugsorgan bessert seinen Zustand.

Die Haut direkt oberhalb des Reaktionskügelchens lässt sich elektrisch ausmessen. Yamamotos schräger Einstichpunkt zeigt jedoch keine Widerstandsveränderung. Das zeigt recht unzweifelhaft, dass der „Akupunkturpunkt" ein Konglomerat aus Veränderungen in verschiedenen Körperschichten ist.

Dabei gehen die Veränderungen so sehr in die Tiefe, dass auch die Muskulatur, das Periost und sogar Gelenke unterhalb des auf der Hautoberfläche elektrisch messbaren Punktes mit in die Veränderung einbezogen sind.

Wird das Gelenk manualtherapeutisch deblockiert, ist der Hautpunkt nicht mehr zu messen und das kranke Bezugsorgan in seinem Zustand gebessert.

Nach dem bisher Geschilderten drängt sich eine Vermutung auf: Der Akupunkturpunkt ließ sich histologisch bisher deshalb nicht nachweisen, weil es ihn in der postulierten Eindeutigkeit nicht gibt.

Schlussbetrachtungen

In den letzten Jahrzehnten kam es im Bereich der komplementären Medizin zu einer inflationären Anwendung des Begriffes „Energie" oder „energetisch".

Unabhängig davon, ob es sich um eine Manualtherapie nach Dorn [[18]], eine homöopathische Medikation, eine Bicom-Therapie [[19]] oder eine „Geistheilung" handelt, immer wird der Eingriff als „energetisch" tituliert.

Was haben diese Energien mit der durch Meridiane fließenden „Qi-Energie" zu tun?

Durch den Gebrauch dieses diffusen Terminus Energie wird alles und nichts erklärt. Effektive Therapien geraten dadurch schnell in den Bereich des Mystischen. Damit lassen sich alternative Therapiekonzepte von der Schulmedizin (verständlicherweise) schnell über einen Kamm scheren und in die „Placebo-Schublade" packen.

Die Wirkung der Mikropressur lässt sich dagegen kaum anders denn als **„Informationstherapie"** begreifen.

Ich möchte diesen Terminus als Erklärungsbegriff der Akupunktur zur Diskussion stellen. Mit diesem Begriff sind wir zwar auch nicht schlauer, da wir nicht wissen, wie die Informationen weitervermittelt werden. Aber wir können mit einer relativ unbelasteten „sauberen" Hypothese arbeiten, die aus den in der Einleitung erwähnten Gründen auch eher von der naturwissenschaftlichen Medizin akzeptiert würde. (Dass neuronale Erklärungsmuster, die an eine hierarchische Struktur gebunden sind – wie es besonders C. Gunn [[20]] vertritt –

bei der Unzahl von konstanten und variierenden Reflexpunkten verschiedener Somatotope nichts taugen, liegt auf der Hand.)

Vielleicht wäre durch die Mikropressur, so sie sich denn durch breite Anwendung validieren lässt, ein Weg gefunden, diese Möglichkeit der nichtstofflichen, informativen Vorgehensweise auch der Schulmedizin begreifbarer zu machen?

Mit dem Informations-Terminus kämen wir darüber hinaus aus der esoterischen Ecke und wären für die Schulmedizin wegen unserer nicht zu leugnenden therapeutischen Erfolge eher ernst zu nehmende Gesprächspartner. Es unterbliebe die so unendlich viele Energien bindende Auseinandersetzung der diametralen Standpunkte.

Mit freundlicher Genehmigung © Dr. Dieter Heesch

Artikel DZA Deutsche Zeitschrift für Akupunktur 2002

https://www.sympathikus-therapie.de/fortbildung/mikropressur-und-reflexzonentherapie/

Dr. Heesch hat sich weiter mit der Entwicklung und Schulung seiner „Sympathikus-Therapie“ beschäftigt:

https://www.sympathikus-therapie.de/therapie/

Das Modell der vertebro-vegetativen Kopplung: Die mechanische Bedrängung des Sympathikus-Nerven im Grenzstrang mit ihrer Krankheit auslösenden Folgen erklärt anschaulich und greifbar das Modell der vertebro-vegetativen Kopplung von Dr. Dieter Heesch.

Dass mit diesem Modell eine wahre Revolution in der Therapie funktioneller Erkrankungen stattfindet, begreift man erst, wenn man die zuverlässig reproduzierbaren Therapieerfolge dieser einfach zu erlernenden Methode in der Praxis erlebt.

Literatur

1. Mann F. Revolution der Akupunktur. Gießen A.M.I. 1996 , p. 38.
2. Kellgren JH. Observation of referred pain arising from muscles. Clin. Sci. 3: 1938; 175.
3. Unschuld P. Antike chinesische Medizin: Die Vielfalt der Denksysteme. Dt. Ztschr. f. Akup. 1: 2000; 21-32.
4. Kühn JW. Brauchen wir Akupunktur und Traditionelle Chinesische Medizin? Ärztezeitschrift für Naturheilverfahren 1: 2001; 34.
5. Mann F. op. Cit.
6. Siener R. NPSO. Wiesbaden Heinrich Verlag 1996.
7. Gleditsch JM. Reflexzonen und Somatotope. Schorndorf WBV 1986 , p. 29.
8. Fleck FG. Augenakupunktur. Krefeld 1977.
9. Boel J. Skript zu einem Kurs „Augenakupunktur". Berlin 1997.
10. Woo PJ. Onnuri – Su Jok Therapie. Moskau Verlag Su Jok-Akademie 1997.
11. Boel J. Skript zu einem Kurs „Augenakupunktur 2000". Hamburg 2000.
12. Boel J. Skript zu einem Kurs „Augenakupunktur". Berlin 1997.
13. Siener R. op. Cit.
14. Ötsch W, Stahl T. Das Wörterbuch des NLP. Paderborn Jungfermann 1997.
15. Shapiro F. Eye Movement Desensitization and Reprocessing. New York 1995.
16. Jones H, in Hogrefe H-C. Counterstrain. Manuelle Medizin 6: 2001; 320.
17. Gleditsch JM. op. Cit.
18. Steinhauser H, Koch H. Die Dorn-Methode und Breuss-Massage. Kursscript , p. 23.
19. [sic! Anmerkung des Verlags: Angabe fehlt in der Original-Quelle]
20. Gunn CC. Die Behandlung chronischer Schmerzen nach Gunn. Uelzen ML Verlag 1996.

Erfahrungsberichte

Leserbrief

zum Artikel von Dieter Heesch: Mikropressur (DZA 3/2002)

Liebe Kollegen/innen,

seit 25 Jahren übe ich mit großer Freude die Akupunktur aus, meine Lehrjahre habe ich im Team von Prof. Bischko an der Wiener Poliklinik verbracht. Vor einem halben Jahr wurde ich durch den Artikel von Dieter Heesch motiviert, mich der Mikropressur zuzuwenden, wobei mir vor vielen Jahren schon ähnliche Erfahrungen "passiert waren". In diesem halben Jahr habe ich die Mikropressur in meiner Allgemeinpraxis mit bunt gemischter Aufgabenstellung – vom Säugling bis zum ehrwürdigen Alter – reichlich zur Anwendung gebracht. Dabei wurde ich mit vielen "berührenden" Erfahrungen belohnt. Oft gelang bei gerade stagnierenden Behandlungsverläufen oder z. B. alten Verletzungsfolgen eine erstaunlich rasche Wendung. Auch konnte die psychisch wirksame Qualität diverser Akupunkturpunkte von einigen Patienten/innen besser wahrgenommen werden, im Vergleich zur üblichen Nadel- oder Laserakupunktur, sowohl Ohr- wie Körperakupunktur. Somit ergibt sich ein breites Feld, die Mikropressur in den Akupunktur-Alltag zu integrieren. Ich bin natürlich gespannt, welche Erfahrungen auch andere Kollegen/innen machen – denn vielleicht irre ich mich, und die Welt ist doch nur eine Scheibe.

Mit freundlichen Grüßen

Dr. Klaus Wihlidal
Arzt für Allgemeinmedizin
A-3012 Wolfsgraben
Leop. Mitterstögerstr. 30
Tel.: 0043-2233-7129
E-Mail: nikolaus.w@utanet.at

Abb. 74: Leserbrief von Klaus Wihlidal

Erfahrungsberichte von Workshop-Absolventen und aus Video-Anleitungen

Zuerst kommen solche Workshop-Absolventen zu Wort, die den Organic PIN Code regelmäßig für sich und Klienten nutzen. Oder Menschen, denen durch die Hilfe erfahrener Anwender geholfen wurde.

Dann Berichte aus einem Aufruf ab Ende 2017 von einfachen Video-Anleitungen im Internet. Diese Menschen hatten sich (größtenteils) anhand eines Zahnstochers selbst insmitiert.

02/2023 Nicole K. DE Bayern

- Seit 20 Jahren wiederkehrende Blasen- und Nierenbeckenentzündung. Nur mit Antibiotika in den Griff zu bekommen. Auslöser wiederholter Geschlechtsverkehr (mit dem geliebten Partner). Ursachensuche – Kindheitstrauma. Organic Pin Code und 3x Niere/Blase insmitiert. -> Dauerhaft verschwunden.

- Jahrelange extreme Menstruationsblutung – Medikamentös behandelt und starke Regelschmerzen. Nach Organic Pin Code Schmerzen verschwunden.

- Nach Hormonuhr Regelblutung am nächsten Tag weg und ab dem nächsten Monat moderat wie es sich gehört.

- Stark blockierter Atlas. Mit Dorntherapie 2x versucht hinzubekommen. Erfolglos. 1x OPC und er war eingerichtet.

- Extreme Rückenverspannungen. Monatelange Physio/Massagen richteten nichts dauerhaft aus. 3x Organic Pin Code + Mundial

Meisterpunkte großer Rückenmuskel entspannt und die Physio wusste nicht mehr, was sie behandeln sollte.

- Meine Kinder fragen immer wieder danach. Sie fühlen sich danach besser. Allerdings hab ich bemerkt, dass 2 Jungs im Alter von etwa 10-12 die emotionale Entgiftung (Traurigkeit / Trennung / Verlustgefühle) überhaupt nicht mögen!

- Essstörung nach psychotherapeutischem Gespräch und Organic Pin Code, Trigonum und Punkte gegen Essstörungen (Dueto) wieder in den Griff bekommen.

- Panikattacken beim Gehen. Nur mit krampfhaftem Festhalten an Rollator, Kinderwagen, Möbeln möglich, nach psychotherapeutischer Sitzung mit Blockadegrund herausfinden und Organic Pin Code, Trigonum (an der Stirn), Freiheitspunkte und Punke gegen Panikattacken. Nach 6 Wochen noch etwas Sorgen, aber freies Gehen.

- Erkältung: Organic Pin Code und Erkältungspunkte Fieber sofort weg! (Husten bleibt oft.) Liebe Grüße Nicole

02/2023 Petra R. DE Bayern

Erfahrungsbericht aus dem Bereich des Reitsports. Als langjährige und begeisterte Anwenderin von Organic PIN Code freue ich mich sehr, diesen kleinen Beitrag für die Vielseitigkeit von Einsatzgebieten zu teilen.

Akute Verletzungen beim Springreiten sind ständig möglich. Doch auf Turnieren herrscht zudem eine Ausnahmesituation für die Einheit von Reiter und Pferd. Nicht selten stoppt das Pferd kurz vor einem Hindernis, was für die Wirbelsäule des Reiters zur Höchstbelastung wird. So auch bei meiner Tochter, sie konnte sich kaum bewegen und nicht einmal mehr absteigen. Mein Mann musste sie vom Pferd heben und legte sie vorsichtig auf den Rasen.

Ich begann sofort mit den Notfallpunkten und der Insmitierung der Fußpunkte für die Wirbelsäule. Zusätzlich wendete ich die Hüftzentrierung an. Nach den Kreislaufpunkten stand meine Tochter selbstständig wieder auf und war vollkommen bewegungsfähig. Die Turnierteilnehmer standen um uns herum und konnten es nicht fassen.

Eine andere Situation möchte ich gerne auch erwähnen. Das Pferd eines mir bekannten Berufsreiters stürzte und überschlug sich. Dabei verfing sich sein Fuß ganz unglücklich im Steigbügel. Durch den unglaublichen Zug auf sein Fußgelenk hatte er starke Schmerzen und konnte nicht mehr auftreten, sein Fuß begann anzuschwellen. Er war im Schockzustand. Sofort erhielt er die Notfallpunkte. Ich insmitierte vorsichtig rund um sein Fußgelenk. Dann auch sein Knie, über das der enorme Druck ja weitergegeben wurde. Danach versorgte ich ihn mit den Wirbelsäulen-Punkten um den einseitigen Ruck wieder auszugleichen. Kurze Zeit später konnte er wieder laufen, zwar noch etwas humpelnd, doch ein Arzt war nicht nötig.

Ob Prellungen, Blutergüsse, Zerrungen, Stauchungen oder Muskelschmerzen, nicht nur im Reitsport – mit Organic PIN Code erhält jeder die beste Unterstützung, um seine Selbstheilungskräfte zu mobilisieren. Der akute Schmerz lässt nach, der Kreislauf stabilisiert sich, der Heilungsprozess wird angeregt und der Schockzustand löst sich auf.

Deshalb habe ich meinen Insmitter immer dabei, denn es gibt Situationen, in denen eine Insmitierung sofort helfen kann. Herzlichen Dank für diese Gelegenheit, um meine Erfahrungen mitzuteilen.

Petra R.

02/2023 Alexandra Ü. DE Bayern

Meine eigene Erfahrung war unglaublich! Erstmal zu meiner Vorgeschichte:

Durch das, dass ich knappe 16 Jahre lang Fahrlehrerin war und natürlich viel gesessen bin und viel Stress hatte, hatte meine Gesundheit vollkommen verrückt gespielt. Hatte ca. 8 Jahre davon immer wieder Rückenschmerzen. Manchmal so stark, dass ich gar nicht mehr arbeiten konnte. Hatte mich immer wieder in das Auto gequält, bis zur letzten Fahrstunde, als dann die Schülerin mir aus dem Auto helfen musste. Ich konnte keine 5 Min. schmerzfrei sitzen. Um den Rücken zu entlasten habe ich mich hingestellt, auch das ging max. 5 Min., dann hatte ich wieder Schmerzen. Nachts durchschlafen ging vor Schmerzen auch nicht.

Hatte in den ca. 8 Jahren unendlich viele Massagen, Krankengymnastik, Physiotherapien verschrieben bekommen. Allein im letzten Jahr mit Schmerzen, hatte ich jede Woche 2 – 3 Behandlungen beim Physiotherapeuten.

Die Ärzte sagten, ich müsse mit diesen Schmerzen leben, sie können nichts mehr tun. Zu meinem MRT-Bild sagte einer der Ärzte: „Sie müssen sich damit abfinden, sie haben eine Wirbelsäule wie eine 80-Jährige.“ So hatte ich mich damals auch gefühlt. Mein damaliger Hausarzt hat mir geraten einen Reha-Antrag zu machen, der dann auch genehmigt wurde.

Mir ist die Biokybernetik zugefallen, hatte nicht danach gesucht. Hatte mir die Webseite angesehen und alle Videos nacheinander angesehen und war sofort absolut begeistert und habe mich für den Workshop angemeldet, der 1 Woche vor der Reha war.

Beim Üben im Workshop muss ich gestehen, ist mir noch nicht wirklich eine Veränderung aufgefallen, irgendetwas war anders ja, nur was?

Ca. 30 Min. später, nachdem ich schon länger auf dem Stuhl saß, dachte ich mir: „Hey, wo sind die Schmerzen, ich sitze doch schon länger?“ Wow ich war schmerzfrei, unglaublich.

Hatte dem Frieden und dem schmerzfreien Leben noch nicht wirklich getraut. Aus diesem Grund ging ich dann 1 Woche später auch zur Reha, denn wie nachhaltig ist die Methode denn wirklich?

In der Reha hatte ich nach dem Übertreiben mit Sport nochmal in abgeschwächter Form Schmerzen bekommen. Habe die Biokybernetik an mir selber gemacht, und die Schmerzen waren wieder weg. Unglaublich!!!

Hatte mich während der Reha mit mehreren angefreundet und auch insmitiert. Eine davon hatte anfangs eine Beinlängendifferenz von ca. 1 cm und danach schien sie ausgeglichen zu sein. Sie sagte am nächsten Tag: „Also ich merke keinen Unterschied, außer dass sie das Gefühl hat, wie besoffen zu gehen.“ Hatte sie paar Tage später ein 2. Mal insmitiert. 1,5 Wochen später kommt sie mir mit einem riesigen Geschenkkorb entgegen und bedankt sich bei mir. Ihr Kribbeln im linken Arm und im linken Bein ist weg und noch ein paar Dinge, die sie mir aufgezählt hatte, die ich heute leider nicht mehr weiß. Sie meinte, das ist alleine auf das, was ich bei ihr gemacht habe, zurückzuführen, da sie schon seit 3 Jahren Fango, Massage, Schwimmen, Physiotherapie usw. bekommt, so wie hier in der Reha auch. Nur das alles hat nie geholfen.

Das war ein zusätzlicher Kick für mich, alles lernen zu wollen, denn alles andere wäre für mich unterlassene Hilfeleistung. Innerhalb der nächsten Monate sind noch wesentlich mehr körperliche Leiden verschwunden, die ich vorher nicht aufgelistet hatte. Sowie Magenprobleme, Darmprobleme, schwere Akne, Antriebslosigkeit, Depressionen, extremste Regelbeschwerden, Kopfschmerzen, Migräne und Schulterverspannungen. Hatte mich wie neu geboren gefühlt.

So habe ich viele Erfahrungen gemacht und es ist eine tolle Bereicherung fürs Leben, sich selber und auch anderen mit kleinem Aufwand sooooooo helfen zu können. Danke an Dr. Smit und Eduard, dass er diese Methode weiterführt und unter die Menschen bringt. Danke, danke, danke, ganz liebe Grüße Alexandra

02/2023 Andreas F. DE Bayern

Nachdem ich den Biokybernetik-Workshop erfolgreich absolviert hatte und meine Liege endlich nach langem Warten da war, bot ich meinen Familienmitgliedern an, sie zu insmitieren. Doch niemand wollte mein Angebot nutzen.

Ob es an meinen blutunterlaufenen Augen lag, wenn ich über das Thema Biokybernetik sprach, oder ob vielleicht die Bewertung der Kosten für ein Wochenend- Seminar für die Umsetzung von 10 Minuten insmitieren, gegenübergestellt wurden, ich weiß es nicht?

Von einer Bekannten erfuhr ich dann, dass mein ältester Bruder seit geraumer Zeit an Schmerzen in seinen beiden Armen litt. Nachts wachte er, wenn er auf einem der beiden Arme lag, dadurch immer wieder auf. Oftmals waren die Schmerzen so stark, dass er die ganze Nacht wach lag.

Ich sprach ihn daraufhin an, warum er mir zum einen davon nichts gesagt hatte, und zum anderen, warum er sich dann partout nicht insmitieren ließe.

Ich sagte ihm ganz klar, dass er im besten Falle von den Schmerzen befreit werden würde und im schlechtesten Falle der Status unverändert bliebe.

Immer wieder bat ich ihn, es doch wenigstens einmal zu versuchen und gab ihm zu verstehen, dass er, außer ein paar Minuten seines Lebens, nichts zu verlieren hätte. Nach langem Bitten und Betteln gelang es mir dann doch noch, ihn zwei Mal, mit einem Tag Pause dazwischen, zu insmitieren – und siehe da, die Schmerzen waren weg.

Die Antwort auf meine Frage „Warum eigentlich nicht gleich?“ ist er mir bis heute schuldig geblieben.

02/2023 Annemarie F. AUT Vorarlberg

Ich habe immer wieder sehr gute Erfolge bei Erkältungskrankheiten gemacht. Meine Tochter Judith F. kam letzte Woche mit Halsschmerzen und Husten im Anfangsstadium zu mir. Ich machte den Organic Pin Code, Trigonum, Lockerung des Vorfußes, Erkältungspunkte, Lungenpflege und die Entgiftungspunkte NI/BL. Und ich sage immer dazu: Fußbäder machen. Siehe da am 2. Tag war alles weg. Das habe ich schon öfters so erlebt, aber es sollte schon am Beginn der Erkältung insmitiert werden können.

Die Klientin Silke F. kam mit Blasenentzündung (hatte sie das vergangene Jahr schon mehrmals), ich machte ihr dann bei mehreren Sitzungen Organic Pin Code, Trigonum, LP der Muskulatur, Service NI/BL, da hatte sie viele Schmerzpunkte, Entgiftungspunkte usw. Nach dem 2x wurde es wesentlich besser, insgesamt war sie 8x bei mir und hatte dann längere Zeit (ca. 1 Jahr) keine Blasenentzündung mehr.

Dann habe ich noch einen Jungen mit 12 Jahren (Stefan G) , der war oft sehr müde und lustlos, hat auch verschiedene Allergien. Nach der 3. Sitzung wurde er viel lebendiger und fröhlicher, wurde offener und redet jetzt viel mehr mit seiner Familie. Jedes Mal fragte er gleich nach einem nächsten Termin. Die Mutter kam auch zu mir und war begeistert von der einfachen Methode. Sie hat nun auch einen Workshop gemacht. Der Vater fragte mich, was ich mit dem Jungen gemacht habe, er hätte jetzt viel mehr Energie.

Dann habe ich noch eine Klientin Gabi L., bei ihr war die Achillessehne gerissen und sie wurde operiert. Ein halbes Jahr später kam sie zu mir, hatte immer noch Probleme mit dem Bein, konnte nicht gut abrollen beim Gehen und hatte ein Taubheitsgefühl im Vorfuß. Nach dem 4x insmitieren wurde der Vorfuß viel kräftiger und sie konnte wieder leichter gehen. 2 Wochen später schrieb sie mir, dass sie wieder kleine Wanderungen machen kann und das Taubheitsgefühl weg ist.

Ich mache aber auch manchmal die Erfahrung, dass sich beim Klienten nichts verändert, entweder gibt er zu früh auf oder ist für eine Veränderung nicht bereit (ist meine Meinung).

02/2023 Carmen K. CH

Im Juli 2021 habe ich den Biokybernetik Kurs gemacht. Es kommt immer wieder vor, dass ich sehr starke Kopfschmerzen mit Übelkeit habe. Früher halfen mir dann nur Schmerzmittel. Seit ich bei Kopfschmerzen Biokybernetik am großen Zeh mache, lässt der Druck meistens nach ein paar Minuten nach. Je nach Stärke des Schmerzes wiederhole ich die Behandlung 2 – 3 mal am Tag.

Wenn der Schmerz so stark ist, dass ich nicht aufstehen kann, mache ich die Punkte am Daumen mit dem Fingernagel. Das hilft mir, dass ich aufstehen kann, um die Punkte am Zeh zu machen. Seit ich diese Methode anwende, musste ich nur noch selten Schmerzmittel nehmen. Ich bin sehr froh, dass ich auf so einfache Art meine Kopfschmerzen im Griff habe.

02/2023 Johann B. AUT Oberösterreich

1. Klient Raffel E., 18 Jahre soll wegen einem Bandscheibenvorfall operiert werden. Auf Empfehlung seiner Mutter kommt er in meine Praxis.

Zweimalige Insmitierung / Referenzpunkte – Hüftzentrierung – Schulter- u. Wirbelsäulenlockerung – Spannbeton – KDG – Dueto

10 – nach diesen 2 Insmitierungen ist der Klient schmerzfrei, bis jetzt OP erspart!

2. Klient Friedrich H. klagt wegen arger Schulterschmerzen, speziell bei Nachtruhe. Trotz 10 x Physiotherapie keine Linderung. 3-malige Insmitierung / Referenzpunkte – KDG – Spannbeton – Schulter- u. Wirbelsäulenlockerung – Trigonum, Entgiftung – Dueto 6 – Trieto 7. Seither schmerzfrei!

3. Klient Herbert B. wurde wegen einer Nierenkolik ins AKH eingeliefert. Laut Auskunft der Ärzte, wurde ein Schlauch gelegt, wo der Nierenstein selber weggehen soll. Es wird aber auch gleich ein OP-Termin festgelegt.

Daraufhin kommt der Klient in meine Praxis. 3-malige Insmitierung / Referenzpunkte – iXtras1 Niere/Blase – Trieto 5. Nach dreimaligem Besuch ist der Nierenstein abgegangen. Beim festgelegten OP-Termin konnte der Nierenstein nicht mehr gesichtet werden, so blieb dem Klienten eine OP erspart!

4. In einem weiteren Fall stürzt Klient Herbert B. von einer 2,5 m hohen Mauer. Verletzung Lendenwirbel und Schmerzen die gesamte rechte Körperseite. 2-malige Insmitierung / Referenzpunkte – KDG – Hüftzentrierung – Erbsenbein – Schulter- u. Wirbelsäulenlockerung – Spannbeton – Sympathikus K4 rechts – wieder schmerzfrei!

5. Klientin Monika D. kommt wegen Schmerzproblem im rechten Knie und hat schiefen Körper. Orthopäde empfiehlt eine Knie-OP, welche von der Klientin abgelehnt wird. 5-malige Insmitierung / Referenzpunkte – KDG – Hüftzentrierung – Schulter- u. Wirbelsäulenlockerung – Spannbeton. Jetzt schon 3 Jahre schmerzfrei, OP erspart! Klientin kommt alle 2 – 3 Monate zum Insmitieren, um ihren Körper in Schuss zu halten.

Dies ist ein kleiner Auszug aus meinen Erfahrungen mit Biokybernetik nach Smit.

02/2023 Angelika L. DE

Fall 1: Mein Mann hatte schon seit mehr als einem halben Jahr starke Schmerzen im linken Knie. Es wurde vor mehreren Jahren schon einmal am Meniskus operiert. Mein Mann befürchtete, dass sich eine weitere Op. nicht mehr vermeiden lässt. Ich bin Ergotherapeutin und habe versucht, mit herkömmlichen Mitteln die Op. so lange wie möglich hinauszuzögern.

Wir haben massiert, bewegt, eingerieben, was das Zeug hält. Es war mal immer wieder eine kurze Zeit besser, aber es kam immer wieder. Nach meiner Ixtra 1 Ausbildung wollte ich mein frisch erworbenes Wissen auch anwenden. Und so hat sich mein Mann bereit erklärt, mein Proband zu sein.

Ich war sehr erschrocken als ich die Beinlänge bei angehobenen Beinen kontrolliert habe. Das linke Bein war mehr als einen cm länger. Kein Wunder, dass ihm das Knie wehgetan hat, es wurde ja viel mehr belastet. Nach dem Organic Pin Code führte ich mehrere Hüftzentrierung-Insmitierungen durch. Schon nach dem Organic PIN Code stellte sich eine Besserung ein. Es folgte die „Spannbeton" Insmitierung und die „Hüftzentrierung 1 und 2". Danach waren die Beine gleich lang.

Mein Mann lief ein paarmal barfuß umher und lächelte, er hatte keine Schmerzen mehr. Er probierte gleich auf die Treppe zu steigen, weil ihm da immer das Knie am meisten weh getan hat. Es hat nicht mehr weh getan.

Die schmerzfreie Zeit hielt eine Woche an. Ich habe ihn dann mehrere Wochen hintereinander insmitiert und es funktionierte immer wieder.

Mittlerweile werden die Abstände größer und die OP brauchen wir nicht mehr.

Fall 2: Ich bin Yogalehrerin und habe mir mein ISG unbemerkt verschoben.

Am selben Tag fuhr ich 5 Stunden am Stück zu meiner Ixtra 1 Ausbildung von Mainz nach Bayern. Ich hatte schlimme Schmerzen im Sitzen beim Autofahren. Ich war so froh als ich ankam und ein paar Dehnübungen machen konnte. Danach wurde es besser. Während der Ausbildung saßen wir lange auf relativ harten Stühlen. Nach kurzer Zeit fingen die Schmerzen wieder an. Dann war ich als Übungsproband dran. Nach dem Organic PIN Code und der Hüftzentrierung 1 und der Spannbeton Insmitierung ging es mir besser. Ich konnte wieder ohne Schmerzen sitzen. Die Schmerzen sind auch auf der Heimfahrt nicht wieder gekommen, und ich bin bis heute, ein halbes Jahr später, immer noch schmerzfrei.

02/2023 Susanne W. DE Niedersachsen

Füße braucht man nicht nur, um gut laufen zu können. Manchmal zeigen sie einem auch den richtigen Weg. So jedenfalls war es bei mir. Ohne meine Füße hätte ich nie den Weg zur Biokybernetik gefunden. Wie kam es dazu?

Vor vier, vielleicht ist es auch schon fünf Jahre her, tat mir ein Fuß unheimlich weh. Dass es so etwas wie Biokybernetik gibt, wusste ich zwar schon von einer guten Freundin. Bis dahin war das für mich aber weit weg, eher so eine Art Glaubenssache. Als meine Schmerzen aber gar nicht aufhören wollten, habe ich mich ins Auto gesetzt und bin die 60 Kilometer zu meiner Freundin gefahren. „Schaden kann das ja nicht“, hatte ich mir so gedacht. Und tatsächlich. Die Freundin sah sich den Fuß an und pikste daran zehn, fünfzehn Minuten lang herum. Das soll es schon gewesen sein?

Ich war skeptisch. Doch dann, nach etwa einer halben Stunde, wurde der Fuß auf einmal heiß, sehr heiß. Und siehe da: Der Schmerz ging weg. Zumindest für eine gewisse Zeit. Als sich der Fuß nach drei Monaten zurückmeldete, bin ich direkt wieder zu meiner Freundin gefahren. Es hat sich gelohnt. Seither bin ich schmerzfrei – und überzeugt davon, dass Biokybernetik wirkt.

Da ich selbst Bewegungs- und Entspannungstherapeutin bin, wollte ich diese Heilmethode selbst erlernen. Aber dann kam Corona. Erst im vergangenen Jahr hat es geklappt, dass ich in Uslar, im Kreise vieler netter Frauen meine eigene Ausbildung „Biokybernetik nach Smit" absolvieren konnte.

Seitdem weiß ich nicht nur, was „insmitieren" ist und wie man es anwendet. Ich weiß auch, und das ist viel wichtiger, dass man ohne den Einsatz von Wirkstoffen oder teuren Gerätschaften heilen kann – und zwar indem man die natürlichen Reflexzonen aktiviert und damit den Körper wieder ins Gleichgewicht bringt. Ein gutes Gefühl, wenn man so einfach helfen kann – und zwar jedem. Denn die Behandlung ist sehr günstig und wird zum Teil auch durch Spenden finanziert. Inzwischen habe ich die ersten positiven Rückmeldungen von meinen Patienten. Das ist wirklich eine tolle Erfahrung, die ich letztlich meinen Füßen zu verdanken habe.

02/2023 Yvonne J. CH-Davos

Einer Kundin wurde während dem Autofahren plötzlich schwindlig. Da dies gefährlich ist, hatte sie das Autofahren sofort beendet. Der Hausarzt hatte daraufhin sämtliche Abklärungen gemacht und auch das Schlimmste vermutet. Einen Tumor, aber dem war dann nicht so. Alle Abklärungen wurden gemacht, auch im Spital, was da alles gemacht werden musste. Es wurde gar nichts gefunden. Sie ging dann zu einer Schamanin, die mit Ritualen arbeitet. Das hatte dann ein bisschen Verbesserung gebracht. Dann wurde sie von ihr zu mir geschickt.

Sie kam dann 1x zu mir und hatte sich 2 Tage darauf wieder gemeldet und gefragt, ob es normal sei, denn sie habe plötzlich eine ganz starke Erkältung. Die Nase ist gelaufen usw. Also eine ganz starke Erkältung. Mir war klar, dass dies eine Reaktion des Körpers ist, jetzt kann er endlich loslassen und alles Angestaute kam in Fluss. Eine gute Woche hatte es recht heftig gearbeitet in ihr. Was auch interessant war, dass auch Stirnhöhlen und Nebenhöhlen geschmerzt hatten. Das sagt doch alles, oder? Da war so viel verrockt und verstockt, dass daraus der Schwindel kam.

Dann kam sie wieder zu mir, aber es ging ihr schon viel, viel besser. Sie war dann noch 3 – 4 mal bei mir. Mit Biokybernetik Smit habe ich sie insmitiert und jetzt ist es so, Schwindel war eigentlich sofort weg. Das Einzige war noch im Kopf, wie ein kleines Trauma und die Angst, kommt es wieder oder kommt es nicht wieder? Das ist inzwischen auch weg. Also nur mit 1 x Biokybernetik hatte ich das ausgelöst und der Schwindel war quasi weg. Das andere waren dann Nach-Insmitierungen. Freunde hatten dann noch Vermutungen geäußert, es könnte mit dem Gleichgewichtssinn im Mittelohr zusammenhängen. Vielleicht hatte sie dafür noch Bachblüten genommen, das weiß ich nicht? Es geht ihr auf alle Fälle jetzt wieder sehr gut. Das Mentale ist auch gut. Also 1 x Biokybernetik und eine zweite und dritte Lektion, jetzt ist sie wieder völlig frei, es geht ihr sehr, sehr gut. Alles Gute und liebste Grüße Yvonne

02/2023 Sonja H. DE

Erfahrungsbericht Kind 6 Jahre alt – nässt 1 – 2x pro Nacht ein. Eines meiner eindrucksvollsten Erlebnisse mit der Biokybernetik. Ich hatte einen Jungen in der ergotherapeutischen Behandlung bezüglich Konzentrations-Schwierigkeiten und motorischer Unruhe – die Einschulung stand bevor. Am Ende einer Therapiestunde erwähnte die Mutter nebenbei, dass ihr Kind immer noch 1 – 2 x pro Nacht ins Bett macht und zwar die volle Ladung.

Von medizinischer Seite war alles abgeklärt – helfen konnte bislang aber keiner. Sie war völlig verzweifelt, wie man ihm noch helfen kann, und sah nur noch ihre Wäscheberge. Ich hatte kurz zuvor iXtras II besucht und in meinem Kopf klingelte es – hier hatten wir doch das Thema Blase und diesbezüglich auch Bettnässer.

Ich erzählte der Mutter von der Biokybernetik und dass ich hierbei vielleicht helfen könnte. Ehrlich gesagt, war ich bei diesem Thema skeptisch, denn aus meiner therapeutischen Arbeit weiß ich, dass Bettnässen oftmals organische, psychische, entwicklungsbedingte und/oder körperliche Ursachen haben kann – also sehr komplex. Aber einen Versuch war es definitiv wert und dieser hat sich sehr gelohnt.

Nach der ersten Insmitierung mit dem Organic Pin Code und Service Niere/Blase, nässte der Junge in der nächsten Woche nur noch ein einziges Mal ein. Seit der zweiten Insmitierung ist er komplett beschwerdefrei und überglücklich.

01/2023 Csilla A. AUT Tirol

Meine schönste Erfahrung bis jetzt: (seit November 2022 kenne ich den Organic-Pin-Code) Klientin (81): über 25 Jahre lang Knieschmerz, wenig Lebensfreude. Beinlängendifferenz ist ca. 1 cm. Nach 3 Mal Insmitieren mit dem Organic Pin Code und Wirbelsäulenlockerung – der Knieschmerz ist weg, Die Beine sind wieder gleich lang und die Lebensfreude ist zurückgekehrt.

Vorher hatte sie vom Leben „genug“ gehabt, jetzt gerade plant sie eine Reise mit einer Jeep Expedition auf ein isländisches Hochland. Die Klientin übrigens ist meine Schwiegermama, dieser Erfolg bedeutet mir viel.

Liebe Grüße Csilla

01/2023 Manja J. DE Berlin

Hier sehr gerne mein Bericht:

Von der ersten Behandlung vor über einem Jahr bis heute ist ein Gefühl immer wieder neu und dennoch gleich verblüffend ... von Woche zu Woche: Ich stehe von der Liege auf ... nach den vielen, pick-sigen Schmerzen, für die man eigentlich eine eigene Schmerz-Skalierung erfinden müsste, da sie von Zwiebeln über Stechen, bis hin zu Brennen jede nur erdenkliche Schmerzart durchlaufen können ... ich stehe also auf und fliege jedes Mal gefühlt leicht und frei wie eine Feder in meinen Alltag. Dieses Gefühl ist so faszinierend.

Man kann es m. E. nur selbst erleben und erfühlen und seine ganz eigenen Worte für dieses Körper-Wohlgefühl finden. Mein Körper freut sich regelrecht über jeden einzelnen Impuls zur Selbstheilung und dankt es mir mit mehr Vitalität und Geschmeidigkeit! M. J. aus dem Wuhletal in Berlin

01/2023 Guenter D. DE

Hallo, wir haben vor einiger Zeit wieder einmal eine gute Freundin besucht und kamen dort auf das Thema Biokybernetik nach Smit, mit der sie sich bereits eine Weile beschäftigt.

Vor knapp 4 Jahren hatte ich über zwei Jahre hinweg insgesamt 5 Schlaganfälle, als deren Folge ich leichte Spasmen und Sensitivitätsstörungen auf der linken Körperhälfte zurückbehalten habe. Das Thema passte gut und die Freundin wendete Biokybernetik nach Smit an. Über die nächsten Tage stellte ich fest, wie sich an manchen Stellen die Verkrampfungen auflösten.

Wir haben in den folgenden 10 Wochen die Behandlung 2x wiederholt. Es ging ab der ersten Sitzung zwar langsamer voran, aber es sind weitere Stellen „frei“ geworden.

Ich bin durchaus positiv überrascht und hätte nicht gedacht, dass diese Lähmungen/Verkrampfungen tatsächlich „vor ihrer Zeit" aufgelöst werden könnten. Viele Grüße Guenter

01/2023 Uschi S. DE

1. Ich traf im Frühjahr 2021 bei einem Spaziergang meinen ehemaligen Nachbarn A. und erfuhr, dass er eine schlimme Schleimbeutelentzündung am linken Ellbogen hatte. Alle Medikamente halfen nicht, und derer hatte er viele eingenommen.

Ich fragte ihn, ob er bereit ist, sich auf etwas ganz anderes einzulassen. Er bejahte dies und lag noch am selben Tag auf meiner Liege. Nach dem Organic Pin Code hoppelte er ein bisschen durch meinen Praxisraum und wunderte sich, dass er plötzlich keine Rückenschmerzen mehr hatte. Von diesen wusste ich bis dahin nichts. Ich erklärte ihm, dass er in spätestens einer Woche nochmal kommen solle, was er gern tun wollte.

Seine Frau rief mich nach drei Tagen voller Freude an und meinte, ein Wunder wäre geschehen. Null Rückenprobleme und die starke Schwellung und Entzündung am Ellbogen wäre schon zu einem Drittel weniger geworden. Beim zweiten Termin insmitierte ich nach dem Organic Pin Code noch ein bisschen weiter. Ausgiebige Wirbelsäulenpflege und der Ellbogen selbst brauchten ca. eine Stunde. Ich blieb mit dem Insmitter vor allem auf dem Herd der Entzündung mit Aktivpunkten, wobei A. etwas ‚jodelte' ... Das Ergebnis: Drei Tage später war ALLES weg und er wieder völlig gesund :-)

2. Im Sommer 2021 hatte meine Tochter Besuch von ihrer Freundin C., die zu dieser Zeit im sechsten Monat schwanger war. Diese konnte sich vor Schmerzen kaum bewegen, vor allem die Nächte waren eine Qual, denn zu liegen ging gar nicht. Das Baby lag auf einem Nerv und war durch nichts dort wegzubewegen. Sie war dankbar über mein Angebot, sie zu insmitieren, wobei sie bis dahin noch nie etwas davon

gehört hatte. So kam sie gleich mit zu mir und legte sich auf die Liege. Während des Organic Pin Codes bewegte sich plötzlich das Baby in ihrem Bauch. Die junge Mutter war völlig perplex, das hatte sie weder erwartet, noch in den vergangenen Wochen gespürt.

Ihr Bauch wackelte richtig. Als sie nach knapp zehn Minuten von der Liege aufstand und durch meinen Praxisraum ging, waren alle Schmerzen wie weggeblasen. Das Baby hatte sich von dem Nerv wegbewegt.

C. war total glücklich und erleichtert darüber, wieder ganz normal laufen, sitzen und nachts wieder ruhig schlafen zu können.

Ganz liebe Grüße, Uschi

01/2023 Martina N. AUT Tirol

Ich habe Biokybernetik fix in meinen Behandlungsplan integriert. Das erste nach dem Kennenlerngespräch mit meinen Klienten ist der Organic Pin Code. Damit weiß ich, dass der Körper und auch das gesamte Energiefeld meiner Klienten sich wieder in eine gesunde Position bringen kann. Meine Erfahrung ist, dass sich Beinlängendifferenzen innerhalb weniger Minuten wie von Zauberhand auskorrigieren. Alle meine Klienten hatten bisher bei Verlassen meiner Praxis ein gerades Becken.

Mittlerweile behandle ich Gott sei Dank sehr viele Kinder, die so vielleicht das Glück haben dürfen, ihr Leben lang auf künstliche Gelenke verzichten zu können, da sie die Kunst von Dr. Smit kennenlernen durften. Es ist für mich auch nicht mehr daran zu denken die Dorn-Therapie bei Klienten anzuwenden, ohne zuvor insmitiert zu haben. Das Einrichten von Atlas und Co ist durch die Entspannung der Muskulatur rund um die Wirbelsäule ein Klacks. Innerhalb weniger Wochen verschwinden regelmäßige Schwindelanfälle, Kieferknacksen und Schmerzen jeglicher Art. Viele meiner Klienten können mittlerweile komplett auf den Verzehr von Schmerztabletten verzichten.

Ich bin unendlich dankbar, diese Methode kennengelernt zu haben. Biokybernetik ist für mich und mein gesamtes Umfeld unsagbar wertvoll.

Vielen Dank dafür lieber Dr. Smit.

01/2023 Claudia W. AUT

Eine Freundin und ich plauderten bis in die Nacht, als ich mich beim Verabschieden daran erinnerte, sie (zum ersten Mal) insmitieren zu wollen. Ganz schnell gingen wir das Standardprogramm durch. Sie stoppte bei keinem Punkt, nur einmal meinte sie: warte, nein, doch nicht. Ich war ein bisschen enttäuscht, weil ich wusste, dass sie starke Rückenprobleme hatte.

Am nächsten Tag schrieb sie mir erfreut, dass sie in der Früh nicht wie üblich ihre Rückenübungen machen musste, um schmerzfrei durch den Tag zu kommen. Dieser Zustand hielt noch ein paar Tage. Liebe Grüße, Claudia W

01/2023 Heike H. DE Bayern

Als Reiter ist es unerlässlich, wenn man sein Pferd nicht in seiner Bewegung stören will, auf einen ausbalancierten Sitz zu achten. Hierfür muss das Becken gerade und die Beine gleich lang sein.

So bin ich also brav in Abständen zu meiner Physiotherapeutin gegangen und habe mein Becken geraderichten lassen.

Als ich dann über eine Bekannte von der Biokybernetik gehört habe, dachte ich gleich: Das lerne ich jetzt auch und richte mein Becken selbst. Meine liebe Nachbarin hat sich mir gleich angeschlossen und so insmitieren wir uns praktischerweise immer gegenseitig.

Bereits auf dem Workshop Organic-PIN-Code hat Eduard uns auf mein Nachfragen hin mitgeteilt, dass der Animal Pin Code bereits in Arbeit ist. Schon da stand für mich fest: Da muss ich hin! Aber so weit war es noch nicht. Erstmal eins nach dem anderen. Schon am ersten Abend des Workshops, habe ich bei meinem Onkel angerufen. „Ich habe DIE Lösung für deine Knieschmerzen gefunden!" Mein Onkel hat dann tatsächlich eine lange Wegstecke auf sich genommen und hat zusammen mit meiner Tante den Workshop besucht.

Das Resultat war, dass die Schmerzen im Knie bereits am ersten Abend weg waren. Das hat ihn so begeistert, dass er auf dem Heimweg einen Schlenker zu meinem anderen Onkel gemacht hat und diesen sogleich insmitiert hat. Und siehe da: Seine jahrelangen Rückenschmerzen waren verschwunden. Kurzerhand haben sich daraufhin meine Eltern plus Onkel und Tante (allesamt über 70 Jahre) für einen folgenden Workshop angemeldet. Seitdem zählt auch bei ihnen die Biokybernetik zu einem festen Bestandteil.

Ich muss selbst immer wieder schmunzeln und staunen, wenn ich merke, wie sich mein Becken bereits während der ersten Übung des PIN-Code in die richtige Position bringt. Man kann es wirklich spüren! Auch, wenn die Abweichung nur minimal ist.

Nach dem Workshop folgten noch Xtras I und II, als dann endlich ein Mail von Eduard kam: Der Animal PIN Code geht an den Start!

Ich habe mich auf der Stelle angemeldet und bin im März 2022 in die Schweiz gefahren, um den PIN-Code für Huftiere zu lernen. Nicht nur, dass der Kurs als solcher für mich schon ein großer Gewinn war! Auch das Team Schweiz hat mich durch ihr Engagement sehr beeindruckt! Ich habe dort sehr interessante und liebe Menschen kennengelernt. (Anmerkung: Das Team Schweiz war sehr erfolgreich in der

Biokybernetik nach Smit und hat sich mit Ende 2022 auf eigene Veranlassung wieder aufgelöst).

Natürlich habe ich, als ich wieder zuhause war, gleich begonnen, unsere drei Pferde zu insmitieren. Es war genauso, wie Sarah es beschrieben hatte! Innerhalb kurzer Zeit bereits begradigten sich Fehlstellungen der Hufe welche, wie beim Menschen, aus einer Schiefe herauskommen. Blockaden, die aus der Schulter kamen und einen nicht ganz taktreinen Gang verursachten, verschwanden.

Die Pferde genießen es, insmitiert zu werden. Sie reagieren wirklich auf jeden einzelnen Punkt. Jedes Pferd ein bisschen anders, mit Kopfschütteln, Abschnauben, Kauen, Gähnen. Während des Insmitierens baut man eine sehr schöne Beziehung zu dem Pferd auf. Sie schließen die Augen und oft kommen die anderen Pferde dazu und zeigen die gleichen Anzeichen. Fernbehandlung sozusagen.

In dieser Zeit war es auch zum ersten Mal möglich, dass meine Tochter und ich zusammen ausreiten gehen konnten. Das Pferd meiner Tochter war zuvor immer nervös. Er ist nun viel entspannter geworden. So wie die Spannung aus seinen Gelenken gelöst wurde. Auch das schreibe ich der Biokybernetik zu.

Im Mai 2022 fuhr ich erneut in die Schweiz und lernte den Xtras I Kurs für Klauentiere. Es wäre echt toll, wenn die Tierkurse bald auch in Deutschland angeboten würden.

Verständlicherweise macht das alles sehr viel Arbeit. Und alle Mithelfenden bringen sehr viel ihrer Zeit und Leidenschaft mit ein. Allen voran Eduard und Alexandra, die unermüdlich so viel Zeit und Fleiß einbringen, um die Biokybernetik möglichst vielen Menschen nahe zu bringen.

Ich freue mich schon besonders auf den nächsten Mundial I und II. Dorthin begleiten mich nämlich vier Menschen, die ich zur Biokybernetik ermutigt habe und die genauso begeistert sind wie ich. Liebe Grüße Heike H

01/2023 Vera K. AUT Vorarlberg

Ich bin Masseurin und habe seit der Geburt meines Sohnes 2003 unter einer Blasenschwäche gelitten. Ich konnte weder springen noch hüpfen und schon gar nicht mehr laufen, ich litt unter Inkontinenz. Es halfen auch keine speziellen Gymnastiken.

2017 durfte ich die Biokybernetik n. Smit kennenlernen und habe mich auch fleißig selbst insmitiert. Im Mai habe ich dann festgestellt, dass ich in meinem Turntraining plötzlich wieder hüpfen konnte, ohne dass die Blase Probleme macht. Ich habe dabei ein Stück Lebensqualität zurückgewonnen. Nach 14 Jahren machen die Turn-Einheiten jetzt wieder richtig Spaß, und es hält bis heute an.

Meine Klientin Elisabeth S. fiel im Frühling plötzlich ohne Vorwarnung um und voll auf ihr Gesicht. Folge: Kieferbruch und vorne ein Zahn eingeschlagen. Es folgten Kieferoperation, Zahn-OP und Physiotherapien. Auf ihrer Unterlippe hat sich eine unschöne Wulst gebildet. Sie wurde geröntgt aber man hat nicht festgestellt, woher das kommt. Folgen des Unfalls.

Im Oktober letzten Herbst kam sie zu mir und bat um Hilfe, denn die Physiotherapie hat im Kiefer nicht alles lösen können und sie biss sich immer wieder in ihre Backe. In 5 Sitzungen habe ich mit Biokybernetik n. Smit ihren Kiefer soweit richten können, dass sie sich wieder gerade gefühlt hat und sich nicht mehr selbst in die Wange biss. Sie fragte mich, ob ich ihr auch mit ihrer wulstigen Lippe helfen könnte. Ich habe 1x die Entgiftungspunkte gemacht. 2 Tage später hat es in der Lippe zu arbeiten begonnen. Einen Tag später hat sie einen Zahnsplitter aus der Wulst rausgenommen. Seither sieht man nur noch eine kleine Wunde und es ist für sie kein Störfaktor mehr.

Eine 19-jährige Frau kommt zu mir auf Empfehlung, weil sie über Nacht eine halbseitige Gesichtslähmung hatte. Die Ärzte sagten, das kommt schon wieder und gaben ihr eine Augenklappe mit. Der linke Mundwinkel hing herunter, das linke Auge konnte sie nicht mehr schließen und die gesamte linke Gesichtshälfte war taub. Daraufhin habe ich nur den Organic Pin Code gemacht und habe die von Dr. Smit angegebenen Reflexzonen am Fuß und zwar für alle Gesichtsnerven insmitiert. Beim Aufstehen sagte die Klientin, es fühlt sich schon ganz anders an. Sie sagte mir dann ein paar Tage später, dass sie zuhause das Auge wieder zumachen konnte und der Mundwinkel hing nicht mehr herunter. Sie zeigte mir sogar einen Kussmund vor und es war alles wieder in Ordnung. Auch die linke Gesichtshälfte war wieder im Normalbereich. Ein voller Erfolg in so kurzer Zeit.

12/2022 Andrea V. AUT Graz

Meine Enkelkinder sind 3 und 5 Jahre alt. Schon als Baby habe ich sie bei Erkältungskrankheiten mit Biokybernetik behandelt. Inzwischen kommen sie schon von selbst zu mir „Oma, bitte pixen, ich habe Schnupfen“. Ich mach immer eine Basisbehandlung und die I-Xtras für Erkältung. Der Schnupfen ist danach immer leichter und heilt binnen weniger Tage ab.

Die Ältere hatte vor einem Jahr die Diagnose „Kurzsichtigkeit und Astigmatismus“. Gott sei Dank verschrieb ihr der Arzt noch keine Brille. Nach einem Jahr hat sie absolut gesunde Augen mit 100%iger Sehkraft. Ich bin davon überzeugt, dass die immer wieder gemachte Basis-Behandlung auch die Augen der Kinder neu steuert.

In meiner Praxis ist die Biokybernetik eine meiner liebsten und häufigsten Anwendungen, sowohl bei akuten Schmerzen als auch bei chronischen Problemen, selbst nur bei Entspannung. Viele Kunden berichten mir von großer Erleichterung gleich direkt danach.

Ich bin sehr froh, dieses Werkzeug zu haben und so vielen Menschen helfen zu können. Vielen Dank, dass du ein Buch darüber schreiben willst. Alles Liebe und schöne Weihnachten, Andrea.

01/2023 Sandy Lara` Ana, B. DE Bayern

Mein erster Erfahrungsbericht: Eine Massagekundin hatte einen extremen Verspannungsknoten am Arm, den ich so nicht so richtig lösen konnte. Hier arbeitete ich intuitiv mit der geistigen Welt und dem Insmitter dann um das Schulterblatt herum. Dieser Verspannungsknoten war anschließend komplett weg. Und das mit einmal und dauerhaft.

Mein zweiter Erfahrungsbericht: Ich insmitierte mir die Wetterfühligkeit zum ersten Mal und hatte viel besseren Tiefschlaf als zuvor. Allgemeine Erfahrungen sind, dass es unglaublich lockernd wirkt, weshalb ich es viel in meiner Massagepraxis anwende. Es bringt dadurch viel Ruhe rein. Taube Zehen oder Finger werden wieder normal. Hier arbeite ich allerdings intuitiv und mit der geistigen Welt zusammen und auch schon ein paarmal mit Dr. Gerhardt Smit. Er hat mir auch schon Kratz-Techniken gezeigt, die mich sogar einmal bei einem Kunden an eine Narbe führte, überm Auge, die verantwortlich für eine derartige Kieferspannung war, dass sie einen Tinnitus verursachte. Seither ist der Tinnitus bei dem Herrn bis auf ein Minimum reduziert.

Das Insmitieren hat bisher jedem Kunden die Hüfte in die richtige Position gebracht. Auch sind die Punkte für die Lungenpflege sehr hilfreich und befreien das Atmen. Die Erkältungspunkte haben mir und meinen Kindern schon öfters jetzt super geholfen. Wir sind, seit ich diese Punkte kenne, nicht mehr krank. Und mein Jüngster hatte ständig was. Sobald ich merke, es kommt was, wende ich die Punkte an und alle Symptome sind wieder weg.

Begeistert bin ich auch immer wieder von der Lymphpflege, denn sie wirkt immer sofort! Es braucht nicht mal 10 Min. und danach fange ich an, auf die Toilette zu rennen, um Wasser auszuscheiden.

Die Entgiftungspunkte, als ich die das erste Mal machte, waren sehr intensiv, ich stank 5 Tage ganz extrem aus allen Poren ... danach fühlte ich mich total gut und wohl.

Mein Kleinster 4 Jahre hatte immer an den Oberschenkeln etwas, wie so eine Art Herpesbläschen. Ich habe intuitiv die Darmpflege gemacht, seither sind sie abgeheilt und seit 2 Monaten nicht mehr aufgetaucht! Vorher blieb immer etwas da seit Jahren! Meiner Tochter helfen die Lymphpunkte auch sehr gut, da sie auch immer Wassersammlung in den Oberschenkeln hat. Mein mittlerer Sohn 8 Jahre hat immer sehr schlecht gegessen, ich wende immer mal wieder die Entgiftungspunkte an und langsam isst er auch wieder mehr verschiedene Sachen, zwar langsam, aber es wird endlich mal besser. Liebe Grüße

01/2023 Stefanie S. DE Bayern

Gerne teile ich 2 Erfahrungen mit. Meine Tochter 17 J. sollte ihre Tage bekommen, hatte jedoch tagelang nur starke Bauchschmerzen. Ich bot ihr an, den Organic Pin Code und Trigonum nach Siener zu machen. Gesagt, getan: nach 2 Stunden setzte ihre Regel ein und das Bauchweh war weg.

Ich selbst 47 J. hatte mir den Fuß verstaucht und hatte nach 3 Monaten immer noch ein unangenehmes Ziehen in der Achillessehne. Da ließ ich mir von einer Bekannten, die auch immer im Stadler Hof am Übungsabend ist, den Organic Pin Code und die Anwendung an der Achillessehne machen und nach 3 Tagen fiel mir auf: Das Ziehen ist weg.

Ich bin sehr dankbar, Biokybernetik erlernt zu haben.

Herzliche Grüße Stefanie S.

12/2022 Maria B. Südtirol

Die Biokybernetik praktiziere ich seit 2016 mit Begeisterung! Und meine Erfahrung ist, dass mit der Basis die Beinlängen reguliert werden. So einfach ist das! Wunderbar!!! Liebe Grüße Maria B.

12/2022 Josef und Martina T. AUT Vorarlberg

Ich hatte jahrelang Verspannungen im Unterleib bzw. Becken-/Genitalbereich, was zur Folge hatte, dass ich immer wieder Beschwerden beim längeren Sitzen und – trotz unauffälliger Prostata – Schwierigkeiten beim Wasserlassen hatte. Verschiedene andere Therapien wie Physiotherapie, Faszienbearbeitung, heiße Sitzbäder u. a. blieben ohne Erfolg. Dieser stellte sich erst mit der Biokybernetik bzw. dem Insmitieren ein. Meine Frau und ich haben selbst verschiedene Ausbildungsmodule absolviert, und wann immer ich wieder einmal zur Verspannung neige, kann ich dank der Unterstützung meiner Frau früh gegensteuern, sodass ich heute weitestgehend beschwerdefrei bin und mit dem guten Gefühl lebe, jederzeit ein geeignetes „Instrument“ zur Hand zu haben, um Verspannungen vorzubeugen oder sie im frühen Stadium abzufangen.

Josef T.

01/2023 Nicole K. DE

Chronische Blasenentzündung aufsteigend zur Niere. Weiblich Mitte 30, seit fast 30 Jahren wiederkehrende stärkste Menstruationsprobleme, Migräne, Atlasblockade und vieles mehr, alles weg.

Liebe Grüße Nicole

Ursula K. (online)

Hallo, durch „Lebenskraft der Elemente“ bin ich zu Ihrem Link gekommen und habe mich sehr gefreut, diese Art von Selbsthilfe zu finden. Da ich massive Wirbelsäulenprobleme habe, bedingt durch Bandscheibenvorfall und eine Skoliose, habe ich die Tipps sofort getestet und es ist unglaublich, was dann geschah.

Die „Lockerung der Wirbelsäule“ hat sofort gewirkt, meine Füße wurden warm und durchblutet, die Lendenwirbelsäule fühlt sich sehr gelockert und die leichten Beschwerden, die ich immer hatte, sind weg. Auch einen Tag später fühlt sich mein Rücken sehr leicht an und ich bin dankbar, dass ich mir selbst helfen konnte.

Es ist kein Vergleich zur Physiotherapie, obwohl diese natürlich auch ihren Sinn machen kann, insbesondere für Menschen, welche noch nicht zu Ihrer Methode gefunden haben. Gibt es auch Videos zur Behandlung der Schilddrüse, da ich Hashimoto Patientin bin? Habe Ihre Videos in meinem Freundes- und Bekanntenkreis verbreitet, damit sie auch anderen Menschen helfen. Nochmals Dank und herzliche Grüße Ursula K.

Rosi (online)

Herzlichen Dank für so viel Offenheit. Ich habe vor ein paar Tagen Ihren Kanal gesehen, sofort abonniert und das 1. Thema, Reset-Neustart ausprobiert, am nächsten Tag war ich ziemlich müde, am übernächsten Tag war meine Müdigkeit weg. Ich fühle mich gut und es ist so einfach, nochmal danke. Ich will die anderen Themen auch noch durchgehen, ich bin verblüfft, was hier passiert. Bitte mehr davon, danke! Liebe Grüße, Rosi.

01/2019 Johanna K. AUT

Ich habe auf Empfehlung meiner Freundin eure YouTube Videos angesehen und mir gedacht, das mit der Nackenverspannung probiere ich gleich aus! Ich habe es nicht für möglich gehalten, am nächsten Tag habe ich die Nachwirkungen gespürt – Wahnsinn!

12/2018 Johanna K. AUT

Ich beschäftige mich schon lange mit Heilströmen und anderen alternativen Methoden! Durch meine Freundin bin ich auf Smit gestoßen, habe dann das YouTube Video für Nackenverspannungen in die Tat umgesetzt! Wow, und seit diesem Tag möchte ich unbedingt mehr wissen!

12/2018 Andrea J. AUT

Durch die Anwendung der in den Videos gezeigten Schritte konnte ich sehr viel Entspannung in meinem Körpersystem beobachten. Ich bin echt begeistert. Verspüre innerlich mehr Kraft, Zuversicht, eine Art Leichtigkeit. Interessant ist auch, dass man nicht mehr so lange bzw. stark an negativen Gefühlen, Erlebnissen und Gedanken während des Alltags „hängenbleibt".

11/2018 Andrea G. AUT

Ich bin sehr dankbar dafür, dass ich endlich den Basiskurs nach Dr. Smit Ende September 2018 in Kärnten erlernen durfte. Gleich nach dem Erlernten wendete ich ihn auch schon an.

Meinen bis jetzt größten Erfolg konnte ich bei meiner 89-jährigen Mutter erzielen und erfahren. Anfang November war meine Mutter noch sehr apathisch, müde, ohne Energie und dement, nicht einmal zu Allerheiligen ging sie mit mir zum Grab meines verstorbenen Vaters – ihr war alles egal.

So kenn ich sie nicht. Ich war sehr verzweifelt, also kam mir die Idee: Versuchs einmal mit Biokybernetik. Ich wendete es ein paar Mal bei ihr an und siehe da, jetzt wirkt sie wieder frisch und nimmt am Leben wieder teil. DANKEEEEE!

10/2018 Selina S. AUT

Ich bin ein sehr neugieriger Mensch und habe es schon 1 Mal ausprobiert, es ist herrlich dieses Gefühl danach zu empfinden. Ein magisches Gefühl voller Gelassenheit und ein angenehmes Kribbeln auf den Fußsohlen, echt eine geniale Erfindung Ich liebe es jetzt schon! Und freue ich schon sehr auf meinen 1. Kurs!

10/2018 Susanne S. DE

Ich habe Biokybernetik nach Smit kennenlernen dürfen und den Workshop am 6.+7.10.2018 in Hörbranz besucht. Nach diesen Tagen und mehrmaligem Insmitieren kam am Sonntag der Durchbruch, dass meine HWS-Beschwerden, die ich jahrelang hatte, extrem nachgelassen haben. Ich denke der letzte Anstoß war die Narbenentstörung an beiden Ohren. Ich bin absolut begeistert und werde mit Freude dieses Verfahren weitergeben.

08/2018 Marie Luise G. AUT

Ich habe von einer lieben Freundin von Biokybernetik erfahren und sie hat mir netterweise euren Newsletter weitergeschickt. Ich habe die ersten acht Übungen immer wieder bei mir angewendet und einmal auch bei meinem Mann, der plötzlich am Fußballen starke Schmerzen verspürt hat. Ich habe aber gar nicht mehr daran gedacht und ihm einfach so die Punkte mit dem Zahnstocher gedrückt, um ihm zu zeigen, was ich durch euer Video gelernt habe. Am nächsten Tag in der Früh sagt er mir, dass die Schmerzen weg sind!!! Das war schon sehr beeindruckend!!!

07/2018 Manuela G. AUT

Halli Hallo, habe einen kleinen Erfahrungsbericht gemacht, und zwar war mein Bruder am Wochenende Motocross fahren bei einem Rennen, und er hatte einen Sturz mit Prellungen, Schmerzen in der Wirbelsäule usw. (War wohl eine Kontrolle im KH) Ich habe ihm dann einen Neustart gemacht und dann die Lockerung der Wirbelsäule, er war zuerst sehr verspannt und als ich angefangen habe, meinte er, es tut zwar weh, aber irgendwie gut.

Am nächsten Tag sagte er, er weiß nicht was ich gemacht habe, aber er hatte nicht mehr solche Schmerzen wie am Anfang und in der Nacht hat er total gut geschlafen. Ich freute mich sehr darüber!!!

Was man mit Kleinigkeiten erreichen kann, unglaublich. Wünsch noch einen schönen Tag und GLG Manuela

07/ 2018 Silvia R. DE

Habe es gerade ausprobiert und bin begeistert. Meine Schultern sind richtig gut gelockert ... auch meine Angst ist nicht mehr so spürbar ... werde das täglich machen. Danke für euer Sein. Licht und Liebe Silvia

07/2018 Anita Z. AUT

Liebes Team, ich bin überrascht und begeistert. Durch eine Empfehlung eines Bekannten bin ich auf Biokybernetik und in weiterer Folge auf Ihre Videos gestoßen. Ich habe seit langem wieder warme Füße. Ich experimentierte am Fuß mit dem Zahnstocher entlang der WS und fand echt schmerzhafte Punkte, die sich deutlich von den anderen – auch empfindlichen Punkten – abheben. Die habe ich gehalten, bis der Schmerz nachließ.

Es war nicht meine Absicht, warme Füße zu bekommen, darum war ich so überrascht, als ich feststellte, dass sie warm sind. Ich habe auch die Punkte für die Schulterentspannung gedrückt. Zurzeit habe ich eine wehleidige linke Schulter, die vor Jahren entzündet war. Ca. 15 Minuten nach dem Punktedrücken hat sie für 2 Minuten ziemlich weh getan und jetzt, 2 Stunden später, ist sie ganz schmerzfrei. Ich bin begeistert und will mehr über diese einfache und so wirkungsvolle Technik wissen. Liebe Grüße Anita Z.

07/ 2018 Semira K. AUT

Ich spürte unmittelbar nach der Anwendung den erhöhten Energiefluss – ganz wunderbar. Der Körper fühlt sich erneuert und erfrischt an. Vielen Dank für die großartige Videoserie! LG Semira

07/2018 Monika B. AUT

Durch eine Behandlung mittels Biokybernetik war ich sehr begeistert, weil die Beschwerden lindernden Auswirkungen, in meinem Fall chronische Verspannungen, so spürbar waren.

07/2018 Inge B. DE

Ich insmitiere eine 82-jährige Frau monatlich. Sie kommt in gebückter Haltung zu mir. Ich nehme die Grund-Insmitierung vor und den Spannbetoneffekt lösen. Sie geht aufrecht gehend wieder nach Hause. Danke, dass ich Menschen glücklich machen darf!

07/2018 Birgit H. DE

Ich mache es nun seit einem Monat und bin total begeistert, fühle mich viel wohler und schlafe wunderbar.

05/2018 Sybille T. DE

Hallo, ich habe die Biokybernetik kennengelernt durch eine Dame in Radolfzell. In meinem rechten Fuß hatte ich seit längerer Schwäche und Schmerzen von unten nach oben. Nach der Neuausrichtung nach Smit, gab es sofort Besserung!!!!!!!!!!!!!!!!!!!! Ich war begeistert. Ohne Tabletten einfach mit dem Transmitter. Was für eine wunderbare Chance für die Menschheit. Ich bin begeistert, und möchte unbedingt in diesen Kurs.

Liebe Grüße Sybille T.

05/2018 Felicitas Z. AUT

Ich kam gestern wie durch „Zufall“ in den Genuss einer Behandlung. Meine Probleme waren hauptsächlich im Hals und Nackenbereich, Lendenwirbel und Beckenschiefstand mit Beinlängendifferenz. Schon während der Insmitierung bemerkte ich eine tiefe Entspannung. Heute Morgen wachte ich seit langem ohne Nackenverspannungen auf und fühle mich leicht und „im Fluss". Ich fühle mich in der Mitte und genieße es voll. Bin schon neugierig, was sich noch alles reguliert! Ich bin sehr angetan und dankbar, dass ich auf diese Spur gefunden habe. Ein Workshop wäre toll. Felicitas

05/2018 Bastian G. DE

Hallo, ich bin durch Zufall über das Internet auf die Biokybernetik gestoßen und habe den Infotag in Penzberg besucht. Dort gab es eine erste kurze Einführung in die Thematik sowie die ersten Techniken zur Selbstanwendung. Ich war natürlich erst skeptisch angesichts der vielen „Wunder“, die hier im Internet stehen, aber dennoch offen, etwas Neues zu erfahren. Es begann dann mit der Eigenbehandlung des Fußes. Dabei wurden Aktivpunkte gedrückt.

Nach einer Zeit und mehreren Punkten spürte ich doch dann tatsächlich eine Art Wohlgefühl und ich musste unwillkürlich lächeln (was mir nach dem Infotag aber eher nicht mehr passierte). Der Kopf fühlte sich auch etwas freier an nach der weiteren Behandlung der Hände, Nase und Füße.

Zum Schluss durfte jeder Anwesende des Infotags noch von den Veranstaltern „insmitiert“ werden, wobei der gesamte Körper miteinbezogen wurde. Diese Behandlung empfand ich als sehr angenehm, manchmal spürt man jedoch auch kleine Pikser. Die „Therapeutin“ stellte bei mir einen Beinlängenunterschied fest und es gelang ihr doch tatsächlich, diesen Unterschied mit einer bestimmten Stichfolge zu beheben. Als ich danach ein wenig herumlief, fühlte ich mich ein wenig wie nach einer Osteopathie-Behandlung: stabiler auf den Beinen und ich nenne es mal „energetisiert". Schöne Grüße, Bastian G.

05/2018 Martin W. AUT

Ich habe mir auf Anraten einer Bekannten 2 Selbstregulations-Videos auf www.meine-wunder.info angesehen und die Übungen bei mir durchgeführt. Das Ergebnis war sehr überraschend für mich: Ich leide seit mehreren Jahren an starker Histamin-Intoleranz. Schon nach 2 Behandlungen von „Reset – Neustart“ und „Stoffwechsel einschalten“ waren die bis dahin starken Darmbeschwerden deutlich reduziert. Ich danke Euch für die Anleitung zur Selbstheilung und freue mich auf weitere Selbstregulations-„Übungen“! Ich möchte auch diese sehr positive Erfahrung gerne an andere Menschen weitergeben. Schöne Grüße Martin.

05/2018 Sonja L. AUT

Liebes Biokybernetik-Team, meine Erfahrungen waren diese, dass ich eine Mammographie durchführen musste, dabei wurde festgestellt, dass ich eventuell einen Knoten oder Ablagerungen hatte. Meine Gynäkologin wollte, dass ich eine Biopsie machen sollte. Ich kam zufällig zu Biokybernetik und nach 3-maliger Behandlung war meine Brust wieder ganz weich und ich fühlte mich sehr gut. Kontrolle hatte ich bisher noch keine. Gerne würde ich diese Behandlung selbst auch an mir anwenden lernen. Sonja L.

04/2018 Sabine P. AUT

Dank dem einfachen und sehr klaren Anleitungsvideo habe ich sofort, noch im Bett abends liegend, mit einem Zahnstocher begonnen, mir diese 3 beschriebenen Stellen zu aktivieren / insmitieren :-) Ich befand mich in einer Phase von leichter Depression, Traurigkeit wegen einer Trennung verbunden mit großem noch unsicheren Neuanfang (Job, Haus, ...). Immer wieder, seit nun ungefähr 3 Wochen, stimuliere ich weiterhin diese Punkte, einfach und rasch, das geht ja überall.

Ich habe bemerkt, schon ab Tag 2 oder 3 der Selbst-Anwendung, dass sich meine negativen Gefühle ausgeglichen haben, ich bin nun viel ruhiger, gelassener, mehr Vertrauen ist spürbar. Der äußere Prozess geht weiter, doch meine Gefühlswelt hat sich verändert. Ich bin nun überzeugt von der Wirksamkeit und Direktheit dieser wunderbaren Methode. Sehr gerne freue ich mich auf einen Workshop, um bald noch mehr zu lernen und erfahren. Auch anderen zu helfen! Halleluja. DANKE. An euch alle! Danke.

Sabine P. (49 J)

04/2018 Claudia K. AUT

Erst eine Behandlung ... schmerzvolle Punkte ... danach Erleichterung. Es sind aber noch weitere Behandlungen notwendig, um den Schmerz zur Gänze zu nehmen.

04/2018 Andrea K. DE

Mein Sohn hatte am 12.05.17 einen schweren Motorradunfall und nach Intensivstation und Reha habe ich mit ihm einige Therapeuten aufgesucht. Nach der Biokybernetik und Dorn waren wesentliche Besserungen sichtbar und er wollte diese Behandlung auch von sich aus weitermachen. Es tat ihm sichtlich gut. LG Andrea

04/2018 Andrea H. AUT, Wien

Hallo liebes Team, bin sehr überrascht, hatte kurz das Gefühl, dass Tränen kommen, hat sich auch erleichtert angefühlt. Überrascht bin ich durch die simple Ausführung mit größerer Auswirkung als gedacht :) danke! Interessiere mich sehr für alternative gesundheitsfördernde Maßnahmen. glg aus Wien.

04/2018 Petra T. DE

Ich habe mich bisher kaum mit dem Thema beschäftigt. Mein Sohn kam begeistert von der Methode zu mir und hat bei mir mit einem Zahnstocher ein paar Punkte an Händen und Füßen gedrückt. Ich merkte, dass etwas körperlich in Gang kam und fühlte mich auch etwas besser. Ich würde mich freuen, wenn ich diese Methode besser kennenlernen dürfte, kann mir den Workshop aber leider nicht leisten.

03/2018 Antonia P. Belgien

Ich bin hin und weg von dieser Technik.

03/2018 Anna D. AUT

Habe schon sehnsüchtig auf dieses Video Thema Kopfschmerz und Übelkeit gewartet und gestern gleich ausprobiert. Heute auch gerade eben, da sich wieder eine Kopfschmerzattacke anmeldete und ich schon die Tablette – Ibumetin in der Hand hielt. Erstaunlicherweise kann ich nun sogar diesen Text schreiben, obwohl bei der Abfolge ich einen Kloß im Hals bekam und im Magen rumort es. Soll ich gleich wieder die Abfolge machen, bis es besser wird? Mit freundlichen Grüßen Anna D.

03/2018 Yannic Th. DE

Ich bin begeistert! Wenn ich meinen Fokus oder die innere Balance verliere, reicht schon das Insmitieren der Nase und es kann quasi weitergehen. Vielen Dank für die Methode!!!

03/2018 Silvia G CH

Am Anfang haben die verschiedenen Punkte sehr geschmerzt. Jetzt ist der Schmerz fast weg. Ich freue mich im Kurs in Luzern neue Erfahrungen zu machen.

03/2018 Karina St. AUT

Ich werde immer froher, mache Reset und die anderen Insmitierungen aus den Videos, habe 3 Insmitierungen bekommen und meine Knieschmerzen sind Vergangenheit, fühle mich leicht und stehe prima. Freue mich auf mehr.

03/2018 Beate N. DE

Mein kleiner Kater Schnurli, hat sich durch einen hohen Sprung einen Nervenstrang in einem Wirbel einklemmt der sich entzündet hatte. Er konnte seine Hinterbeine nicht mehr koordinieren auch nicht mehr laufen, ich dachte er stirbt. Frau E. hat ihn intensiv nach dieser Methode behandelt und wirklich wie durch ein Wunder ging es ihm von Stunde zu Stunde besser. Er wurde wieder ganz gesund. Das hat mich überzeugt. Heute merkt man nichts mehr.

03/2018 Gülsevim A.G. DE

Mein Wohlbefinden und Knieschmerzen sind nach wenigen Anwendungen wesentlich besser.

03/2018 Helene H. AUT Vorarlberg

Ich durfte am Mittwoch 28.02.2018 einen Informationsnachmittag in Hörbranz besuchen. Der Nachmittag war sehr interessant und wir hatten durch Alexandra viele Beispiele erlebt. Ob Tennisarm, Meniskus, Migräne, oder wie bei mir meinen Bauch und Narbenentstörung. Ich habe jetzt so ein leichtes Gefühl im Bauchbereich und die Kaiserschnittnarben fühlen sich ganz gut an. Vielen Dank für den tollen Einsatz und den interessanten Nachmittag.

cyh2704 (online)

Hab jetzt die ersten 5 Themen durchgearbeitet. Ich spürte einen deutlichen Schmerz, als dieser nachgelassen hat, kam Gänsehaut und eine innere Kühle. Mal sehen, was weiter passiert. Finde jetzt aber nicht die Videos zu den Themen 7-13? Anmerkung: diese Videos sind inzwischen online.

02/2018 Uwe G. DE

Hallo, ich löse bereits seit einiger Zeit mit anderen energetischen Methoden meine inneren Blockaden, um nach und nach in meine Mitte und Gesundheit zu kommen. Jedoch muss ich hier immer bewusst die Probleme ansprechen, um sie zu lösen. Als ich nun jedoch die Reset-Übung an der Nase durchführte, war ich ehrlich erstaunt, dass sich in mir sofort eine Reaktion zeigte und zusätzlich automatisch meine bisherige Blockaden-Lösung ansprang. Also ein Doppeleffekt...

Eine Wiederholung der Übung brachte keine erneute Wirkung hervor, also waren nach der 1. Anwendung schon alle Blockaden gelöscht. Da diese Methode sehr gut mit anderen energetischen Methoden kombinierbar zu sein scheint und ich mehr darüber wissen will, habe ich mich zum Workshop in Mainz angemeldet. VG Uwe.

02/2018 Sigrid R. DE

Ein Bekannter, der in Biokybernetik nach Smit ausgebildet ist, schickte mir vor einer Woche eine E-Mail mit Infos dazu und meinte, ich soll es mir doch mal ansehen. Ich sah mir die Internetseite dazu an und auch diese Seite Meine Wunder und die Videos. Ich probierte es gleich aus wie in den Videos beschrieben. Interessant war für mich vor allem das Video, wo es um die Angstbefreiung geht, da ich die letzten Wochen nochmals an tief sitzende Ängste gekommen bin und ich schon an diesem Thema dran war. Ich dachte mir, das probiere ich einfach mal aus und fing gleich damit an, den Punkt neben dem Erbsenbein mit einem Zahnstocher zu drücken.

Die ersten Male verspürte ich einen leichten Schmerz. Ich bemerkte auch nach einer Weile, dass mein Handballen (über dem Erbsenbein) heiß wurde, leicht angeschwollen und gerötet war. Ich führte die Anwendung ca. 5 Tage mehrmals täglich durch. Die Rötungen wurden täglich weniger. Schon am zweiten Tag kann ich sagen, dass ich innerlich viel ruhiger wurde und auch meine Gedankengänge haben sich verändert, also das Angstthema ist weg.

Herzlichen Dank für das Bereitstellen dieser Methode und die tollen Videos dazu. Liebe Grüße Sigrid.

02/2018 Ute B. DE

Nach der Anwendung der 3 Punkte an der Hand zum Stoffwechsel (laut Video3) hatte ich eine verstärkte Verdauung und musste sehr oft zur Toilette. Außerdem hatte ich ein paar Schlafprobleme. Hatte alle 4 Videosequenzen durchgearbeitet und war wie aufgedreht.

02/2018 Hildegard S. CH 6

Ich merkte sofort ein Pulsieren des unteren Beckens. Ich konnte mein verletztes Bein wieder besser bewegen. (Mir wurde ein Nerv verletzt bei der Hüftoperation.) Jetzt mache ich die Übungen alle Tage. Dass das so viel bewirkt, hätte ich nie gedacht. Danke vielmals. Hildegard S.

02/2018 Julia T. Australien

Hiiii :) ich habe gerade eure Folge auf timetodo-TV gesehen und war überwältigt von der Einfachheit dieser Technik :) ich informiere mich sehr oft über alternative Medizin und finde diese Technik einfach Hammer!

Da ich „leider“ in Australien lebe, ist es schwer für mich, euren Kurs zu besuchen, weshalb ich mich sehr über mehr Videos freuen würde :) LG Julia

02/2018 Melanie W. DE

Anfang Februar habe ich früh am Morgen das Gefühl gehabt, dass mich jetzt eine Grippe erwischt hat. Kratzen im Hals, trockene und gereizte Nase, ständiges Anhusten. Ich wollte keine Erkältung oder Grippe und habe mich sofort mit einem Zahnstocher an der Nase behandelt (Reset). Vier Durchgänge, bis die Augen nicht mehr getränt haben. Nach etwa einer Viertelstunde waren das Kratzen im Hals und das Anhusten verschwunden. Nur die Nase lief. Aber es ging mir gut und ich fühlte mich wohl. Einen Tag später war der Schnupfen weg, leichter Husten kam, aber ich fühlte mich trotzdem wohl. Diese Erkältung war in drei Tagen durch. So schnell ging das noch nie. Dankeschön. Liebe Grüße Melanie W.

01/2018 Sabrina L. DE

Eine Freundin von mir ist begeistert von Biokybernetik und hat es dementsprechend bei mir angewandt, dadurch habe ich es kennengelernt. Nach der ersten Anwendung ging es mir hervorragend :-), man konnte richtig spüren, wie der Körper durchblutet wurde und auch die Bewegungen waren so leicht und ich habe mich einfach sehr entspannt gefühlt. Nach einer weiteren Anwendung wurde mein Hohlkreuz weniger :-), Die nächsten Anwendungen waren auch gut, aber es gab fast keinen Punkt bei der Anwendung, welcher nicht weh tat. Nach diesen Erfahrungen finde ich es sehr faszinierend, was man Wunderbares für sich und andere durch diese einfache Technik machen kann.

Aufgrund eigener Baustellen möchte ich noch viel, viel mehr über diese tolle Technik informiert werden und erlernen.

01/2018 Melanie W. DE

Liebes Meine-Wunder-Team, Wahnsinn, ich habe die Übungen aus den Videos gemacht. Ich habe seit Monaten das Gefühl, eine ständig verstopfte Nase zu haben. Es fällt mir sehr schwer, voll durch zu atmen. Gleich nach dem Reset, bei dem mir die Tränen kamen, spürte ich um meine Nase herum ein Kribbeln und einen kalten Wind. So als würde man Pfefferminzdrops essen. Das Atmen fällt mir wesentlich leichter. Die Behandlung an der Handerbse hat eine Lockerung in den Armen, Schultern, Nacken und gesamter Brustwirbelbereich hervorgerufen. Auch hier war wieder kalter Windzug zu spüren. Ich mache auf jeden Fall weiter und beobachte jetzt die Wirkung bei den Stoffwechselpunkten. Dankeschön für die Videos und die Selbsterfahrung. Liebe Grüße Melanie W.

12/2017 Alexandra S. DE

Lieber Herr Neuhäuser, vielen Dank für Ihre Arbeit und was Sie uns Menschen und Tieren damit zur Verfügung stellen. Von meiner lieben Freundin Barbara E. erfuhr ich davon. Bereits vor Monaten, doch gerade heute war es dann so weit, „endlich“ auf diese Seite zu gehen.

Meine Erfahrungen: Bereits als ich Video 1 aufklickte, kamen mir schon die Tränen. Bei/nach Durchführung liefen sie ... – für mich immer ein gutes Zeichen, dass etwas in Gange kommt :-). Bei Video 2 – also bei Befolgung der Anweisungen – verspürte ich ein angenehmes Wärmegefühl in der „punktierten“ Gegend. Und irgendwie kam der Gedanke, als der minimale Druck des Stäbchens nicht mehr zu spüren war, am liebsten voll durchzustechen – was ich natürlich nicht tat – so, als wolle ich am liebsten etwas „Verstopftes“ frei machen. Beim Stoffwechsel: Wärmegefühl im Fuß-/Fesselbereich.

Den Neustart machte ich auch gleich bei meinem Hund, der mir gerade große Sorgen machte, weil er Wasser in der Lunge hatte. Erst war ihm das an der Nase nicht geheuer, beim 2. und 3. Mal vertraute er schon. Ebenso probierte ich nach Video 2 das leichte „Pieken“ an seinen Pfoten, da er angstmäßig scheints etwas von mir übernommen hat. Er hielt ganz still, wobei ich sagen kann, dass er mir generell sehr vertraut und auch seine Globuli etc. völlig unkompliziert nimmt. Ja, soweit erst mal. Wo sind denn bitte Video 4 – 13 zu finden?

Erst mal ganz herzlichen Dank! Ich habe nun einen großen Hoffnungsschimmer, da gerade etwas ansteht und ich heute nicht mehr wusste, wie es gesundheitlich weiter gehen kann/soll ...

Mit herzlichen Grüßen Alexandra S., samt Tier-Engel Hobbit.

12/2017 Ursula F. AUT Niederösterreich

Leider kann ich in meinem Fall erst von einem Besuch bei Albert N. berichten, bin jedoch von der Methode begeistert und würde Biokybernetik gern im Rahmen meiner Fastenkurse (ich bin ärztlich geprüfte Fastenbegleiterin) weitergeben. Ich habe seit längerem wieder gut geschlafen und mein Blutdruck war in der Früh gegenüber der Tage davor leicht gesunken. Freundliche Grüße Ursula

12/2017 Maike P. Schweden

Ich habe keine Erfahrung, möchte es aber sehr gerne lernen, da ich als Therapeutin arbeite und gerne die körperliche Komponente mit einbeziehen möchte. Auch für mich selber – bin körperlich in der „Schiefe"....

11/2017 Waltraud S. AUT Oberösterreich

Ich bin über 50 und konnte wieder mal nicht durchschlafen! In meiner Wachphase (ca. 2 Stunden) setzte ich mich hin und probierte laut Anweisung von YouTube Biokybernetik, „Neustart und Angstbefreiung".

Neustart: Sogar beim 1. Mal ausprobieren an meiner Nasenspitze hat sich was in mir geändert, das heißt, ein Druck von meinen Augen ging weg und verschwand, ich spürte etwas in meinen ganzen Körper/kann es nur nicht beschreiben ... danach machte ich die Angstbefreiung: Ich hatte das Gefühl, es stellt sich was um in meinen Körper, so etwas wie ein Ziehen war es – gleichzeitig tat es mir gut.

Danach ging ich wieder ins Bett. Am nächsten Tag war alles anders – Fühle mich super, super wohl in meiner Haut (das hatte ich schon Wochen nicht mehr) – Ich habe einen wackeligen Zahn, der macht mir Probleme, seit gestern ist alles verschwunden. Ich bin begeistert über diesen Erfolg. LG Waltraud.

11/2017 Sevim A.G. DE

Nach der ersten Behandlung waren meine Kopfschmerzen, Nackenschmerzen und Durchschlafprobleme wesentlich besser. :-) Deshalb würde ich diese Methode selbst erlernen wollen.

11/2017 Birgit T. AUT Steiermark

Durch nur eine Behandlung lösten sich meine Verspannungen im Schulter- und Nackenbereich und meine Lebensmittel-Intoleranzen waren wie verschwunden :-) vielen Dank!!

11/2017 Berit S. DE

Habe mir alle drei Do it yourself Schritte angeschaut und gleich beim Anschauen mitgemacht. Ergebnis: Innerhalb von 24 Std bin ich innerlich ruhiger und habe deutlich besser geschlafen!!

10/2017 Tina K. DE

Ich hatte an dem rechten Knöchel Schmerzen, zunächst nach viel Bewegung ausgelöst, die dann aber verschwanden und auch durch kaum Belastung wiederkamen. Jetzt war das 1. Mal auch noch der linke Knöchel angeschwollen! Die Orthopädin riet mir zu: 2 Wochen Ruhe und Einlagen.

Ich probiere es jetzt mit Smit alle 3 Tage und es bessert sich, obwohl ich weiterhin jeden Tag 15 Min. jogge! Ich habe den Eindruck, meine Fußfehlstellungen werden korrigiert (deswegen jetzt der linke Fuß, der noch nie etwas hatte!). LG Tina

Sport- und Heilmasseur – über richtig schwere Unfallfolgen

Nun zwei Erfahrungsberichte aus der Praxis von Otmar Wallensteiner, Heilmasseur und Energetiker, mit zusätzlicher Spezialisierung in Biokybernetik Smit und der Sympathikus-Therapie, auch für Sportler, nach Dr. Heesch. Wallensteiner wohnt in Österreich, im Kräuterdorf Irschen/Kärnten.

Die Biokybernetik Smit ist dem Otmar zu großem Dank verpflichtet: Er war seinerzeit Sporttherapeut im österreichischen Skiverband und hatte in dieser Funktion unter anderem den späteren, an Jahren ältesten Ski-Weltcup-Laufsieger der Geschichte und Olympiasieger im Slalom/Herren (2014 in Sotchi), Mario Matt, mit der Biokybernetik Smit Mikropressur betreut. Dabei konnte er viele Erfahrungen sammeln, die für den Forschungskreis sehr wertvoll sind.

Mario Matt Wikipedia: https://de.wikipedia.org/wiki/Mario Matt

Otmar, der in seiner Freizeit gerne selbst sehr sportlich in den Bergen ist, um Energie zu tanken, teilt nun seine Erfahrungen mit, die er bei richtig schweren Unfallfolgen gemacht hatte.

Erfahrungsbericht 1: Ein Arzt, der einen schweren Fahrradunfall hatte: Man musste bei ihm etwa 30 Knochenbrüche, vom kleinsten bis großen Knochen diagnostizieren. Beginnend beim Kleinfinger, über den Kiefer und an den Beinen.

Man konnte ihn nicht mal berühren, ohne Schmerzen auszulösen. Selbst wenn man ihn am Oberarm etwas gedrückt hatte, hatte er unglaubliche Schmerzen. Bei der folgenden Insmitierung ging er bei jedem Punkt schier durch die Hölle, von Schweißausbrüchen begleitet. Diese erste Insmitierung dauerte etwa 20 Minuten. Nach der folgenden Ruhephase konnte man ihn wieder ganz ohne Berührungsschmerz berühren. Er wähnte sich im siebten Himmel vor Erleichterung.

Erfahrungsbericht 2: Ein Unternehmer, der einen schweren Autounfall hatte: Er wurde mitsamt dem Fahrersitz und den Gurten des Autos aus dem Auto geschleudert. Das größte Teil am zertrümmerten Oberschenkel war gerade mal 2 cm lang. Er war allgemein in einem Zustand von drei hundertprozentigen Gründen, zu sterben.

Er wurde im Krankenhaus einen Monat lang in Tiefschlaf versetzt. Nach dem Aufenthalt im Krankenhaus konnte er zu vielen anderen Schmerzen nicht mal mehr ohne große Schmerzen barfuß gehen. Er war in der Reha 2 – 3 Jahre lang und hatte wirklich alles probiert. Damit zeigte er sich als unheimlicher Kämpfer. Bei der ersten Insmitierung hatte er gedacht, es wäre Starkstrom im Insmitter, schon bei der ersten Berührung dachte man, er würde von der Liege stürzen. Als wir den ersten Prozess, also den ersten Kreislauf „Organic PIN Code“ fertig gemacht hatten, ist er von der Liege aufgestanden und sagte „das gibt es jetzt nicht“. Es ist alles anders, ALLES.

Er hatte sich in der Folge erst auf den Boden gesetzt und machte dann wieder im Stehen erste Schritte. Mit den Worten: Es ist das erste Mal seit 5 Jahren, also seit dem Unfall, dass er nun wieder barfuß am Boden gehen kann. Er kam dann immer wieder zu mir und es hat sich sein Zustand jedes Mal wieder verbessert. Schritt für Schritt.

Also nach richtig schweren Unfällen zeigte sich für mich, dass die Biokybernetik Smit der absolute Schlüssel ist. Also ich bin begeistert davon!

Das beweist mir ja immer wieder: Je GRÖSSER DIE PROBLEMATIK – umso GRÖSSER IST DAS SCHMERZEMPFINDEN beim Insmitieren. Und je nach dem Zustand des Körper-Geist-und-Seele-Befindens ist auch die Reaktion des Klienten. Und im Endeffekt auch der Erfolg der Heilung.

Ich wünsche alles, alles Liebe und Gute, Otmar.

Mit freundlicher Genehmigung © Otmar Wallensteiner

https://biokybernetik-smit.com/project/mario_matt_olympiasieg/

Erfahrungsberichte Autor

Nun, liebe Leserinnen und Leser, sind wir an dem Punkt angekommen, an dem der Autor aus seinem Nähkästchen auspackt.

Es muss vorausgeschickt werden, dass der Autor kein Therapeut ist und deshalb nur bei Vereinsmitgliedern tätig wurde, mit dem Wissen eines Durchschnittsbürgers ausgestattet, allerdings mit dem Kapital, welches von Dr. Ing. Smit übernommen werden durfte.

Es war ein allererstes Erlebnis mit tiefem Eindruck im Jahr 2010:

Vom Burnout und meinem mentalen Gedankenerlebnis unter der Brücke hatte ich mich weitgehend erholt, als ich ein Konzept mit Naturprodukten übernommen hatte, welches von meiner Seite als Unterstützung für Therapeuten ausgearbeitet war. Therapeuten haben viel mit ihren Klienten zu besprechen, daher wollte ich ihnen etwas anbieten, was ihren Zeitaufwand der Gespräche auf ein geringeres Maß reduzieren konnte.

So ging ich gleich zu Anfang zu einem Herrn, der mir unter vorgehaltener Hand als „Wunderheiler" in einer Stadt in Kärnten vorgestellt wurde. Man wusste, dass er wirklich Wunderbares bewirken konnte. Was man allerdings nicht wusste: Wie und wodurch? Also ging ich zu ihm, um ihm mein Konzept vorzustellen. Er zeigte Interesse und bot mir auch „seine neueste Entwicklung" an. Dazu führte er mich in seinen Praxisraum, wo er sogleich einer Frau Platz auf der Liege angeboten hatte. Dann nahm er ein „Stäbchen" (so seine Bezeichnung) in die Hand und führte einige Berührungen auf der Nase, an den Händen und an den Fußsohlen durch. Anschließend bot er mir an, ein solches Set zu kaufen um 185 Euro.

Das wäre seine Therapie, die man im Pappkarton kaufen und mitnehmen könne. Nun, für mich war so etwas sehr ungewöhnlich. Ich wollte aber nicht unhöflich sein und kaufte ihm dieses Set ab. Enthalten waren immerhin dieses Stäbchen aus Edelstahl, ein kleines Booklet mit Anleitung, eine Creme und eine DVD als Lehrfilm. Nach diesem Besuch wollte ich mehr darüber wissen und kam auf die Idee, zu meinem Bekannten, Antony P., zu gehen, der aus Sri Lanka stammt und ein angesehener und beliebter Ayurveda-Therapeut ist. Ich wusste, dass er hin und wieder in einem Friseursalon arbeitete, wo ihm eine Praxis zur Verfügung gestellt worden war.

Kurz entschlossen, ging ich nun zu ihm. Er war aber nicht sofort anzutreffen, also trank ich mit der Chefin des Salons einen Kaffee, um ihr davon zu erzählen. Es dauerte nicht mehr lange, Antony kam zur Türe herein und ich konnte ihm meine Neuerwerbung zeigen, zu der er nicht wirklich etwas sagen konnte. Dann ging plötzlich die Türe auf und die Mutter der Friseurin trat unter Tränen ein: mit hochrotem, zur Seite geneigten Kopf. Sie schoss sofort auf Antony zu mit den Worten: „Bitte hilf mir, ich habe einen Hexenschuss und kann weder stehen, noch sitzen oder ohne Schmerzen laufen." Antony blieb ganz cool und schaute mich an mit den Worten: „Da haben wir ja etwas Neues, das können wir gleich ausprobieren." Schon verschwand er mit der Frau in Richtung Praxisraum. Ich konnte es gar nicht fassen. Hatte er mich gemeint?

Zu weiteren Gedanken kam ich nicht mehr, als er mich von der Ferne wiederholt aufforderte, nun zu kommen. Mir blieb gar nichts anderes übrig, als dieser Aufforderung nachzukommen. Als ich in die Praxis kam, war er gerade bemüht, dieser Frau auf die Liege zu helfen. Jedoch hinlegen ging nicht. Bis ich zu Antony sagte: „Lass nur, ich versuche es im Sitzen zu machen", was ich gerade eine Stunde vorhin gesehen hatte. Diese Punktefolge war schnell gemacht und Antony fragte die Frau, ob sie sich nun hinlegen könne.

Zack, sie lag da, als wäre nichts gewesen. Dann die Frage: „Aufsitzen auch?“ Zack, sie saß wieder. Große Augen allseits, auch von meiner Seite. Antony fragte sie: „Wo sind die Schmerzen?“ Sie berührte ihr linkes Schultergelenk und kreiste mit dem Oberarm, na ja ein bisschen Schmerz war schon noch da. Daraufhin bat er sie, vorsichtig von der Liege heruntersteigen, was sie sofort tat. Nach den ersten Schritten begann sie tanzende Bewegungen zu machen und fiel spontan Antony, mir und ihrer Tochter um den Hals, weil keine Schmerzen mehr zu verspüren waren. Man konnte nicht schnell genug schauen, wie Antony und die Friseurin praktisch zeitgleich dieses Paket grabschen wollten. Da musste ich Antony daran erinnern, Gentleman zu sein und der Dame den Vortritt zu lassen. „Dir bringe ich morgen dein Paket.“ Ja, so war das. Das allererste Erlebnis!

Später war Ebensolches in Salzburg gelungen, als eine übergewichtige Taxifahrerin bei der Vorstellungsrunde einer Veranstaltung nicht aufstehen konnte. Ich erfuhr später auch, dass sie nicht mehr arbeiten konnte, weil sie nicht mehr aus dem Auto kam.

Es hatte dann jemand, noch während dieser Veranstaltung, eine Liege in den Nebenraum gebracht. Eine Insmitierung, und später tanzte sie unter Freudentränen vor den versammelten Besuchern. Später versprach sie mir, sie wolle nun noch etwas abwarten, wie es sich morgen und die nächsten Tage entwickelt. „Wenn es anhält, dann verspreche ich dir, mache ich dir einen Workshop in Salzburg voll.“

Nach gut zwei Monaten kam ein Anruf dieser besagten Dame. Ich hatte dieses Versprechen, ehrlich gesagt, schon wieder vergessen. Sie erklärte mir begeistert: „Es hat bis heute angehalten, ich bin schmerzfrei und ich löse mein Versprechen nun ein. Welchen Termin hast du? Ich habe auch schon einen Raum in Aussicht, in dem wir den Workshop durchführen können.“

Nun, meine lieben Leserinnen und Leser, in einer Firma würde man von einem florierenden Geschäft sprechen, wenn man Menschen auf solch einfache Art so wunderbar helfen kann. Meiner Vorgeschichte entsprechend wollte ich von einem „Geschäft" nichts mehr wissen. Meine Motivation ist es bis heute, einfach zu helfen und damit der Verbreitung dieses Wissens Auftrieb zu geben.

Ganz zu Anfang war es etwa mein zweites besonderes Erlebnis in dieser Technik.

Ich lernte eine Dame aus der Schweiz über ein Motorradforum kennen. Irgendwann stellte sich heraus, dass sie weder ein Motorrad besaß noch einen Führerschein. Auf meine Frage, was sie denn hier suchte, kam sie langsam mit der Sprache heraus. Sie liege in einer Intensivstation mit vielen Problemen, weil ihr Partner ihr gegenüber einen Mordversuch begangen habe und zu Hause sei eine behinderte Tochter. Sie habe sonst keine Verwandtschaft und der Laptop bei ihr im Bett sei der einzige Kontakt zur Außenwelt. Na bumm ...

Irgendwie wurde ich das Gefühl nicht los, ihr helfen zu können. Dies entwickelte sich (leider) zu einer fixen Idee. So sagte ich ihr, ich lebe hier in einem wunderschönen Feriengebiet und ich habe eine besondere Technik für die Gesundheit. Jeder könne einen Teil zur Gesundung beitragen, ihr Teil wäre, sie solle es schaffen, soweit gesund zu werden, um den Zug zu erreichen. Ich würde sie in einem Hotel in Seenähe unterbringen. Für eine Woche!

Ich muss vorausschicken: Dies war die härteste und anstrengendste Woche in meinem Leben.

Ihre Zugverbindung ging nur nach Salzburg, umsteigen war nicht möglich. Also fuhr ich mit dem Auto ebenfalls die 200 km nach Salzburg. Sie bereitete mich auf ihre Ankunft vor, indem sie mir sagte, ich möge einen überbreiten Rollstuhl besorgen, in einen normalen passe sie nicht hinein. Bei meiner Suche nach einem solchen Mietobjekt hatte ich in zwei Städten einen einzigen gefunden. Das genügte auch. Also stand ich zur Ankunftszeit pünktlich mit dem Rollstuhl am Bahnsteig in Salzburg.

Die Dame wurde von zwei Zugbegleitern aus dem Zug gehievt und in den Rollstuhl gesetzt. Am Ossiacher See angekommen, bekam sie von mir noch einen Touristenkatalog mit Sehenswürdigkeiten, als ich sie in ihr Zimmer gebracht hatte. Am nächsten Morgen war die erste Insmitierung auf dem Programm. Sie schrie bei jedem Punkt und ging schier an die Decke. Es waren jedoch nur ganz sanfte Berührungen an den notwendigen Reflexzonen. Daraufhin hatte ich ihr einen Ruhetag verordnet.

Als ich sie wieder besuchte, stand sie aufrecht in der Türe, von Krücken gestützt. Nun begann der Versuch, erste Schritte zu gehen. Es waren ganz, ganz kleine Schritte. Aber immerhin ...

Tags darauf stand sie mit dem Touristenkatalog da und zeigte mir gleich, wohin überall sie wolle. Das war ja ein Monsterprogramm, mit zwei bis drei Zielen täglich. Das machten wir dann auch, ich brachte sie zunächst in einen Märchenwald für Kinder. Es war Schwerarbeit, den belasteten Rollstuhl bergauf über so manche Wurzel zu schieben: Sie konnte dort glücklich schaukeln ...

Liebe Leserinnen und Leser, hier lassen wir die weitere Beschreibung der Ausflugsziele weg, um gleich über das eigentliche Erlebnis zu berichten, was mich sehr berührt hatte.

Also: Die Dame wollte zur Wallfahrtskirche in Maria Wörth am Wörthersee. Diese Kirche wurde 894 n. Chr. erstmals urkundlich erwähnt, eine alte Kirche auf einem Hügel der Halbinsel, mit weitem Blick auf den See. Hier werden üblicherweise sehr viele Hochzeiten veranstaltet und einige Male diente sie auch als Filmkulisse.

Mein „Pflegling“ konnte mittlerweile langsam, in kleinen Schritten, gehen. Nun kam die nächste Hürde: In Anbetracht ihrer Gehbehinderung war die Treppe, die sich vor uns auftat, sehr steil und unendlich nach oben. Sie nahm diesen „Berg“ in Angriff, mit den Krücken und unter sehr kleinen Schritten, Stufe für Stufe. Meine Aufgabe war es, den schweren Rollstuhl hinaufzutragen. Oben angekommen, gab es nach dem Weg zum Eingang wieder einige Stufen. In der Kirche blieben wir erst am Bildnis von „Mater Dolorosa“ (Mutter Maria mit sieben Schwertern in der Brust) stehen. Mein „Pflegebesuch“ sagte dazu, „das bin ich, mein Leben ist voller Schmerzen“.

Mir dauerte die Besichtigung von „Mater Dolorosa“ zu lange, also ging ich ohne Rollstuhl in Richtung Altar. Was nun geschah, war für mich ebenso überraschend wie unglaublich! Vor allem aufgrund dieses Erlebnisses erzähle ich hier die Geschichte. Ich erblickte den Altar und es kam ein „riesiger Schwall“ von einem „Gefühl von Liebe“ über mich. Ich stand da, allein vor dem Altar und konnte es nicht fassen, was da geschah. Wie schön das war, ist unbeschreiblich. Ein so starkes Gefühl von Liebe hatte ich vorher und nachher niemals erlebt. Ich sehe das als „Dankeschön“ von oben! Wäre ich Atheist gewesen, wäre ich es ab sofort nicht mehr. Nun verstehe ich auch die Berichte von Heiligen-Erscheinungen. Sie sind real!

Liebe Leserinnen und Leser, es war unbeschreiblich. Es berührt mich heute beim Schreiben dieser Zeilen immer noch. Eine solche Belohnung von ganz oben zu bekommen, war aller Mühen wert.

Es gibt gar Wunderbares zwischen Himmel und Erde, welches beispiellos ist.

Bei späteren Besuchen dieser Kirche war dieses Gefühl nicht mehr wiederzufinden. Auch nicht vor der Kirche, nicht im Freien und unmittelbar hinter dem Altar, wo angeblich die stärkste Energie sei.

Nun wieder zurück zur Dame aus der Schweiz: Ich konnte einen Tag vor ihrer Rückreise den Rollstuhl zurückgeben. Bei ihrer Abreise ging sie, mit den Krücken unter dem Arm, am Bahnsteig zum Zug.

Später musste ich den Kontakt zu der Dame abbrechen, weil sie von der Schweiz aus begann, mich ständig zu behelligen. So viel weiß ich noch, dass sie in ihrer Heimatgemeinde in die Kommunalpolitik ging.

Zur Erklärung: Ich bekam in keiner Phase eine medizinische Diagnose zu Gesicht, vorher und nachher nicht. Angeblich hatte sie mehrere Wirbelbrüche, Krebs und Leukämie. Ich wusste nicht, ob sie mit ihren Geschichten geflunkert hatte oder was wirklich war ...

Für mich war es ein tiefgehender Ausflug in die ersten Biokybernetik-nach-Smit-Erfahrungen. Es hatte mich auch viel Zeit und finanziell einiges gekostet.

Ich fuhr mit dem Auto auf eigene Kosten, bezahlte das Hotelzimmer und eine Vielzahl ihrer Essen. Das war zu einem kleinen Teil mein Lehrgeld. Was ich in dieser Phase über die Arbeit mit Menschen lernen konnte und das Erlebte in der Kirche Maria Wörth war dies jedoch alles wert.

Mit einem hatte ich bestimmt ins Volle getroffen: Es gab einen Aufenthalt in einem wunderschönen Feriengebiet, die Krankheiten wurden ob der Erlebnisse und Sehenswürdigkeiten zwischenzeitlich „vergessen“.

Ohne die Wirkungen der Biokybernetik nach Smit zu bewerten, es waren auch die Gedanken und die Zuversicht, die da aufkommen, welche die Heilung begünstigen oder auslösen können. Deshalb geht es mir in keiner Weise darum, zu behaupten, die Biokybernetik nach Smit hätte dies ermöglicht.

Ich denke vielmehr, dass alles zusammengespielt hat, um dies möglich zu machen. Es gäbe viele Beispiele, die man ebenfalls beschreiben könnte, was die eigene „Gewissheit“ ausmacht.

„Das, woran der Mensch wirklich glaubt, kommt durch Energie der Gedanken in die Realität".

Einige weitere Erfahrungen zeigen die Besonderheit dieser Technik auf:

Es kam Markus M., Doppelweltmeister im „Speed Skiing", zu mir. Geschwindigkeits-Skifahren ist eine Extremsportart, bei der Sportler auf Skiern eine speziell präparierte Piste im Hochgebirge hinabfahren und dabei versuchen, möglichst hohe Geschwindigkeiten zu erzielen.

Er wollte wissen, ob er in seiner Symmetrie sei. In einer solchen Sportart ist es logischerweise sehr wichtig, perfekt in der richtigen körperlichen Ausrichtung zu sein, damit man bei einem Tempo von über 220 km/h nicht eine Kurve fährt, auf dem nur schmalen präparierten Schneeband. Denn die Kanten einsetzen zu müssen, um die Fahrtrichtung auszugleichen, würde Geschwindigkeitsverlust bedeuten.

Nun, es waren nur wenige Millimeter Beinlängendifferenz erkennbar. Nach dem Organic PIN Code war er perfekt in seiner Symmetrie, also bat ich ihn, aufzusitzen. Plötzlich sieht er mich mit großen Augen an und fragte, was jetzt los wäre? Ich wusste nicht, was er meinte, bis er antwortete: „Ich rieche wieder". Ich wusste nicht, dass er seinen Geruchssinn verloren hatte. Er war wieder da!

Dies ist eines der Beispiele, welche die Besonderheiten der inneren Regulation aufweisen. Dem Organismus ist das Skifahren egal, es ging darum, alle Sinnesorgane wieder in Funktion zu bringen.

Ein zweites Beispiel, um zu erkennen, was der Organismus kann:

Ein Junge von etwa 12 Jahren saß ganz alleine im Wartezimmer der Insmithek. Auf meine Frage, warum seine Mama nicht bei ihm ist, antwortete er: „Sie ist einkaufen gegangen und kommt in einer Stunde wieder." Ich möge mir keine Gedanken machen, das mache sie immer so. Nun, das war ungewöhnlich, dass das Kind einfach „abgegeben“ wird. Auf meine Frage, was ich für ihn tun könne, lautete die Antwort: „Mama sagte, das weißt du schon!“ „Okay“, sagte ich, „dann komm bitte herein und lege dich hier auf die Liege“. Als ich seine Beinlängen verglich, sah ich, dass der Junge eine deutliche Differenz hatte.

So hatte ich die Aufgabe, ihm zu erklären, was ich hier für ihn machen würde. Um sein Einverständnis zu bekommen, kam mir eine Idee: „Du hast bestimmt ein Handy“. Er bejahte und ich sagte ihm: „Da hast du sicher Apps drauf. Jede App ist ein kleines Programm für bestimmte Funktionen deines Handys.“ Gut, das war ihm klar.

Nun meine Erklärung: „Du hast solche Apps überall auf deinem Körper. Jetzt sehe ich, dass du schief bist, also würde ich dir gerne deine App aktivieren, die dich wieder gerade stellt. Deine Apps sind leider unsichtbar, weil deine Haut ja undurchsichtig ist. Aber du hast sehr, sehr viele solcher Apps, die dir helfen.“ Da sagte er: „Cool.“

„Ich weiß auch, wo die sind, daher könnte ich sie dir aktivieren. Bist du einverstanden?“ Seine Antwort war „ja“. Also machte ich mich an die Aktivierung der entsprechenden Punkte.

Als ich dann seine Nase insmitieren wollte, kam plötzlich sein Stopp mit den Worten, „an meine Nase lasse ich niemand ran“. Okay, ich nahm intuitiv seine linke Hand und formte mit seinem Mittelfinger eine Verkrümmung, so dass der Mittelfinger aussah wie eine Nase. Auf meine Frage, ob ich nun an dieser Nase Apps aktivieren kann, kam ein „ja“. Also setzte ich die Punkte an dieser Nase und man konnte zusehen, wie sich gleichzeitig das Becken gerade drehte.

Wow…, so etwas habe ich noch nie gesehen. Am Mittelfinger hatte ich plötzlich einige Funktionen der Nase aktiviert!

Ich konnte es zuerst nicht fassen, was war da passiert?

Eine kleine Schlussbetrachtung: Dieses Erlebnis gab mir Antworten auf einige meiner vorhergehenden Fragen. Oft hatte ich mir den Kopf zerbrochen, sobald ich Punkte-Tabellen zu verschiedenen anderen Methoden angesehen hatte.

Da sind zu unterschiedlichen Methoden Punkte unterschiedlich zugeordnet, manchmal derselbe Punkt für unterschiedliche Wirkungen oder Organe. Daraus konnte ich einfach nicht schlau werden.

Nachdem ich wusste, der menschliche Körper hat durchschnittlich 170 bis 200 Nervenendigungen pro Quadratzentimeter (einige Zonen haben mehr, andere weniger), quälte mich schon lange die Frage, wie man im Allgemeinen so genau die richtigen Punkte aktivieren kann. Ich mit meiner freihändigen Grobmotorik bei dieser Dichte an Möglichkeiten ... Dieser Junge gab mir die Antwort auf beide Fragen!

Unser Organismus ist so genial, dass er nicht nur die Zustimmung abholt, sondern auch die „Absicht" mit einbezieht. So war es seine Erlaubnis, das Becken gerade zu stellen, und meine ebenso. Damit konnte der Organismus die Funktion der Nervenendigungen „umprogrammieren" zu dem Zweck, wie er normalerweise der Nase zugeordnet ist. Jede dieser Nervenendigungen sind von Natur aus „baugleich" und haben zudem die Möglichkeit, unterschiedliche Funktionen anzusteuern. Unser Organismus kann seine Nerven-Instrumente frei nach Bedarf programmieren. Wow!

Ich bin erst mal fasziniert und demütig, welch geniales System die Natur geschaffen hat. Voraussetzung ist es immer, eine gute Absicht zu haben und dass beiderseitig Vertrauen vorhanden ist. Das Zulassen des Klienten und die konforme beiderseitige Zielrichtung sind riesige Faktoren. Ja klar: „Schutzprogramm".

In der nächsten Geschichte bekam ich in der Arztpraxis von zwei Heilpraktikern die Erlaubnis, jede Woche einen Tag im Nebenzimmer der Praxis tätig zu werden. Der Arzt war vor kurzem verstorben und seine beiden Söhne betrieben als Heilpraktiker die Praxis mit den Patienten ihres Vaters weiter. Sie hatten vorab schon jahrelang beim Vater hospitiert. Ich möchte hier nur möglichst kurze Beispiele anführen, die bei den Lesern vielleicht mehr Verständnis für die Reaktionen und Gegebenheiten der Menschen erwecken können.

Es kam eine Dame in diese Praxis, nachdem sie vor acht Jahren einen Schlaganfall hatte. Sie kam enorm schräg daher, von einem Stock gestützt. Ihre linke Hand war „spastisch" bewegungslos. Sie konnte weder den Arm noch die Finger bewegen. Die Finger an der linken Hand waren zur Faust geballt. Ich wusste nicht wirklich, ob ich ihr helfen kann.

Bei einigen ersten Terminen, sie in die Symmetrie zu bringen, waren sämtliche Bemühungen ergebnislos. Bis ich gleich nach dem Organic PIN Code am mittleren Fingergelenk begann. So setze ich den Insmitter (den speziellen Edelstahl-Stift) ganz leicht von außen kommend an diesem Gelenk an und versuchte, diesen Finger unter leichtem Druck meiner anderen Hand zum Öffnen zu bewegen. Zuerst war es etwas schmerzhaft, bis es leichter ging und der erste Finger war fast gestreckt. Nun konnte ich an den nächsten Finger ran und so weiter, bis alle Finger gestreckt werden konnten.

Anmerkung: Dies gelingt an den Sehnen, die ja bereits längst verkürzt waren. Es funktioniert so wie beim Energieausgleich. Wenn die Sehne den Berührungs-Kontakt zum Insmitter hat, dann lässt sie ihre starke Spannung los. Ähnlich wie bei verspannter Muskulatur.

Auf diese Weise konnte ich auch das „Wunder" bei dem eineinhalbjährigen Kind „Zoe" bewirken, welches zwei sogenannte Spitzfüße hatte (die Sprunggelenke konnten nicht bewegt werden – siehe Seite 90 dieses Buches).

Für den Kinofilm „Selbstgeheilt" wurde meine „Insmitierung" mitgefilmt. Die Mutter und Großeltern dieses Kindes waren vormals entsetzt, weil die zuständige Uniklinik nur noch zwei Lösungen parat hatte, die allesamt eine Katastrophe für das Kind gewesen wären. Zum einen war vorgeschlagen worden, die Sprunggelenke unter Narkose zu brechen und die Beinchen einzugipsen, oder Botox (Nervengift) zu spritzen, damit die Sehnen weich werden. Nun, das wurde nicht gemacht, weil das Mindestalter für den Einsatz von Botox zwei Jahre beträgt. Zum Glück konnte ich auf diese einfache Art dem Mädchen helfen.

Nun wieder zurück zur Dame, der ich durch das Insmitieren helfen konnte, die Finger zu strecken. Ich wies sie an, zu Hause täglich mit ihrer anderen Hand immer wieder diese Finger zu bewegen, in einem warmen Kamillentee-Bad.

Zudem machte ich an den weiteren Gelenken dieser Hand weiter, über das Handgelenk, den Ellenbogen bis zum Schultergelenk.

Zum nächsten Termin kam sie immer noch schief, aber mit einer freudigen Botschaft herein. „Ich habe das Kaffee-Häferl runtergeschmissen." Meine Frage war, „ist das etwas Schönes?" „Ja", war die Antwort „mit dieser Hand!"

Das war nun wirklich eine wunderbare Botschaft. Sie war zwar noch grobmotorisch und „ungeschickt", konnte aber ihre Finger und die Hand wieder selbst etwas bewegen. Juhu!

Nach acht Jahren, wohlgemerkt, hatte die rechte Gehirnhälfte wieder ihre motorische Tätigkeit aufgenommen (diametral: für die rechte Hand ist die linke Gehirnhälfte, für die linke Hand, die rechte Gehirnhälfte zuständig).

Von da an konnte ich sie auch in die Symmetrie zurückbringen. Sie nahm den Stock nur noch, um ihn nach Hause zu bringen, und es folgte Weihnachten.

Mein „Versuch“ in dieser Praxis war beendet, weil die Weihnachtsferien begannen. An diesem Beispiel, liebe Leserinnen und Leser, kann man sehen, wie das Gehirn über unser Nervennetz wieder angeregt werden kann. Es waren diese Kontaktimpulse für das Gehirn, die es wieder anregten, und es waren die längeren „Aktivpunkte“, welche die Sehnen wieder weich machen konnten. So war es schließlich möglich, die „Gesamtblockade“ zu lösen, unter der dieser Organismus litt.

Ein alter Spruch besagt, „wer das Kleine nicht ehrt, ist das Große nicht wert“. So haben wir beim kleinen Finger begonnen, das Gesamte zu befreien. Es bestätigt einmal mehr den Leitspruch der brasilianischen Biokybernetik Smit forschenden Ärztin: „Weniger ist mehr“. Weil wir gleich beim „weniger ist mehr“ sind, das nächste Beispiel dazu.

Ich habe einen Freund, Klaus Dolleschal. Er ist Leistungssportler im Behinderten-Sport. Seine Sportkarriere begann beim Fußball und Skifahren. Bei einem Skirennen stürzte er nach dem Zieleinlauf auf einen ungesicherten Holzpflock und ist seither querschnittsgelähmt. Er hat sein Leben mit diesem Schicksalsschlag aber nicht nur gut gemeistert, sondern kann sich als Vorbild sehen für alle, die denken, es geht nicht mehr.

Klaus hatte sich nach dem Unfall ein wunderschönes Haus gebaut, mit allen Räumen auf einer Ebene, damit es keinen Raum in seinem Haus gibt, in den er nicht hinein kann. Eine sehr große Stütze war ihm zu jeder Zeit auch seine Frau Petra. Beide sind nicht nur sehr nette Menschen, sondern Klaus ist auch unglaublich sportlich motiviert. Heute ist er 15-facher österreichischer Staatsmeister in mehreren Disziplinen und der erste Österreicher der Geschichte, der sich für die Weltmeisterschaften im „Pararudern“ in Brasilien qualifizieren konnte. Leider vereitelte dort ein bedauernswertes Missgeschick des Trainers seine weitere Teilnahme. Klaus hatte nach einem Unfall mit dem „Handbike“ seine Sportart auf „Rudern“ verändert, als er kurz vor seiner ersten „Staatsmeisterschaft“ im Rudern stand.

Er kam zu mir, weil sich sein linker Arm nicht mehr heben ließ. Das Sportmedizinische Zentrum, in dem er auch trainiert wurde, konnte ihm nicht helfen. Auch sämtliche Physiotherapeuten nicht. Die Idee, sich bei mir zu melden, war dann goldrichtig. Nun, ich hatte ja keine Ahnung, wusste nur, dass ich Schulterverspannungen mit einem einzigen Punkt am kleinen Finger lösen konnte.

Ich war gefühlt 30 Minuten auf diesem Punkt. Es war für ihn schmerzhaft. Schmerzen ist jedoch ein Sportler gewöhnt, also kein Problem. Als der Schmerz nachgelassen hatte, bat ich ihn, den Arm zu heben. Zack, er war oben. Mein Freund Klaus wurde kurze Zeit später zum ersten Mal österreichischer Staatsmeister im Rudern.

Was hatte diesen Erfolg gebracht?

Dieser kleine Punkt ist ein Meridian-Endpunkt, über den man Energie in einen energieleeren Muskel leiten kann. Dies ist erfolgreich geschehen und damit der Muskel wieder für seine Aufgaben frei.

Natürlich findet eine solche Insmitierung immer mit dem vorhergehenden „Organic PIN Code“ statt. Dies ist stets die wertvolle Grundlage, um das System zu öffnen.

Querschnittlähmung und Amputationen

Bei einer Querschnittlähmung kann und muss man ganz normal arbeiten, auch an Zonen, wo der Klient nichts fühlt. Auch wenn Gliedmaßen fehlen.

Man arbeitet ALLE Zonen des Organic PIN Code durch, auch wenn der Klient nichts spürt. Denn jeder Organismus hat auch einen Energiekörper, eine Blaupause der Natur sozusagen, die hinterlegt ist.

Über diese nicht sichtbare Blaupause werden ebenso Informationen übertragen. So arbeitet man an der Hand, die vielleicht nicht mehr da ist, weil der ganze Arm fehlt, oder am Fuß, weil das ganze Bein fehlt. So, als wäre dieses Organ noch vorhanden. Bei Querschnittlähmung ist es ja „nur" das Rückenmark, welches durchtrennt ist. Die Folgen sind zwar schlimm genug, jedoch gibt es noch das periphere Nervennetz, das ganz normal funktioniert. Also gibt es auch ganz normale Erfolge. Die Information an das extrem vernetzte Steuerungssystem kommt an, auch wenn der Klient nichts davon verspürt.

So auch bei meinem Freund Klaus, bei dem zu beobachten war, dass sich das periphere Nervensystem am gesamten Körper zumindest teilweise wiederfindet. Er konnte deshalb noch nicht gehen, aber man konnte bemerken, dass er am Rumpf des Körpers nun schon weiter nach unten etwas spürte, was vorher nicht der Fall war.

Nun bekomme ich gerade Antwort von Klaus auf die Frage, ob ich ihn und seine Frau hier im Buch namentlich benennen darf. Fast wie eine Liveschaltung:

Klaus Dolleschal, [06.02.2023 15:56]

Hallo Eduard, leider habe ich keine Website mehr. Aber eines wäre mir wichtig zu erwähnen. Als ich damals am Gesäß ein unter der Haut liegendes Abszess hatte und mir die Ärzte im Krankenhaus als einzigen Ausweg zu einer OP geraten hatten, hast du mich 8 Tage lang bearbeitet. Mit riesigem Erfolg für einen Rollstuhlfahrer!!! Abszess am Gesäß nicht mehr ertastbar, dafür im großen Zehen eine Nagelbett-Eiterung. Also eine Kleinigkeit – nach 3 Tagen war auch die ausgeheilt!!! Ich bin dir dafür heute noch dankbar.

LG Klaus

Dazu möchte ich noch erwähnen, dass ein Athlet im Rollstuhl mit dem Problem leben muss, immer im Sitzen extrem und dauerhaft zu schwitzen. Kommt es einmal vor, dass Verunreinigungen an das Gesäß kommen, wie Rest-Fäkalien vom letzten Stuhlgang (er spürt ja selber nichts vom Reinigungsvorgang), dann kann man schon von der Gefahr sprechen, einen Abszess zu bekommen.

Gerade bei einem Leistungssportler bedeutet eine solche OP meist das Ende der Karriere, weil die folgende Regeneration einen großen Trainingsrückstand bedeutet, den er nicht so leicht wieder aufholen kann. Besonders, wenn er an Jahren schon älter ist, wie Klaus, der mit 53 Jahren am Zenit stand. Er sagte in seinem Interview auch, „meine Gegner könnten meine Söhne sein".

https://www.kleinezeitung.at/sport/kaerntnersport/5246888/Sensation_Dolleschal-sorgt-fuer-eine-Premiere

https://www.kaerntensport.net/oesterreichische-staatsmeisterschaften-im-rudern/

Abszess bei Rollstuhl-Athleten

Es ist hier nicht möglich, alles im Detail zu erklären. Was ich gemacht hatte, war dasselbe, was man auch bei einer Neurodermitis/Psoriasis erfolgreich tun kann.

Bei jeder Sitzung zuerst den Organic PIN Code, dann geht es an die „Entgiftung“ mit allen möglichen Mitteln. Die da wären: Punkte für die „Blutentgiftung“, Punkte für die Entgiftung des Wassersystems und Punkte für das Öffnen der Lymphe. Hierbei muss man schon sehr vertraut und sicher in der Methode sein. Denn bei medizinischen „Lymphdrainagen“ (sind anders als mit Punkten der Insmitierung) gibt es sehr viele Kontraindikationen, die man kennen sollte.

Entgiftung

Auch die Entgiftung des Blutsystems darf nur von Therapeuten gemacht werden, weil dann auch Medikamente wie die Pille, ebenso notwendige Medikamente wie Morphium-Schmerzmittel ausgeschaltet werden könnten. Nur ein Arzt oder Therapeut kann abschätzen, was im Einzelnen zu tun ist. Deshalb ist diese Blutentgiftung kein Gegenstand von Laienschulungen.

In vielen Fällen hilft bei der gesamten Entgiftung auch die „Darmpflege“, wie sie als Anleitung hier in diesem Buch enthalten ist.

Neurodermitis/Psoriasis

Hier gibt es einige Erfahrungen, von schweren Fällen in Begleitung eines Arztes, bis zu leichten Fällen bei Menschen, die noch ohne Medikamente ausgekommen sind. Bei diesen leichten Fällen wird dasselbe gemacht wie vorstehend bei der Entgiftung. Es war zu beobachten, dass leichte Fälle meist binnen vier Sitzungen erfolgreich waren. Bei schweren Fällen mit nässender Haut kann es schon mal einige Monate dauern, mit einer Sitzung pro Woche.

Liebe Leserinnen und Leser, ich möchte nicht zu viel aus dem Nähkästchen plaudern, weil es im Normalfall kein Laie umsetzen kann. Es klingt dann schon fast wie ein Versprechen, welches jedoch niemand so pauschal geben kann.

Es ist eben eine „ERFAHRUNGSLEHRE", und dies hier sind einige kleine Berichte von einzelnen Erfahrungen. Ebenso möchte ich zu entzündlichen Prozessen oder auch zu Störungen des Nervensystems nichts weiter erzählen, weil es den Rahmen sprengen würde. Nur so viel:

> „Es gibt nichts Unheilbares, nur solches, wo das herkömmliche System seine Grenzen hat."

Was nicht heißen soll, dass mit Biokybernetik nach Smit absolut alles lösbar wäre. Nein, auch hier gibt es Limits. Grenzen gibt es auf alle Fälle beim Körper-Milieu, wenn dieses bereits sehr verunreinigt ist. Grenzen haben wir logischerweise auch dort, wo der Organismus nicht mehr alle Systeme seiner Funktionen besitzt. Etwa wenn Zähne behandelt werden müssen oder Unfälle bereits großen Verlust angerichtet haben. Hier verdanken wir der Notfall-Medizin und Chirurgie, dass sehr kompetente Hilfe vorhanden ist.

Das Schöne ist allerdings, dass einige „Rückentwicklungen“ hin zur Gesundheit gefahrlos und schadlos für sämtliche Organe angeregt werden können, sofern der Klient, sein alles überwachender Energiekörper und die Physik dies zulassen.

„Ein Segen des Schöpfers durch Eingebungen an Dr. Ing. Smit.“

Zum Thema Krebs

… ist zu sagen, dass hierüber nur sehr begrenzte Erfahrungen vorhanden sind. Es gibt bei der Biokybernetik nach Smit KEINE Lösungen für Krebsfälle.

Hierüber muss man wahrscheinlich den Auslöser einerseits als psychischen, andererseits in einem „völlig übersäuerten“ Körper-Milieu, mit zu wenig Sauerstoff, suchen.

Was man erfolgreich tun kann: die Folgen einer Krebsbehandlung etwas zu lindern, indem man, immer mit der Zustimmung des behandelnden Arztes, das Immunsystem für den Wiederaufbau nach einer Chemotherapie mit dem System Biokybernetik nach Smit unterstützt:

Und zwar in der Phase, wo es wieder aufgebaut werden darf. Damit sollen die Menschen angeblich weniger Nervenschmerzen haben und auch wieder schneller auf die Beine kommen.

Messungen Herzfrequenz-Variabilität

Gesundheit messen über die „Herzraten-Variabilität“

Als Herzfrequenzvariabilität (kurz HFV) oder Herzratenvariabilität (englisch heart rate variability, HRV) wird die Variation der Zeiten zwischen aufeinanderfolgenden regulären Herzschlägen bezeichnet.

Die Herzfrequenzvariabilität ist ein Indikator für die Fähigkeit, die Herzfrequenz an die körperlichen und mentalen Anforderungen anzupassen. Maße für die Herzfrequenzvariabilität lassen sich statistisch im Zeitbereich als Streumaße (Mittelwert, Standardabweichung, Varianz) oder spektral im Frequenzbereich (low frequency, high frequency) ableiten; eine dritte Möglichkeit bieten nicht-lineare Methoden (z. B. Poincaré-Abbildung, Fluktuationsanalyse).

Über autonome physiologische Regulationswege passt ein gesunder Organismus die Herzschlagrate beständig momentanen Erfordernissen an. Körperliche Beanspruchung oder psychische Belastung hat deswegen in der Regel eine Erhöhung der Herzfrequenz zur Folge, die bei Entlastung und Entspannung normalerweise wieder zurückgeht. Dabei zeigt sich eine höhere Anpassungsfähigkeit an Belastungen in einer größeren Variabilität der Herzfrequenz. Unter chronischer Stressbelastung ist beides dagegen wegen der beständig hohen

Anspannung, die dafür typisch ist, mehr oder weniger eingeschränkt und infolgedessen reduziert.[16]

Gesundheit messen

Also kurz zusammengefasst: Je größer die Variabilitätsmöglichkeit des Herzens ist, umso gesünder ist der Mensch. Hat das Herz eher eine kleine Möglichkeit seiner Variabilität, hat der Mensch bereits gesundheitliche Einschränkungen. Interessant ist in diesem Zusammenhang, dass ein solches Messsystem medizinisch anerkannt ist. Messungen anderer Systeme werden hingegen von Experten wegen Unzuverlässigkeit angezweifelt. Es gibt jedoch mehrere Hersteller solcher HRV-Geräte.

Medizinisch nicht anerkannte Systeme sind alle Arten von „Energie-Messsystemen" wie „Prognos" oder „Bioresonanz", nur um einige wenige zu benennen.

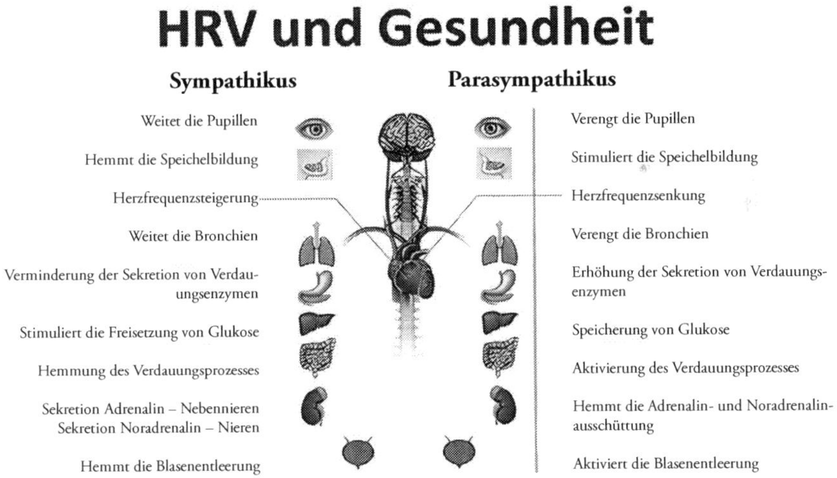

Abb. 75: HRV und Gesundheit

16 Fundstelle: https://de.wikipedia.org/wiki/Herzfrequenzvariabilität

Unten eine Messung als Beispiel (hier nur eine von mehreren grafischen Darstellungen). Die Harmonisierung der Biorhythmen sollte mindestens 50 % betragen, diese hier liegt nur bei 11 %. Das kalendarische Alter von 62 Jahren ist biologisch auf 69 gestiegen. Dieser Mensch ist also vorzeitig gealtert.

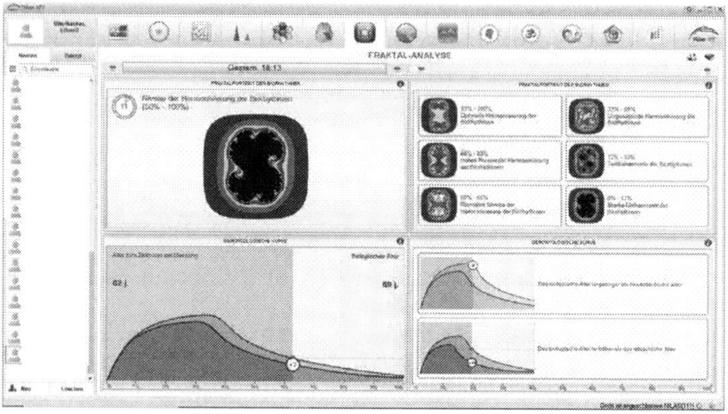

Abb. 76: Gesundheitsmessung Beispiel negativ

Ein erfreuliches Beispiel: Diese Dame kann sich glücklich schätzen: Harmonisierung der Biorhythmen 100 %. Lebensalter 52 Jahre, biologisches Alter 39 Jahre. Ihr kann man attestieren, vieles richtig gemacht zu haben.

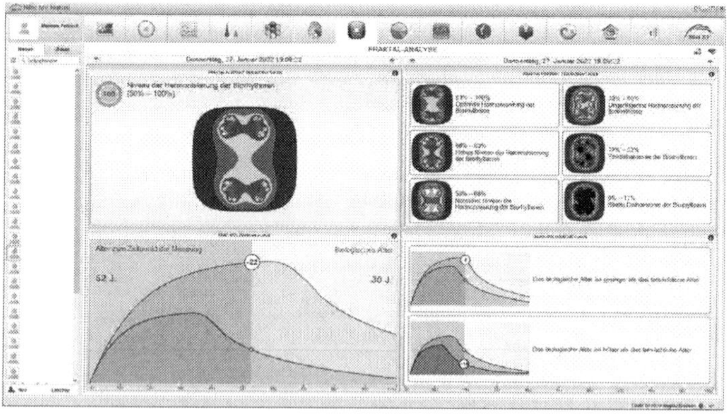

Abb. 77: Gesundheitsmessung Beispiel positiv

Anhand einer solchen „Gesundheitsmessung“ kann man im Detail erkennen, welches Organ oder welcher Energiefluss unter- oder über-versorgt ist. Mit dieser Messung kann man Gesundheit gezielt fördern, indem man Schwachstellen rechtzeitig erkennt und der/die Klient/in gegensteuern kann. Und zwar lange, bevor sich Krankheit bemerkbar macht.

Deshalb ist man nicht auf Symptome angewiesen, die sich meist dann erst zeigen, wenn Krankheit schon in der Entwicklung ist. Mit einem solchen Messergebnis kann oft eine Rückentwicklung angeregt werden, die der Gesundheit zuträglich ist. Solche Systeme werden auch in medizinischen Einrichtungen wie Unikliniken zu Forschungszwecken eingesetzt. Der gemeinnützige Verein Biokybernetik nach Smit hat sich ein solches Messsystem ebenfalls zu diesem Zweck zugelegt. Es ist nicht billig, jedoch auch nicht unerschwinglich. In Arztpraxen stehen oft viel teurere Geräte. Auch hier möchte der Autor keine konkreten Bezugsquellen oder Tarife benennen. Wer sich so ein Gerät anschaffen will, wird es von selbst finden.

Natürliches Licht in lebenden Zellen – Prof. Fritz-Albert Popp

„Lichtquanten“: ein Thema, welches nicht erwünscht ist. Dazu die Forschungen von Prof. Fritz-Albert Popp:

„Der Advokat des Lichts“ lautet die Überschrift in der Zeitschrift „Natürlich“, Ausgabe 12/2003, Text: Reinhard Eichelbeck:

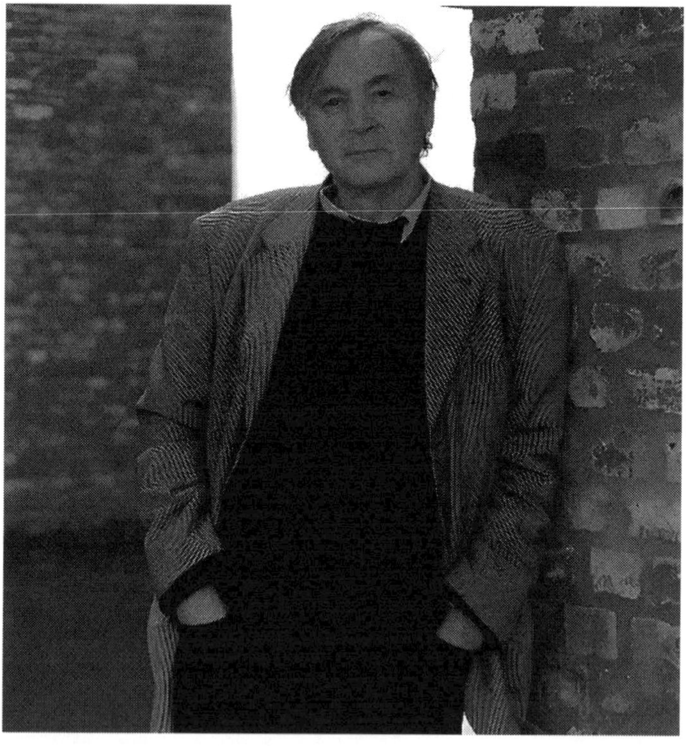

Abb. 78: Prof. Fritz-Albert Popp

Ob Gurkenkeimling, Fledermaus oder Mensch – alle Lebewesen senden winzige Lichtstrahlen aus, die von bloßem Auge nicht wahrnehmbar sind. Der deutsche Physiker Fritz-Albert Popp erforscht dieses lebendige Licht, auch Biophotonen genannt, seit rund 30 Jahren. Er zieht daraus Erkenntnisse zugunsten einer naturnahen Lebensweise.

Als die Professorin Dr. Mae-Wan Ho in ihrem Labor den Monitor des Mikroskops einschaltete, stießen die anwesenden Studenten Laute des Erstaunens aus. Sie galten der bunten Vielfalt leuchtender Farben, die sich auf dem Bildschirm zeigten. Hier war aber keine Fernsehshow zu sehen, und die Darsteller waren keine kostümierten Filmstars – es waren ganz banale Mikroorganismen aus dem Wasser:

Daphnien, gewöhnlich etwas respektlos „Wasserflöhe" genannt, von Aquarienfreunden gerne als Fischfutter verwendet. Was in dieser explosiven Farbigkeit leuchtete, waren ihre inneren Organe – in dieser Weise zum ersten Mal sichtbar gemacht durch eine spezielle Mikroskop-Variante, die Professorin Ho zusammen mit ihren Studenten aus einem handelsüblichen Polarisationsmikroskop entwickelt hatte. Solche Mikroskope, die mit polarisiertem, d. h. gleichgerichtetem Licht arbeiten, werden normalerweise zur Untersuchung mineralischer Kristalle verwendet.

„Dieses Abbildungsverfahren ist deshalb etwas Besonderes, weil es lebendige, dynamische Ordnungszustände zeigt, die mit der Energiezufuhr in Zusammenhang stehen", sagt die zierliche Chinesin, die an der Open University im englischen Milton Keynes Biochemie lehrt. „Wenn ein Organismus sehr lebendig und bei guter Gesundheit ist, leuchten seine Farben besonders stark. Wenn er in Ruhe ist, abgekühlt wird oder austrocknet, verliert er an Farbigkeit. Und wenn er stirbt, verblassen seine Farben natürlich auch.

Schaltet also die Seele sozusagen das Licht aus, wenn der Körper stirbt? An vielen Beispielen in der Natur sehen wir, dass Sterbendes seine Farbe verliert – bei den winterlich toten Blättern weicht die Farbe der

Lebendigkeit einem düsteren Braun und verwandelt sich, ebenso wie bei verfaulendem Obst, schließlich in Schwarz – das nicht umsonst bei uns als Farbe des Todes gilt. In dem Märchen vom „Gevatter Tod" wird die Lebenskraft eines Menschen durch eine Kerze symbolisiert. Wenn sie abgebrannt ist, stirbt der Mensch.

In Anbetracht der Arbeit von Mae-Wan Ho kann man heute sagen, dass jenes „Lebenslicht", von dem das Märchen spricht, mehr ist als nur ein Gleichnis. Licht und Lebendigkeit gehören zusammen.

„Leben, das ist: alle Farben des Regenbogens in einem Wurm", so sagt Dr. Ho. Die Biochemikerin ist seit vielen Jahren Mitglied des IIB, dem „Internationalen Institut für Biophysik", das der Physiker Professor Dr. Fritz-Albert Popp gegründet hat. Dr. Popp ist einer der bekanntesten und wichtigsten Erforscher der sogenannten „Biophotonen" – ein Ausdruck, den er Mitte der 70er Jahre prägte, um dieses spezielle, in Lebewesen erzeugte und von ihnen ausgestrahlte Licht von Licht aus anderen Quellen zu unterscheiden. Seine Forschungen auf diesem Gebiet nannte er „Biophotonik".

Eine revolutionäre Entdeckung

Alle Organismen – jedenfalls solange sie lebendig sind – nehmen Licht auf und geben es auch wieder ab. Sie kommunizieren dadurch miteinander, regulieren damit ihre inneren Prozesse oder geben damit Auskunft über ihre Befindlichkeit. Dieses Licht zu erforschen, hat sich Dr. Popp zur Lebensaufgabe gemacht. Entdeckt hat er die „Biophotonen" allerdings nicht.

Bereits 1922 stellte der russische Biologe Alexander Gurwitsch bei Experimenten mit Zwiebelwurzeln fest, dass er das Wachstum einer Wurzel steigern konnte, indem er ihr von der Seite die Spitze einer anderen Zwiebelwurzel näherte. Wenn er die Wurzeln durch Fensterglas trennte, verschwand der Effekt – wenn er stattdessen Quarzglas verwendete, blieb er erhalten. Da Quarzglas UV-Licht durchlässt, Fensterglas hingegen nicht, kam Gurwitsch zu der Schlussfolgerung, dass es sich hier um eine Lichtwirkung im UV-Bereich handelte. Und da sie die Zellteilung (Mitose) anregte, nannte er sie „mitogenetische Strahlung".

Allerdings konnte man diese extrem schwache Strahlung damals nicht direkt messen, da die Geräte dafür zu unempfindlich waren. Und schließlich gewannen jene Wissenschaftler die Oberhand, die das Ganze für einen „Schmutzeffekt" hielten, der durch unsauberes Arbeiten entstanden sei. Gurwitschs Experimente gerieten in Vergessenheit.

Dass Fritz-Albert Popp Jahrzehnte später zum Pionier der „Biophotonik" wurde, ergab sich aus einer Reihe von Zufällen, die auf erstaunliche Weise ineinandergriffen wie die Räder eines Uhrwerks. Nach Studium und Promotion hatte er in Radiologie und Biophysik habilitiert und war 1973 Dozent an der Marburger Universität geworden.

Dabei beschäftigte er sich auch mit der Bestrahlung von Tumorpatienten an der Universitätsklinik und begann, sich für die Ursachen von Krebs zu interessieren. Zusammen mit seinen Studenten untersuchte er verschiedene Krebs erregende Substanzen und stieß dabei auf das Benzo(a)pyren. Dieser Stoff, der in Teer, Tabakrauch und Abgasen von Verbrennungsmotoren, Hochöfen und Fabriken vorkommt, gilt als höchst gefährlicher Krebsauslöser. Erstaunlich ist, dass ein eng verwandter Stoff, das Benzo(e)pyren, sich als völlig harmlos erwiesen hat. Die beiden sind auf atomarer Ebene identisch, sie unterscheiden sich lediglich in ihrer räumlichen Struktur.

Um herauszufinden, wie diese so ganz unterschiedliche Wirkung zustande kommt, untersuchte Dr. Popp auch die physikalischen Eigenschaften der beiden Stoffe und stellte fest, dass Benzo(a)pyren Licht im oberen UV-Bereich absorbierte und in veränderter Frequenz, teilweise als Infrarot, wieder abgab. Das ungefährliche Benzo(e)pyren hingegen ließ diese Lichtfrequenz unbehelligt durch.

Popp war auch mit dem Phänomen der sogenannten „Photoreparatur" vertraut. Es besteht darin, dass eine Zelle, selbst wenn sie zu 99 % geschädigt ist, sich selbst völlig regenerieren kann, sofern man sie mit schwachem UV-Licht bestrahlt. Experimente hatten gezeigt, dass dies auch bei höheren Lebewesen, bis hin zum Menschen, der Fall ist.

Die „Photoreparatur" funktioniert am besten bei einer Frequenz von etwa 380 Nanometern – und gerade in diesem Bereich wird das Licht vom Benzo(a)pyren absorbiert und verfälscht. War es also möglich, dass die Wirkung der Krebsauslöser darin bestand, dass sie die Photoreparatur entarteter Zellen verhinderten?

Aber woher sollte im Innern eines Organismus jenes schwache UV-Licht kommen, das in der Lage war, den Reparaturprozess in Gang zu bringen? Nach der damals allgemein herrschenden Auffassung gab es in den Zellen kein Licht.

Der zweite „Zufall" bestand darin, dass einer von Popps Diplomanden, der Physiker Peter Böhm, einen Artikel entdeckte mit dem Titel: „Photonen – Sprache der Zellen?"

Es war ein ausführlicher Bericht über Experimente russischer Wissenschaftler, die ergeben hatten, dass Zellen mit Hilfe von UV-Licht biologische Informationen übertragen. In einem der Experimente hatte man Zellkulturen in Behälter eingeschlossen, die durch eine Quarz-Glasscheibe getrennt waren. Wenn man nun eine der Kulturen mit Viren infizierte, zeigten sich nach einiger Zeit die Symptome der Krankheit auch bei den Zellen im anderen Behälter.

Eine chemische Übertragung war ausgeschlossen, und man fand bei der zweiten Kultur auch keine Spur von Viren. Wenn man die Zellkulturen durch normales Fensterglas (das für UV-Licht undurchlässig ist) trennte, fand keine „Ansteckung“ statt. Die Übertragung wurde also nicht durch Krankheitserreger bewirkt, sondern offenbar durch eine Art „Krankheitsinformation“, die als Informationsträger schwaches Licht im UV-Bereich benutzte.

Der dritte „Zufall“, der schließlich zum Durchbruch führte, ergab sich dadurch, dass kurze Zeit später Popp von einem seiner Studenten, dem jungen Physiker Bernhard Ruth, gefragt wurde, ob er bei ihm promovieren könne. Popp war einverstanden, sofern der junge Mann bereit wäre, den Nachweis zu führen, dass es in den Zellen von Lebewesen Licht gibt.

Ein Messgerät für das Unmessbare

Ruth erschrak zuerst über eine solche „Zumutung“, denn die Mehrheit der Wissenschaftler war seinerzeit vom genauen Gegenteil überzeugt. Als ihm aber Popp versicherte, dass er seinen Doktor auch dann bekäme, wenn er beweisen sollte, dass es in den Zellen kein Licht gibt, machte er sich an die Arbeit: ein Gerät zu bauen, das empfindlich genug war, um – so Popp – „ein Glühwürmchen auf die Entfernung von 10 Kilometern wahrnehmen zu können“.

Das Hauptproblem bei diesem Unternehmen bestand darin, dass die Biophotonenstrahlung, die gemessen werden sollte, nicht viel stärker war als das Grundrauschen, das durch Kriechströme im Gerät selbst entstand. Nach einiger Zeit fand Bernhard Ruth eine ebenso einfache wie geniale Lösung: Zwischen der Probe und dem Photomultiplier, der die ausgestrahlten Photonen zählt, brachte er eine rotierende Scheibe an, deren eine Hälfte ausgestanzt war. Wenn die Verbindung zwischen Probe und Multiplier offen war, registrierte er die Strahlung der Probe und das Grundrauschen, wenn sie geschlossen war, nur das Rauschen allein. Die Differenz zwischen beiden Werten, vom Computer leicht zu ermitteln, musste die Intensität der Biophotonen darstellen – sofern es sie überhaupt gab.

Versuche mit Gurken und Kartoffeln

Ein gutes Jahr später war das „Photonen-Mess-System“ (PMS) – so nannte man das Gerät – fertig und Bernhard Ruth konnte mit seinen Messungen beginnen. Sein erstes Versuchsobjekt waren Gurkenkeime, denn – so sein Doktorvater Popp – „sie sind in ihrem Strahlungsverhalten relativ stabil und dennoch leicht beeinflussbar“. Und vor allem: „Selbst Physiker können sie leicht züchten.“

Als Bernhard Ruth seine Messungen auswertete, war er erst einmal erschüttert: Sein Apparat zeigte klar und eindeutig an, dass die Gurkenkeime Licht ausstrahlten, in Frequenzen, die von Ultraviolett über Violett und Blau bis zu Gelbgrün und Rot reichten.

Weil dieser Sachverhalt der allgemeinen Ansicht so deutlich widersprach, schloss er eine weitere Versuchsreihe mit Kartoffelkeimen an. Sie enthalten kein Chlorophyll, und er vermutete, dass die Strahlung der Gurkenkeime auf ihren Chlorophyllgehalt zurückzuführen wäre. Aber auch aus den Kartoffelkeimen strahlte Licht – ebenso wie aus allen anderen pflanzlichen und tierischen Zellen, die er danach untersuchte.

Professor Popp stellte nun eine Arbeitsgruppe zusammen und intensivierte die Biophotonenforschung. Es bildeten sich zwei hauptsächliche Messverfahren heraus: Zum einen wurde die direkte Eigenstrahlung der Proben gemessen, „Biophotonenemission“ oder kurz BPE genannt. Zum anderen bestrahlte man die Probe für eine gewisse Zeit – Sekundenbruchteile lang bis zu mehreren Minuten – mit weißem Licht (zum Beispiel aus einer Wolfram-Lampe) und maß dann das Abklingen dieser Lichtanregung, DL oder „delayed luminescence“ genannt – verzögerte Lichtabstrahlung. Den Begriff „verzögert“ wählte man, weil sich dieser Prozess über einen längeren Zeitraum hinziehen kann, von Sekunden über Minuten bis zu etlichen Stunden. Der Grundwert der Biophotonenemission zeigte einen klaren Zusammenhang mit Lebendigkeit und Wohlbefinden der untersuchten

Organismen – je besser ihr Zustand war, desto mehr Licht strahlten sie ab. Allerdings veränderte sich dieser Grundwert in Abhängigkeit von äußeren Einflüssen. Zugabe von Gift beispielsweise ließ die Strahlung drastisch ansteigen, nach Verabreichung von Gegengift kehrte sie wieder auf den Normalwert zurück.

Es konnten auch Veränderungen gemessen werden, die sich parallel zum Zellzyklus bewegten oder zu bestimmten Biorhythmen, periodischen Schwankungen in täglichen und monatlichen Abständen beispielsweise.

Die DNS, eine Quelle des Lichts

Bei seinen Kollegen stießen Popps Ergebnisse zum Teil auf heftige Kritik. Einige Wissenschaftler meinten, dass die Biophotonen eine unwichtige und chaotische Strahlung darstellten, die sozusagen als „Abfallprodukt" bei chemischen Reaktionen entstünde. Dann aber hätte sich die Strahlung in exponentieller Abhängigkeit von der Temperatur verändern müssen – Popp konnte zeigen, dass dies nicht der Fall war. Er konnte außerdem zeigen, dass die verzögerte Lichtabstrahlung (DL) der Organismen nach Lichtanregung sich in einer hyperbolischen Kurve abbildet und nicht in einer exponentiellen wie bei toter Materie.

Damit war bewiesen, dass es sich bei den Biophotonen nicht um eine zufällig-chaotische, sondern um eine geordnete, kohärente Strahlung handelt, die Informationen übertragen kann.

Weitere Experimente ergaben, dass die DNS, unser gentragendes Erbinformationsmolekül, Photonen aufnehmen, sie speichern und dann wieder abgeben kann. Es ist anzunehmen, wenn auch noch nicht eindeutig bewiesen, dass sie damit die chemischen Reaktionen in der Zelle steuert.

Mit zunehmender Anerkennung von Dr. Popps Arbeit wuchs auch der Widerstand seiner Gegner, der 1980 dazu führte, dass er von der Universität Marburg entlassen wurde. Es bestehe kein Bedarf für Biophotonen-Forschung, hieß es. Popps Laufbahn in der Bundesrepublik liest sich in der Tat wie eine Geschichte aus der Inquisitionszeit. Immer wieder schafften es seine Gegner, ihn durch Diffamierung und Intrige aus seinen Stellungen zu drängen. Aber zum Glück wird man heute nur noch verbal verbrannt und literarisch gevierteilt. Und Popp fiel, wie eine Katze, immer wieder auf die Beine.

Für die nächsten beiden Jahre stellte ihm eine Firma, die homöopathische Medikamente produziert, ein Labor zur Verfügung, wo er weiterarbeiten konnte. Dann bekam er 1982 auf Initiative des Genetikers Professor Walter Nagl von der Universität Kaiserslautern einen Lehrauftrag für Biophysik. In diesem Jahr wurde auch das „International Institute of Biophysics" gegründet, als Zusammenschluss von 11 Forschungslabors aus 8 Ländern. Inzwischen ist die Zahl der beteiligten Institute auf 14 angewachsen.

Trotz der erstaunlichen Ergebnisse und der aufregenden Perspektiven von Popps Arbeit – oder vielleicht gerade deswegen – rotteten sich wieder die Gegner zusammen. Sie verschafften sich eine Mehrheit im Fachbereichsrat der Universität und entzogen ihm 1985 die Lehrerlaubnis. Seine Arbeit schade dem Ruf der Universität, sagten sie. Wieder einmal stand Popp draußen vor der Tür.

Öko-Nahrung ist lebendiger

Zum Glück hatte inzwischen ein weltweites Interesse an den Biophotonen eingesetzt. In Japan hatte man beispielsweise umgerechnet fast 200 Millionen Franken für ihre Erforschung zur Verfügung gestellt. Ein neu gegründetes „Technologiezentrum" nahe Kaiserslautern stellte Popp Räume für Labors zur Verfügung, in die er mit seinen Mitarbeitern einziehen konnte.

Staatliche und private Unterstützung wurde zugesichert, aber man erwartete auch, dass Popp mit seiner Arbeit Geld verdient. Einige Exemplare des „Photonen-Mess-Systems" (PMS) wurden gebaut und verkauft, und jene Art von Untersuchungen intensiviert, mit denen man die Qualität von Nahrungsmitteln überprüfen kann.

Wenn man eine beliebige Substanz mit Licht bestrahlt, kann man an der Art und Weise, wie sie dieses Licht wieder von sich gibt, ihren inneren Ordnungszustand ablesen, der auch ein Maß für Lebendigkeit und Gesundheit ist. Man findet dabei nicht nur Unterschiede zwischen lebenden und toten, oder gesunden und kranken Organismen, sondern beispielsweise auch zwischen verschiedenen Sorten von Obst und Gemüse.

Dr. Popp und sein Team fanden bei ihren Untersuchungen heraus, dass biologisch angebaute Äpfel ein höheres Maß an Ordnung aufwiesen als konventionell erzeugte. Treibhaustomaten hatten schlechtere Werte als Ökotomaten, und Tomaten aus Hydrokultur hatten die schlechtesten Werte.

Gewöhnlich achten wir nicht darauf – aber schon die formale Struktur von Obst und Gemüse zeigt oft eine deutliche harmonisch-symmetrische Ordnung. Querdurchschnitte von Äpfeln und Birnen zeigen zum Beispiel eine Fünfeck-/Zehneck-Symmetrie. Bei Salatgurken und Tomaten findet sich eine Dreieck-/Sechsecksymmetrie. Ebenso bei Paprika, wo sich aber auch eine Viereck-/Achtecksymmetrie zeigen kann. Diese Ordnungsmuster haben große Ähnlichkeit mit den Klangfiguren, die der Schweizer Arzt Dr. Hans Jenny erzeugte, indem er verschiedene Substanzen – Sand, Wasser, Terpentin usw. – in Schwingung versetzte.

Mit Hilfe der Biophotonenmessung kann man den Ordnungsgehalt und die Lebendigkeit von Nahrungsmitteln feststellen – und die sind bei ökologischem Obst und Gemüse messbar höher. Bedeutet das nun aber auch eine höhere Nahrungsqualität?

„Diese Ordnung überträgt sich auf den Verbraucher", meint Dr. Popp. „Erwin Schrödinger, der Nobelpreisträger in der Quantentheorie, der auch über Leben nachgedacht hat, sagte bereits in den 50er Jahren, dass wir nicht nur Kalorien zu uns nehmen, sondern mit den Lebensmitteln letztlich deren Ordnung aufnehmen. Und diese Ordnung wird durch das Licht übertragen, so wie wir das bei der Pflanze eben vom Sonnenlicht her kennen. Wir nehmen mit den Lebensmitteln das gespeicherte Licht auf, das dann die vielfältigen Ordnungsprozesse im Organismus steuert und durchführt."

Popps Arbeitsgruppe untersuchte nicht nur Obst und Gemüse. Man testete Öle und fand einen sehr klaren Unterschied zwischen kaltgepressten und raffinierten Ölen. Ökologisch angebaute Salbeipflanzen zeigten fast doppelt so gute Werte wie konventionell gedüngte. Im Auftrag eines französischen Parfümherstellers verglich man natürliche und synthetische Aromaöle und fand deutliche Unterschiede zugunsten der natürlichen Substanzen.

Krebszellen strahlen anders

Ein wichtiger Aspekt war auch die Untersuchung von Tumorgewebe. Mit Hilfe der Biophotonenmessung konnte man Krebszellen sehr gut von gesunden Zellen unterscheiden. Und nicht nur das: Man konnte auch die Wirkung von Medikamenten auf die Krebszellen testen und feststellen, ob sich eine Veränderung ergab oder nicht.

Im Falle einer Patientin, die von der Schulmedizin aufgegeben worden war, testete Popp die Wirkung eines homöopathischen Mistelpräparats und fand, dass die Krebszellen nach einiger Zeit die gleiche Art von Lichtabstrahlung zeigten wie gesunde Zellen. Nachdem die Frau nun etliche Monate lang dieses Mittel genommen hatte, kam es zu einer dramatischen Verbesserung ihres Zustands. Nach etwas mehr als einem Jahr waren ihre klinischen Werte wieder normal, und sie ist auch heute nach über 15 Jahren noch am Leben.

Popp testete eine ganze Reihe von homöopathischen Medikamenten und konnte dabei unter anderem zeigen, dass Pflanzen immerhin noch auf eine Potenz von D12 messbar reagieren. In einem Bericht an die deutsche Bundesregierung sprach er sich positiv über die Wirkung der Homöopathie aus, die er weniger auf der chemischen als auf der informativen Ebene angesiedelt sieht.

Fast 10 Jahre konnte Popp im „Technologiezentrum" mehr oder weniger ungestört arbeiten, dann hatten seine Gegner und Intriganten, die auf politischer Ebene wirkten, seine Stellung wieder unterhöhlt. Fördermittel wurden gestrichen, die staatliche Unterstützung eingestellt. Obwohl Popp gegen einige der Diffamierungen gerichtlich vorgehen konnte und auch Recht bekam, wurde die Förderung nicht wieder aufgenommen, und er musste sein Labor im „Technologiezentrum" aufgeben.

Aber wieder kam überraschend Hilfe. Die Stiftung „Insel Hombroich" hatte in der Nähe von Neuss bei Düsseldorf eine ehemalige Raketenstation der Amerikaner gekauft, um auf diesem Gelände ein Kulturzentrum einzurichten, wo Künstler und Wissenschaftler gemeinsam arbeiten und ihre Schöpfungen der Öffentlichkeit vorstellen sollen. Popp bekam hier die Möglichkeit, in einer früheren Befehlsbaracke der Raketenstation seine Labors einzurichten. Außerdem wurde ihm ein großer Neubau zur Verfügung gestellt, wo er Veranstaltungen, Tagungen und Seminare abhalten sowie die Bibliothek des Instituts unterbringen konnte. Die Biophotonenforschung ging unbehindert weiter.

Man fand Verfahren, um die biologische Qualität von Wasser zu untersuchen und festzustellen, ob es durch Schadstoffe verunreinigt ist. Auch der Befall einer Substanz mit Viren oder Bakterien konnte durch die Biophotonenanalyse nachgewiesen werden. Wie gehabt testete man alle möglichen Arten von Lebensmitteln, unter anderem auch Eier. Dabei zeigte sich, dass die übliche Bewertung tatsächlich der Güte entspricht: Am Ende der Skala standen die Käfigeier, dann folgten die aus Bodenhaltung, dann die Freilandhaltung und schließlich die ökologische Freilandhaltung. Bei genauerer Betrachtung stellte sich heraus, dass die Eier umso besser waren, je artgerechter die Hühner gehalten wurden.

Die „glücklichsten Hühner“ legten die besten Eier. Und man kann entsprechend wohl annehmen, dass „glückliche Kühe“ auch bessere Milch, und „glückliche Schweine“ besseres Fleisch liefern.

Der leuchtende Mensch

Mit zunehmender Erfahrung wagten sich Popp und sein Team an immer komplexere Organismen heran und schließlich auch an den Menschen. Schon in Kaiserslautern hatte man die Photonenausstrahlung menschlicher Haut mit einem Restlichtverstärker gemessen. Interessant waren dabei insbesondere Versuche, bei denen man die Hände von Heilern testete, des Italieners Nicola Cutolo und der Amerikanerin Rosalyn Bruyere, wenn sie heilende Energien durch ihre Hände sendeten. Tatsächlich waren die Werte dann deutlich höher – zum Teil um das Zehnfache – als im Normalzustand.

Der Restlichtverstärker ist weniger empfindlich als das „Photonen-Mess-System“ (PMS), und um präzisere Messungen zu machen, wurde eine große, völlig lichtdichte Dunkelkammer gebaut. Darin konnte man nun die gesamte Lichtausstrahlung des menschlichen Körpers, die so genannte „Aura“, messen.

Wie alles Lebendige nehmen wir Licht auf, und wir strahlen es auch wieder ab – solange wir lebendig sind. Und ebenso wie bei Obst und Gemüse kann man auch beim Menschen das Maß seiner inneren Ordnung an dieser Ausstrahlung ablesen. Bei gesunden Menschen ist sie anders als bei kranken. Bei den Gesunden ist die Lichtmenge, die ausgestrahlt wird, auf beiden Körperseiten gleich groß. An der rechten

Hand beispielsweise ebenso groß wie an der linken. Oder am linken Ohr ebenso groß wie am rechten.

„Andererseits ist uns aufgefallen", berichtet Dr. Popp, „dass kranke Menschen – Tumorpatienten, Patienten mit Aids oder Multipler Sklerose – häufig Asymmetrien haben, und zwar erhebliche Asymmetrien. Dass also beispielsweise der Wert vom rechten Ohr 30 Einheiten beträgt und der vom linken Ohr 400 Einheiten. Solche Unterschiede treten auf. Und wir ziehen daraus den Schluss, dass normalerweise die rechte Hand weiß, was die linke tut und dass dann, wenn eine Desorganisation im Organismus auftritt, diese Regulationsprozesse blockiert werden, und dass man das dann eben auch an dieser Lichtemission erkennen kann."

Wenn genügend Erfahrungswerte zur Verfügung stehen, kann man hier eines Tages zu einer einfachen und effizienten Diagnosemöglichkeit kommen, mit der Krankheiten bereits im Anfangsstadium zu erkennen sind.

Ein neues, altes Menschenbild

Ein interessanter Nebeneffekt dieser Messungen ist die grundsätzliche Bestätigung dessen, was medial begabte Menschen schon immer gesagt haben: dass sich die Gesundheit eines Menschen in seiner „Aura" widerspiegelt.

Dies heißt indessen nicht, dass das, was die Aura-Sichtigen wahrnehmen, identisch ist mit dem, was Dr. Popp messen kann. Die klassische „Aura" der alten philosophischen und esoterischen Überlieferung ist ein sehr vielschichtiges und komplexes Gebilde, dessen verschiedene Strukturen (astrale Aura, ätherische Aura usw.) kaum in absehbarer Zeit, womöglich sogar nie, gemessen werden können. Der Gedanke, dass es sich bei den Biophotonen um die „tiefste" Stufe dieser Aura, eine Art Körperaura, handeln kann, ist aber trotzdem nicht von der Hand zu weisen.

Die Auffassung, dass es eine solche „Aura“ gibt – die von der materialistisch mechanistischen Naturwissenschaft bislang weitgehend bestritten wurde – findet sich in nahezu allen alten Kulturen. Bildlich dargestellt wurde sie vor allem im religiösen Bereich, bei christlichen ebenso wie bei nichtchristlichen Konfessionen – als den ganzen Körper umschließende „Aureole“ und als kopfumrahmenden „Nimbus“ oder „Heiligenschein“.

Seit Jahrtausenden gilt die „Aura“ als Ausdruck einer besonderen „Lebensenergie“, das „Mana“ der Polynesier, das „Qi“ der Chinesen, das „Prana“ der Inder, der „animalische Magnetismus“ des 18. und das „Fluidum“ des 19. Jahrhunderts, Reichenbachs „Od“ und Reichs „Orgon“ – verschiedene Namen für die gleiche Sache.

Mit dieser „Lebensenergie“ verbunden war vielfach auch die Vorstellung von einem besonderen „Energiekörper“, der die Form des physischen Körpers und seine Lebensprozesse lenkt und ordnet. Er wurde in Ägypten „Ka“ genannt, in Indien „sukschma scharira“, „Thymos“ bei den Griechen und „Nephesch“ bei den Juden, Paracelsus sprach vom „archaeus“ oder „Geistleib“, die Spiritisten vom „Fluidalleib“.

Der Wissenschaftshistoriker Marco Bischof, seit langem ebenfalls Mitglied des Internationalen Instituts für Biophysik, hat in seinem neuen Buch „Tachyonen, Orgonenergie, Skalarwellen – Feinstoffliche Felder zwischen Mythos und Wissenschaft“ den historischen und aktuellen Aspekt dieser informativen und Ordnung schaffenden Felder ausführlich behandelt.

Er zeigt dabei anschaulich, wie diese alten „esoterischen“ Vorstellungen heute nach und nach in die Wissenschaft zurückfinden, als „morphogenetisches Feld“ zum Beispiel. Und er beschreibt faszinierende Experimente und Apparate, die von der Schulwissenschaft entweder ignoriert oder aber heftig bekämpft wurden.

Dr. Popp hält sich aus dieser Diskussion heraus, er befolgt das Motto Galileis: das Messbare zu messen und das Nichtmessbare messbar zu machen. Inzwischen ist er 65 geworden – ein Alter, in dem man gewöhnlich in den Ruhestand geht.

Er will nun in der Biophotonenforschung mehr Verantwortung an seine Mitarbeiter delegieren, aber nicht, um sich zur Ruhe zu setzen, sondern um einen alten Wunschtraum wahr zu machen: die Gründung einer alternativen Universität, auf der eine ganzheitliche Wissenschaft gelehrt werden soll. Er hat schon einige Mitstreiter gefunden und auch einen Platz im Auge, ein Ort in der Schweiz, nicht weit vom Bodensee entfernt. Fehlt eigentlich nur noch ein Sponsor, der für finanzielle Unterstützung sorgt. Ein Projekt, das viele für „phantastisch“, einige sogar für „verrückt“ oder zumindest „unrealisierbar“ halten. Vielleicht haben sie recht, vielleicht nicht. Fritz-Albert Popp war schon immer für eine Überraschung gut.

Leider ist Prof. Fritz-Albert Popp am 4. August 2018 im Alter von 80 Jahren verstorben. Sein Sohn, Alexander Popp, befasste sich danach weiter mit dem Thema seines Vaters als wissenschaftlicher Assistent im „Internationalen Institute of Biophysics“ in Neuss. In einer Reihe von Videos kann man seine Ausführungen abrufen: Beispiel: https://youtu.be/405Rr3WUQ8o

Autor dieses Artikels ist Reinhard Eichelbeck, der als Journalist Bücher geschrieben hat und für die ARD und den NDR tätig war. Auch seine Website ist sehr interessant und umfangreich, zu vielen Themen des Lebens: http://www.reinhard-eichelbeck.de/

Bücher Fritz-Albert Popp:

- „Biologie des Lichts“ (Paul Parey Verlag)
- „Molekulare und biophysikalische Aspekte der Malignität“ (Verlag Grundlagen und Praxis)
- „Die Botschaft der Nahrung“ (Verlag 2001) H.P. Dürr et al.
- „Elemente des Lebens“ (Die Graue Edition) Mae-Wan Ho et al.
- „Bioelectrodynamics Biocommunication“ (World Scientific) Marco Bischof
- „Biophotonen – Das Licht in unseren Zellen“ (Verlag 2001)
- „Tachyonen, Orgonenergie Skalarwellen – Feinstoffliche Felder zwischen Mythos und Wissenschaft“ (AT Verlag)

Kommentar des Autors

Werte Leserinnen und Leser, jene, die solcherlei Artikel über die Forschungen des Prof. Fritz-Albert Popp bereits kannten, mögen dem Autor bitte nachsehen, diesen Artikel hier angeführt zu haben. Der Autor ist der Meinung, dass es noch viele Menschen gibt, denen nicht bekannt ist, welche Forschung das Licht in den Zellen bereits nachgewiesen hatte.

Diese Erkenntnisse über die Wirkungen von Licht, sowohl in der Biologie wie auch in der Physik, deuten immer stärker in die Richtung, dass über Photonen oder einen Photonen-Strom (Licht) Information übertragen wird, die letztlich die Veränderungen beim Empfänger verursacht.

Es ist ein großes Thema, …

… weil es ja deutlich aufzeigt, wie und wodurch unser Leben noch beeinflusst wird, im Positiven wie im Negativen. So kann sich jeder selbst ein Bild machen, wie er seine Gesundheit eben bezüglich Ernährung und Sonnenlicht fördern kann.

Dr. Ing. Smit hatte es in den achtziger Jahren auch schon gewusst, deshalb hatte er immer wieder vom gespeicherten Licht im Mohnblütenöl und von Lichtglobuli gesprochen.

Ihm war als freier Forscher bewusst, dass Licht für unser Leben essenziell ist. In seinen Versuchen hatte er festgestellt, dass sich geschwächtes Gewebe mit Lichtkonzentraten auf der Haut wieder erholen kann und die bereits eingetretene „Fehlregulation“ damit wieder zur Rückentwicklung kommt. Mit dem Mohnblütenöl meinte er die Forschungen des Jakob Lorber (1800 bis †1864), der ein Verfahren entwickelte, um „Mohnblütenöl“ mit Sonnenlicht anzureichern. Dazu werden weiß eingefärbte Glasflaschen mit Mohnblütenöl für 200 Stunden in bestimmtem Winkel in die Sonne gelegt.

Der Klatschmohn (Papaver rhoeas) blüht kurz, aber herrlich. Die Böden, auf denen er gedeiht, sind trocken. Die Entsprechung steht, wie bei allen Pflanzen und Mineralien, in Resonanz zum Menschentypus. Auf trockenem Boden aufwachsen heißt: sachliche, aber eher körperdistanzierte Haltung. Hier setzen die Eigenschaften des besonnten Mohnblütenöls ein. Nach den Angaben von Jakob Lorber sollte das Mohnblütenöl aus bestem, naturreinem Olivenöl und Mohnblütenblättern bestehen, welche in der Frühe gesammelt werden. Das Mohnblütenöl kann auch auf Grund seines farblichen Charakters Verhärtungen mildern. Weiterhin hat sich besonntes Mohnblütenöl bei den unterschiedlichsten Massagetechniken hervorragend bewährt.

Anwendung:

Nach Bedarf die betroffenen Stellen einmassieren oder ein Leintuch, mit Mohnblütenöl benetzt, auflegen. Damit könnte man sich täglich eine morgendliche „Licht-Massage“ gönnen.

Weiterführende Informationen:

https://www.zeitenschrift.com/artikel/mohnbluetenoel-die-heilkraft-des-sonnenlichts

Ist der Heilige Gral nun gefunden?

Der Heilige Gral wird nach allen Überlieferungen als ein wundertätiges Gefäß in Form einer Schale, eines Kelchs oder einer Steines beschrieben und soll Glückseligkeit, ewige Jugend und Speisen in unendlicher Fülle bieten. Das Gefäß steht mit dem heutigen Abendmahl in Verbindung sowie mit den Rittern, die nach diesem Gral und damit letztlich nach Erlösung suchten.

Es handelt sich natürlich um eine Legende: eine mit dem Märchen und der Sage verwandte Textsorte bzw. literarische Gattung, in der historische Ereignisse durch spätere Hinzufügungen überhöht oder verfälscht wurden. Legenden haben meist wie Sagen einen wahren Kern, der fantastisch ausgeschmückt wird. Die Legende um den Heiligen Gral erschien im späten 12. Jahrhundert in vielgestaltiger Form in der mittelalterlichen Artus-Sage.

Im hochmittelalterlichen Grals-Mythos vermischen sich Anliegen des Christentums und des Feudaladels sowie Versatzstücke der christlichen Liturgie (im Motiv des Kelchs) und des Reliquienkultes (Heilige Lanze) mit archetypischen Bildern und mündlichen Überlieferungen keltischer und orientalischer Herkunft.

Mehr von dieser Legende kann auf Wikipedia nachgelesen werden: https://de.wikipedia.org/wiki/Heiliger_Gral

Der Name „Smit“ klingt ähnlich dem englischen Familiennamen „Smith“ und könnte auch eine holländische Abwandlung daraus sein. Der Mensch Dr. Ing. Jan Gerhard Smit ist jedoch weder in Holland noch in England geboren, sondern im deutschen Sachsenland. Was man hier nur als vermuteten Zusammenhang „Smith-Angelsachsen“ sehen kann. Es ist jedoch nicht nur der Name, der hier auffällig ist. Schier unglaubliche Parallelen zur Legende von „König Artus“ mit dem Heiligen Gral sind zu erkennen. Scheint heute nun das Rätsel des „Heiligen Gral“ gelöst und die Menschheit frei? Nachfolgend die Parallelen mit der Legende, sie stellt jedoch keine nachweisbare Wahrheit dar. Eine Geschichte voller Freude, die vieles zu erkennen vermag. :-)

Der Menschheit größte Belastungen und Schäden hat sie sich selbst, durch mangelnde Weisheit im Umgang unter ihresgleichen geschaffen. Ähnlich denkend wie die Menschen, die Jesus gekreuzigt hatten, dachten wir nach über 2 000 Jahren noch immer, man könnte sich seinem Egobestreben ungestraft hingeben und der Weisheit des Gesamten entledigen, indem man den Verkünder der Weisheit ans Kreuz schlägt. Fortan durfte die Menschheit einem Weg der Selbstschädigung bis zum Tage der eigenen Erkenntnis folgen.

Der Legende nach tropfte das Blut Christi in einen goldenen Kelch, der unterhalb des Kreuzes verborgen war (unterhalb unserer Wirbelsäule ist das Becken). Dieses Blut Christi könnte Sinnbild für das Leid der Menschen sein, welches sich die folgenden mehr als 2 000 Jahre lang bis zur Schädigung des gesamten Planeten ausgeformt hat. Gier, Neid, Hass, Missgunst und egobestimmte Schäden ebneten diesen fatalen Weg, den wir fortan beschritten haben. Als Metapher könnte man das Becken des Menschen sehen, welches den goldenen Kelch darstellt, golden deshalb, weil gerade das Becken nicht nur Zentrum der Kräfte von Zeugung, Geburt und damit Fortpflanzung der Menschheit ist, sondern auch alle physischen Lasten zu tragen hat. Im Falle der Legende wurde das Blut des unter großen Schmerzen sterbenden Jesus für alle Menschen zum Synonym für das eigene Leid.

In der Legende des König Artus wurde der Heilige Gral gesucht, der den Rittern der Tafelrunde kurz als Vision erschienen ist und gleich wieder verschwunden war. „Es heißt, die Menschheit wird ihn erst finden und zufrieden im Paradies leben können, sobald sie reif dazu ist.“

Die Menschheit suchte nun etwas Wertvolles überall im Außen und erst in allerletzter Konsequenz bei sich selbst.

Rudolf Steiner und andere weise Gelehrte meinten, dieses Erkennen hätte mit der Funktion der Zirbeldrüse zu tun. Es mag richtig sein, dass man erst über die wunderbaren Funktionen der Zirbeldrüse zur Erkenntnis kommt, den Wert des Gesamten zu sehen und damit auch die sinnhaften Verbindungen zu erkennen. Vielleicht ist erst „das Eine" erforderlich, um dann in der Folge „das Andere" zu erkennen?

Was den Heiligen Gral und die Gesamtlösung betrifft, ist jedoch folgende Erkenntnis gereift. Betrachten wir doch einmal, wo neben den Schäden, wie sich das mentale Ego einzelner manchmal bei anderen Menschen auswirkt, das größte Leid unserer Zivilisation auch ihren körperlichen Niederschlag gefunden hat. Sei es durch alle möglichen und unmöglichen Lasten, die einerseits von außen kommen und wir uns auch selbst noch mit dem großen Streben nach Geld, Macht und Erfolg auferlegt haben. Sei es durch mangelnde Nährstoffe, durch zu wenig Ruhe und Bewegung oder auch durch Überlastung des gesamten Organsystems auf Grund versteinerter Herzen, die nicht mehr den Menschen, sondern nur noch den Macht- und Einkommensvarianten zu dienen scheinen.

Egal welche Art der Überlastung auch immer zur Volkskrankheit „Verhärtung der inneren Faszien" im Becken geführt haben mag. Auffällig ist, dass etwa dieselbe Zahl Menschen am eigenen Kreuz zu leiden hat, wie es Menschen gibt, deren innere Beckenfaszien an einseitiger Verhärtung bestehen.

Durch diesen Einfluss dreht sich das Becken und kippt über das „Kreuz"-Darmbein Gelenk in seitliche Dysbalance. Dies hat zur Folge, dass sich die Wirbelsäule verkrümmt und ein „Kreuzleiden" beginnt. In kausalem Zusammenhang steht auch unser vegetatives Nervensystem, welches in der Verbindung zu unseren Organen irritiert wird oder zumindest teilweise erstarrt. Dies kann schleichende Organschäden zur Folge haben oder das gesamte Immunsystem ungünstig beeinflussen. Ebenso scheinen nun auch die Beine unterschiedliche Länge zu haben, was optisch erkennbar ist und unter Dauer-Fehlbelastung zu Gelenksschäden führen kann.

Die Vermutung besteht, dass die Schöpfung bereits vorgesorgt hat und ab 1980 ausgerechnet einen verspäteten Nachfahren der Angelsachsen, welche König Artus immer wieder zu schaffen machten, mit der Erkenntnis und Entwicklung zu Lösungen für dieses grundlegende Thema betraut hat.

Ein Mensch, dessen Leben im Dienst der Erforschung dieses Grundlagenthemas für die Gesundheit gestanden hat. Seine erbrachte Lösung ist heute sehr einfach und praktisch für jedes Kind durchführbar. Es werden diese Verhärtungen mit körpereigenen Signalen ganz einfach in Eigenregie gelöst.

Grundlage sind nur das Bewusstsein, die Kenntnisse für den Ablauf und der Wille, um es zu nutzen. Mit Lösen dieser Verhärtungen kann sich das Organsystem meist selbst wieder einrichten und von seinen Blockaden befreien. Ist der Mensch nicht mehr verkrümmt, sondern aufrecht und von Schmerzen befreit, kann er nicht nur als aufrechter Mensch glücklich werden und kreativ seiner Bestimmung nachkommen. Auch psychisch als aufrichtiger Mensch. Er ist frei für die Entwicklungen im Sinne seines wahren Wesens.

„Freie Menschen sind glückliche Menschen" und wahre Puzzlesteinchen für eine bessere Welt. Dem Weg Jesu folgend in eine neue Existenz, so macht dieser befreite Mensch damit auch die gesamte Menschheit frei.

Eine „fantasy story" von Eduard Überbacher.

Familiäre Ablehnung

So manchem passiert so etwas in der eigenen Familie: „Das kann nicht sein!“ So, oder so ähnlich, mag es sich mancher denken, wenn ein Absolvent des Workshops „Biokybernetik nach Smit“ mit Begeisterung nach Hause kommt. Besonders wenn von diesem oder jenem Erlebnis berichtet wird. So etwas kann einfach nicht sein. Denn wenn ja, müsste das doch längst in der Arztpraxis bekannt sein. So etwas kann doch nicht so einfach sein!

Was also folgt, ist sofortige Ablehnung. Es ist auch ganz normal, dass erst eine Ablehnung erfolgt, wenn man etwas nicht kennt. Der Mensch misstraut selbst seinem Familienmitglied, denn es darf ja so nicht sein.

Leider ist dieses Phänomen in unserer Gesellschaft weit verbreitet. Eigenen Familienmitgliedern wird am wenigsten zugetraut. Je mehr Begeisterung, umso mehr Ablehnung. Seit der Anfangszeit des Autors in der Biokybernetik nach Smit ist dies bekannt. Schon Dr.-Ing. Smit erging es so. Viele berichten etwas traurig darüber. Auch in den Erfahrungsberichten ist ein solches Erlebnis beschrieben.

Man sieht darin, dass selbst bei Erfolg nicht von der alten Meinung abgegangen wird. Man kann es dem Bruder/der Schwester nicht zugestehen oder gar zustimmen, etwas Gutes gefunden zu haben. Nun ja, menschliche Seelen sind manchmal unergründlich.

Für liebe Menschen, die helfen wollen, ist es ganz wichtig, zu wissen, das oberste Gebot ist dann „Rückzug“. Man wird die halbe Welt beglücken können, bevor man an die eigene Familie rankommt. Erfreulicherweise gibt es auch viele andersdenkende Familien, in denen alle glücklich sind, etwas Gutes für die gesamte Familie gefunden zu haben.

Für Absolventen der Workshops

Warum muss man an der schwierigsten Aufgabe beginnen? Ein Tipp sind die Bekannten der Bekannten. Diese sind vollkommen unvoreingenommen und eher bereit, sich das anzusehen. Eine Probe-Insmitierung zuzulassen und dann erfreut über die Wirkung zu sein. Jeder braucht sein Erfolgserlebnis, dann besser dort, wo man auch bereit dazu ist.

Ego

„Ego“ bedeutet, aus dem Lateinischen übersetzt, „Ich“, und beschreibt in der Psychologie das „Selbst“. Es stellt das Bild dar, das über sich selbst verfügt. Dabei besitzt das Ego einen besonders bewertenden Charakter. Es definiert genau, was gut oder böse, positiv oder negativ und richtig oder falsch ist.

Der denkende Mensch hat die Gabe, an die Auswirkungen zu denken, wenn er etwas bewertet und auch danach handelt. Auch Auswirkungen seiner Handlungen auf andere Menschen werden von egofreien Menschen bedacht. Dies wirkt sich dann auf ihre Entscheidungen aus.

Wirkt sich diese Handlung auf andere schädigend aus, dann versteht man darunter einen Schaden, den ein Ego verursacht hat. Dies wird dann gemäß der hermetischen Gesetze (Ursache und Wirkung) mit diesem Menschen in Resonanz gehen und eines Tages vervielfacht zurückkehren. Das ist dann für diesen Menschen ungünstig wirksam, der entgegen den Naturgesetzen gehandelt hatte. Egoisten ist es oft selbst nicht bewusst, dass sie sich zu weit aus dem Fenster lehnen und wundern sich dann, wenn sie immer wieder eine Pechsträhne haben. Dauerhaft glücklich werden kann niemand auf solche Weise.

Handelt ein Mensch jedoch **für seinen eigenen Vorteil, ohne andere damit zu schädigen,** so ist das **keine Ego-bestimmte Handlung**, sondern eine Handlung, die zur Freude dieses Menschen geschehen ist. Sie kommt damit voll den Bestimmungen des Schöpfers nach.

Dieser Mensch wird vom Glück belohnt sein. Auch hier wird die Resonanz wirken. Auf Seiten der Freude.

> „Man will wissen, dass im ganzen Lande seit 500 Jahren niemand vor Freude gestorben wäre."
>
> Georg Christoph Lichtenberg

Naturgesetze kann man an keine Religion knüpfen. Sie wirken auf uns, ob wir wollen oder nicht. Niemand kann sich ihrer entziehen.

Die hermetischen Gesetze

Schulbildung hat sich heutzutage verlaufen, da die essenziellen Naturgesetze nicht im Unterricht der Kinder vorkommen. Wie auch das Erlernen von Acker- oder Gartenbau.

So ist es für unser gesamtes Leben, soll es in Gesundheit verlaufen, enorm wichtig, diese zu kennen und damit im Einklang zu sein. Niemand auf diesem Planeten Erde kann sich diesen Naturgesetzen entziehen, wie man sich auch der Physik nicht entziehen kann. Deshalb für alle nochmal nachzulesen, was damit gemeint ist:

Weblink: https://www.kybalion.de/

Die hermetischen Prinzipien oder kosmischen Gesetze basieren auf einfachen Grundlagen: Alles, was ist, ist Energie, deine Gedanken ebenso wie dein Körper. Aufgrund der unterschiedlichen Dichte nehmen wir diese Energie nur anders wahr. Die Gesetze des Universums existieren und funktionieren immer, zu jeder Tages- und Nachtzeit.

Hermes Trismegistos war den alten Ägyptern bekannt unter dem Namen „Der ganz Große“ oder „Der Meister aller Meister“. Das kleine Werk Kybalion über die Hermetischen Prinzipien ist ihm ehrfurchtsvoll gewidmet.

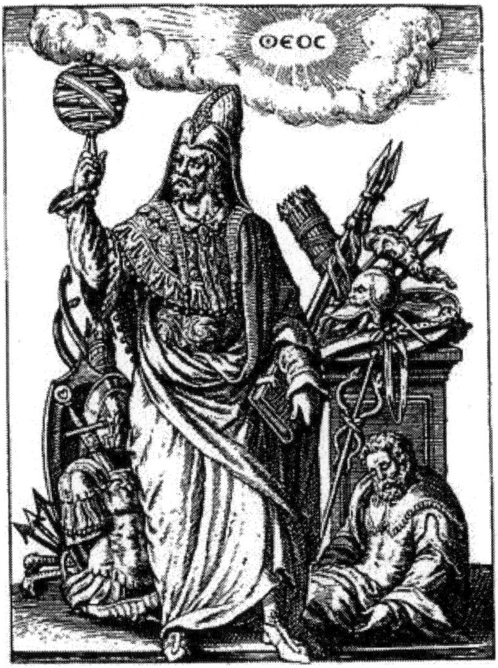

Abb. 79: Hermes Trismegistos[17]

1. Das Prinzip der Geistigkeit

„Das All ist Geist, das Universum ist geistig."

Dieses Prinzip beinhaltet: „Alles ist Geist." Es erläutert, dass das All, also die substanzielle Realität, die sich in allen äußeren Erscheinungen manifestiert, die wir unter der Bezeichnung „Materielles Universum", „Phänomene des Lebens", „Materie", „Energie" kennen, eigentlich Geist ist – der selbst nicht erkannt und nicht definiert werden kann,

17 Quelle: https://upload.wikimedia.org/wikipedia/commons/9/98/HermesTrismegistusCauc.jpg: user:Tomisti, Public domain, via Wikimedia Commons

aber den man sich als einen universellen, unendlichen, lebendigen Geist vorstellen kann.

Es erläutert weiterhin, dass die „Phänomene“ der Welt und des Universums nur Geistesschöpfungen des Alls sind, die den Gesetzen der geschaffenen Dinge unterliegen, dass das Universum sowohl als Ganzes als auch in seinen Teilen im Geist des Alls existiert, und dass wir in diesem Geist „leben, handeln und wir selbst sind“. Indem dieses Axiom die geistige Natur des Universums postuliert, liefert es die Erklärung für sämtliche geistigen und psychischen Phänomene, die große öffentliche Aufmerksamkeit erlangen, doch jeglicher wissenschaftlicher Erklärung trotzen und sonst unverständlich blieben.

2. Das Prinzip der Entsprechung

„Wie oben, so unten, wie unten, so oben.“

Dieses Prinzip beinhaltet, dass es eine Beziehung zwischen den Gesetzen und Phänomenen der unterschiedlichen Ebenen des Daseins und des Lebens gibt. Das alte hermetische Axiom fasst diese Wahrheit in die Worte: „Wie oben, so unten; wie unten, so oben.“ Wer dieses Prinzip versteht, vermag unverständliche Paradoxe aufzulösen und verborgene Geheimnisse der Natur zu lüften.

Es gibt Ebenen des Lebens, über die wir nichts wissen, doch wenn wir das Prinzip der Analogie auf sie anwenden, reicht unser Verständnis viel weiter als vorher. Das Prinzip manifestiert sich auf den verschiedenen Ebenen des materiellen, geistigen und spirituellen Universums; es ist also ein universelles Gesetz.

3. Das Prinzip der Schwingung

„Nichts ist in Ruhe, alles bewegt sich, alles ist in Schwingung."

Dieses Prinzip beinhaltet die Wahrheiten: „alles ist in Bewegung", „alles schwingt", „nichts befindet sich im Ruhezustand", dies alles sind von der modernen Wissenschaft akzeptierte Tatsachen, die mit jeder neuen Entdeckung bestätigt werden. Die Weisen des alten Ägypten haben dieses hermetische Prinzip vor Tausenden von Jahren gefunden. Es erklärt die Unterschiede zwischen den Manifestationen der Materie, der Energie, der Seele und sogar des Geistes als Folge einer ungleichen Schwingungsverteilung.

Alles schwingt, angefangen von dem All, das der Reine Geist ist, bis hin zu den alltäglichsten Erscheinungsformen der Materie; je stärker die Schwingung ist, desto höher ist die Stellung der Erscheinungsform auf der Stufenleiter des Daseins. Der Geist schwingt unendlich schnell, sodass er sich praktisch in Ruhe befindet, so wie ein Rad, das sich sehr schnell dreht, stillzustehen scheint. Am anderen Ende der Stufenleiter befinden sich die alltäglichen Erscheinungsformen der Materie. Deren Schwingungen sind so langsam, dass sie nicht wahrnehmbar sind. Zwischen diesen beiden entgegengesetzten Polen gibt es Millionen und Abermillionen von unterschiedlichen Schwingungsgraden. Von den Elementarteilchen wie Elektronen über die Atome und Moleküle bis hin zu den Welten und Universen befindet sich alles in Bewegung, in Schwingung.

Das gilt auch für die Energie und die Kraft, die nur unterschiedliche Schwingungsgrade darstellen; außerdem für die geistige Ebene, deren Schwingungen den Zustand bestimmen, und selbst für die spirituelle Ebene.

4. Das Prinzip der Polarität

„Alles ist zweifach, alles hat zwei Pole, alles hat sein Paar von Gegensätzlichkeiten, gleich und ungleich ist dasselbe, Gegensätze sind identisch in der Natur, nur verschieden im Grad. Extreme berühren sich, alle Wahrheiten sind nur halbe Wahrheiten, alle Widersprüche können miteinander in Einklang gebracht werden."

Dieses Prinzip beinhaltet die Wahrheiten: „alles ist zweifach", „alles besitzt zwei Pole"; „alles hat zwei Extreme"; Sätze, die alte hermetische Axiome sind. Sie erklären die alten Paradoxa, über die sich die Menschen seit jeher wundern: „These und Antithese sind ihrer Natur nach identisch, nur im Grad verschieden"; „Gegensätze sind ähnlich und unterscheiden sich nur im Grad"; „entgegengesetzte Pole können in Einklang kommen"; „Extreme berühren sich"; „alles existiert und existiert gleichzeitig nicht"; „alle Wahrheiten sind nur Halbwahrheiten"; „jede Wahrheit ist zur Hälfte falsch"; „Jede Sache besitzt zwei Seiten" etc.

Das Prinzip der Polarität erklärt, dass alles zwei Pole besitzt, zwei entgegengesetzte Aspekte, und dass „Gegensätze" eigentlich nur die durch Abstufungen verbundenen beiden Extreme derselben Sache sind. Zum Beispiel: Wärme und Kälte sind, obschon Gegensätze, eigentlich ein und dieselbe Sache; sie unterscheiden sich nur in ihrem Grad. Versuchen Sie an Ihrem Thermometer festzustellen, wo „warm" endet und „kalt" beginnt! Es gibt kein „absolutes Warm" und kein „absolutes Kalt", die beiden Begriffe „warm" und „kalt" geben einfach nur einen unterschiedlichen Grad derselben Sache an, und eben diese Sache, die sich als „warm" und „kalt" manifestiert, ist auch nur eine

Form der Schwingung. So sind „warm“ und „kalt“ nur die „beiden Pole“ dessen, was wir „Wärme“ nennen, und ihre Begleiterscheinungen sind Manifestationen des Prinzips der Polarität. Dasselbe Prinzip gilt für „Licht“ und „Dunkelheit“, die eigentlich ein- und dieselbe Sache, doch graduell unterschiedlich weit von den beiden Polen des Phänomens entfernt sind. Wann endet die „Nacht“ und wann beginnt der „Tag“? Was ist der Unterschied zwischen „groß und klein“? Zwischen „einfach und schwierig“? Zwischen „weiß und schwarz“? Zwischen „scharf und stumpf“? Zwischen „ruhig und unruhig“? Zwischen „hoch und tief“? Zwischen „positiv und negativ“?

Das Axiom der Polarität erklärt diese Paradoxa so gut wie kein anderes. Auch auf geistiger Ebene kommt dieses Prinzip zum Tragen. Ein extremes, aber grundlegendes Beispiel ist das von „Hass und Liebe“, zwei auf den ersten Blick vollkommen unterschiedliche Gemütsverfassungen. Und dennoch gibt es Abstufungen von Hass und Liebe, und sogar emotionale Zwischenstufen: „Sympathie“ und „Antipathie“, die sich oft so stark überlagern, dass man nicht weiß, ob einem jemand sympathisch, unsympathisch oder gleichgültig ist. Diese gegensätzlichen Gefühle sind nur Abstufungen eines einzigen Gefühls.

5. Das Prinzip des Rhythmus

„Alles fließt aus und ein, alles hat seine Gezeiten, alle Dinge steigen und fallen, das Schwingen des Pendels zeigt sich in allem. Das Maß des Schwunges nach rechts ist das Maß des Schwunges nach links, Rhythmus kompensiert."

Dieses Prinzip beinhaltet die Wahrheit, dass sich in allem eine gemäßigte Hin- und Herbewegung zeigt, ein Aufwallen und Abfließen, ein Ausschlag nach vorne und nach hinten, eine Bewegung ähnlich wie die eines Pendels, etwas, das den Gezeiten, das Flut und Ebbe ähnelt. Diese Pendelbewegung vollzieht sich zwischen den beiden Polen, deren Existenz in dem eben erläuterten Polaritätsprinzip festgelegt ist.

Es gibt immer Aktion und Reaktion, Fortschritt und Rückschritt, einen Hoch- und einen Tiefpunkt. Das gilt für alle Bestandteile des Universums, die Sonnen und Welten, die Menschen und Tiere, den Geist, die Energie und die Materie. Dieses Gesetz zeigt sich in der Entstehung und im Untergang von Welten, im Fortschritt und Niedergang von Nationen, im Leben aller Kreaturen und schließlich in den Gefühlen des Menschen. Letzteres war für die Hermetiker der wichtigste Anwendungsbereich des Prinzips. Dieses Prinzip und das Prinzip der Polarität wurden zusammen mit den Methoden, wie diese unterlaufen und neutralisiert werden können, von den Hermetikern auf das Genaueste studiert. Ihre Verwendung ist grundlegend für die hermetische Alchemie zur Erforschung und Steuerung der Gefühle.

6. Das Prinzip von Ursache und Wirkung

„Jede Ursache hat ihre Wirkung, jede Wirkung ihre Ursache, alles geschieht gesetzmäßig, Zufall ist nur der Name für ein uns unbekanntes Gesetz. Es gibt viele Ebenen der Ursächlichkeit, aber nichts entgeht dem Gesetz."

Dieses Prinzip beinhaltet die Tatsache, dass es eine Ursache für jede Wirkung gibt und eine Wirkung zu jeder Ursache. Es erklärt: „Alles geschieht gemäß dem Gesetz." „Nichts geschieht ohne Grund." Außerdem beinhaltet es, dass der Zufall nicht existiert; und dass, da es verschiedene Ebenen von Ursache und Wirkung gibt, von denen die jeweils höhere Ebene die jeweils niedrigere Ebene bestimmt, nichts gänzlich dem Gesetz entgehen kann.

Die Hermetiker kennen aber, bis zu einem gewissen Punkt, die Kunst, sich über die gewöhnliche Kausalitätsebene zu erheben. Indem sie sich geistig auf eine höhere Ebene erheben, werden sie zur Ursache, statt der Wirkung unterworfen zu sein. Die gewöhnlichen Menschen lassen sich fügsam leiten, sie gehorchen allen Einflüssen, denen sie ausgesetzt sind, dem Willen und den Wünschen derjenigen, die mehr Macht besitzen als sie, ihren Erbanlagen, dem, was man sie glauben macht – und allen anderen äußeren Einflüssen, von denen sie gelenkt werden wie Bauern auf dem Schachbrett des Lebens. Die Weisen hingegen erheben sich auf die nächsthöhere Ebene und haben Macht über ihre Gefühle, ihren Charakter, ihre Eigenschaften und verborgenen Kräfte und auch über ihre Umgebung. Sie werden zu Weisen anstatt zu Bauern. Sie spielen selbst das Spiel des Lebens, statt zum Spielball der anderen und der äußeren Einflüsse zu werden. Sie machen sich das Prinzip zunutze, statt zu seinen Werkzeugen zu werden.

7. Das Prinzip des Geschlechts

„Geschlecht ist in allem, alles hat männliche und weibliche Prinzipien, Geschlecht offenbart sich auf allen Ebenen."

Dieses Prinzip beinhaltet die Wahrheit, dass alles ein Geschlecht hat; das maskuline und das feminine Prinzip sind ständig aktiv. Das gilt nicht nur für die körperliche, sondern auch für die geistige und sogar die spirituelle Ebene. Auf der körperlichen Ebene manifestiert sich das Prinzip in Form des Geschlechts, auf der höheren Ebene nimmt es höhere Formen an, doch es bleibt im Grunde immer dasselbe.

Ohne Geschlecht ist kein körperlicher, geistiger oder spiritueller Schöpfungsvorgang möglich. Seine Gesetze bringen Licht in viele Bereiche, in denen die Menschen bisher im Dunkeln tappten. Das Prinzip des Geschlechts ist dazu da, Neues zu schaffen und Altes zu regenerieren. Jede Sache und jedes Individuum enthalten beide Elemente, das maskuline und das feminine, oder das große Prinzip selbst. Zu jedem maskulinen Element gehört ein feminines Element; das feminine Prinzip enthält immer das maskuline Prinzip. Mehr im Büchlein Kybalion.

Hermes Trismegistos. Seine Lehren, überliefert auf der sagenumwobenen Smaragdtafel, sind die Grundlage aller westlichen und östlichen spirituellen Schulen. Ob materieller oder spiritueller Erfolg – es gelten immer die gleichen geistigen Gesetze. Jeder Mensch bekommt das, was er für seine Entwicklung braucht, denn wir sind selbst Schöpfer unserer Realität. Das „Kybalion" erläutert die sieben hermetischen

Gesetze klar und verständlich und gibt uns so die mächtigen Schlüssel zu ihrer Anwendung in die Hand. Diese Kenntnisse sind ein wahrer Wegbegleiter auf dem eigenen Pfad der Erkenntnis und ganz wichtig. Die hermetischen Gesetze beschreiben das Leben wie es real stattfindet, ohne religiöses Dogma.

„Wer Ohren hat, der lausche – wer Augen hat, der schaue …"

Anmerkung Autor: Wer sich die Mühe macht, die hermetischen Gesetze zu verstehen, und auch etwas Zeit findet, kann hiermit erkennen, warum vermeintlich so vieles anders läuft als man möchte.

Menschen der heutigen Zeit sind in „Geschäftssystemen" aufgewachsen und wurden von klein auf dahingehend konditioniert. Deshalb neigen sie dazu, es ebenso zu machen, ohne groß darüber nachzudenken. In Geschäftssystemen regiert die fatale Prämisse von ewigem Wachstum, entgegen dem natürlich-physikalischen Naturgesetz. Wen wundert es da, wenn es eines Tages wieder vollständig zu Ende geht?

Im großen System eines staatlichen Gefüges kommen Kriege als negative Rückkopplung (Bestandteil der Naturgesetze) zustande, um etwas einzudämmen, damit neues Wachstum möglich ist. Im Kleinen spielen wir Menschen dasselbe Spiel, ob wir wollen oder nicht. Es ist eben ein Naturgesetz, welches in Kraft tritt, sobald ein zu großes Wachstum erreicht wurde.

Legen wir dies auf unsere Gesundheit um, wissen wir nun, was wir erreichen können, wenn wir uns ständig schädlichen Genussmitteln hingeben. Ein einseitiger Überhang im Körper, der abgebaut werden muss. Gelingt dies nicht, entsteht Krankheit (in der Kybernetik: Dominanz der negativen Rückkopplung). So gelingt dies in jedem Bezug unseres Lebens. Wer es zu erkennen vermag, kann gegensteuern und damit zu Harmonie zurückfinden.

Ganz oben steht der Geist

Nun haben wir viele Möglichkeiten kennengelernt, wie vielfältig die Erhaltung der Gesundheit ist, welche Faktoren auf uns bewusst und unbewusst einwirken können.

Jetzt sind wir bei der obersten Instanz angelangt. Man kann tun, was man will, ohne die Geistigkeit zu berücksichtigen, wird nichts nachhaltig funktionieren. Es ist der Glaube des Menschen, welcher die Weichen stellt, denn der Mensch hat immer recht. Glaubt er „Das funktioniert nicht“, dann wird es auch nicht funktionieren und er hat recht. Glaubt er, dass es funktioniert, was gerade gemacht wird, dann stellt er die Ampel auf grün, und es funktioniert und er hat recht. Die Medizin hat den größten Placeboeffekt, denn nach diesem langen Studium Doktor zu sein, ist wohl wahrhaftig der/die mit der größten Kompetenz. Und das stimmt auch.

Ein großer Faktor des Glaubens ist die „Gewissheit“. Wenn man unterbewusst spürt, dass dies oder jenes funktioniert, dann tritt es ganz sicher ein. Mit unserer Gewissheit können wir in beide Richtungen denken, ob es gut ausgeht oder nicht. Beides wird stimmen. Unser Glaube an etwas ist die Schöpferkraft, die jedem Menschen zu eigen ist. Zweifeln wir, dann ist diese Kraft schon weg und wir kommen wieder dorthin, wo der Glaube und die Angst es vorhergesagt haben.

Angst

Was ist die Angst und woher kommt sie? Nun, die Angst hat hellseherische Fähigkeiten. Sie sagt etwas voraus. Sagt sie etwas Gutes voraus? Nein, niemals, denn sonst wäre es ja keine Angst. Sie ist also die Hellsicht über etwas Negatives. Wollen wir dem nachkommen? Können wir, ja, wir benötigen nur das zu tun, was die Angst vorschlägt. Das ist der sichere Weg, dorthin zu kommen, wohin man nicht will.

Wollen wir eine Lösung, der Angst zu entkommen? Ja? Gut. Menschen haben die Gabe, zu denken. Man kann auch genau das Gegenteil dessen tun, was die Angst sagt, und wunderbarerweise wird man regelrecht eine neue Welt entdecken.

Nehmen wir nun das Gegenteil von Angst, die Zuversicht, und holen Argumente dazu in unsere Gewissheit. Schon funktioniert das. Zuversicht und der Glaube an etwas Gutes, dann wird es geschehen.

Genießen wir es, so zu denken, und es wird sich erfüllen. Das klingt alles so unwahrscheinlich, ja? Dann ist es auch so. Unwahrscheinlich gehört zum Zweifel. Nehmen wir das Gute an und glauben wir daran, dann wird es sich eines Tages erfüllen. Ein Schöpferwesen hat nun begonnen, „bewusster" zu denken und das Leben auf diese Weise zu gestalten. Glauben wir an etwas Negatives, dann kommt es auch. Sind wir dann jedoch noch Schöpferwesen für das Gute? Wohl kaum. Das Wort „Schöpferwesen" verstehen manche religiös oder esoterisch. Das ist nicht gemeint.

Ich gestalte mein Leben „nach meinem bewussten Denken in die gute Richtung". Damit erschaffe ich mir selbst ein gutes Leben. Nichts anderes ist darunter zu verstehen. Es ist meine „Lebensgestaltung". Nicht mehr und nicht weniger. Ich erschaffe mir das, was ich will, im Zusammenhang mit anderen, und sind alle zufrieden, dann haben wir erreicht, was wir wollen.

Also: Auch bezüglich Gesundheit kann man mit seinen eigenen Gedanken dorthin kommen. Natürlich gibt es Traumata und Schockerlebnisse, die man nicht bewusst gesucht hatte. Warum sind sie da? Weil jedes und alles zwei Seiten hat. Nun sehen wir die andere Seite, die wir noch nicht kannten.

Will man da wieder hinaus, weil man genug hat, dann gibt es Hilfsmittel, die nützlich sind, um zu finden, was da für unbewusste Programme laufen. Der Autor ist ein Mensch, der immer einfache Wege sucht.

Daher ist ein Buch zu empfehlen. Ein Nachschlagewerk der „seelischen Ursachen der Krankheiten“ vom Autor Björn Eybl, nach den fünf Biologischen Naturgesetzen. Er durfte die Lehren von Dr. med. Mag. theol. Ryke Geerd Hamer zu Buch bringen. Dr. Hamer war der Leiter einer Münchner Krebsklinik, der in der Seele des Menschen gefunden hatte, was er nicht durfte. Deshalb wurde er Zeit seines Lebens verfolgt, sobald er sein Wissen bekannt gegeben hatte. Das Buch ist ein wunderbares Nachschlagewerk, um zu verstehen, was so viele Ursachen sind. Denn wer versteht, kann eine Lösung finden.

IBERA Verlag, ISBN 9783850532299 – 1

https://www.thalia.de/shop/home/artikeldetails/A1018503252

Hier sind wir am Ziel, liebe Leserinnen und Leser. Wenn der seelische Konflikt gelöst ist, tritt sofort Selbstheilung ein. Der geniale Bio-Computer in uns schaltet das Programm um. Aus Leid kann Freude und Gesundheit erwachsen. Dazu kann man seine Funktionen mit der physikalischen Regulation unterstützen. Schon sind wir um eine schöne Erfahrung reicher!

Nachwort

Diese „Gesundheitstechnik" ist eine „innere Regulation" zum „Selbstaktivieren". Man benötigt keine Hilfsmittel, die man nachkaufen muss, auch keine Apparatur, auf die man angewiesen wäre. Und überhaupt ist es bislang unvorstellbar, dass man die eigene Regulation, die wie ein Geheimnis im Inneren des Organismus schlummert, „selber" jederzeit dazu nutzen kann, seine inneren Programme wieder ins Reine zu bringen. Dies dient dem „gesunden Leben". Es kommt eben etwas anderes heraus, wenn man den Fokus auf „Gesundheit" statt auf „Krankheit" gelegt hat. Es zeigt auch, dass es noch einiges mehr zwischen Himmel und Erde zu entdecken gibt.

Dieses Buch beinhaltet ebenso einfache „Anleitungen zur Selbstregulation" wie auch die Erklärungen von mehreren Forschern. Angefangen bei Dr. Ing. Jan Gerhard Smit, der messtechnisch die Lebensfunktionen erforscht hat, über den Forscher des Lichts, Prof. Fritz-Albert Popp, bis hin zum Arzt Dr. med. Dieter Heesch, der den Schritt von bisher bekannten Techniken in den neuen Weg weiter gegangen ist. Auch sind neueste Forschungsergebnisse in randomisierten Studien Brasiliens medizinisch nachgewiesen. Dennoch versuchte der Autor, dies auch für Laien leicht verständlich nutzbar zu machen. Es geht hier nicht darum, einen wissenschaftlichen Kontext zu betreiben, sondern um bewährte Wege zur Gesundheit. Sie ist ein beglückender Zustand und noch dazu einer, den jeder benötigt, wenn er ihn zu schätzen weiß. Oder auch nicht so sehr, wenn man sein Augenmerk auf andere Dinge legt. Man kommt jedoch auf den Wunsch nach Gesundheit spätestens dann zurück, wenn man sie bereits verloren hat. Es spielt hier das physikalische Instrument unseres Lebens, das auch Huf- und Klauentieren wie Pferden, Kühen, Schafen und Pfoten-Haustieren wunderbar helfen kann. Das Schöne daran ist, dass physikalische Aktivitäten keinen Tarif haben, sondern sie sind wie die Erdanziehungskraft, die immer zur Verfügung steht. Tag und Nacht. Genau diese elementaren Eigenschaften sind es auch, die bei der Erforschung seit den achtziger Jahren einigen anderen Interessen entgegenstehen.

Nun kommen wir glücklicherweise in eine neue Ära des Bewusstseins, welche das alte Denken nicht mehr benötigt. Der nächste Schritt ist schon da, in seiner logischen Konsequenz. So ist dieses Buch all jenen ans Herz gelegt, die gerne mal über den Tellerrand hinaus blicken möchten, um ihrer Gesundheit freudige Perspektiven zu eröffnen. Für eine bessere Welt, die bei jedem Einzelnen beginnt.

Eduard Überbacher

Vollmacht

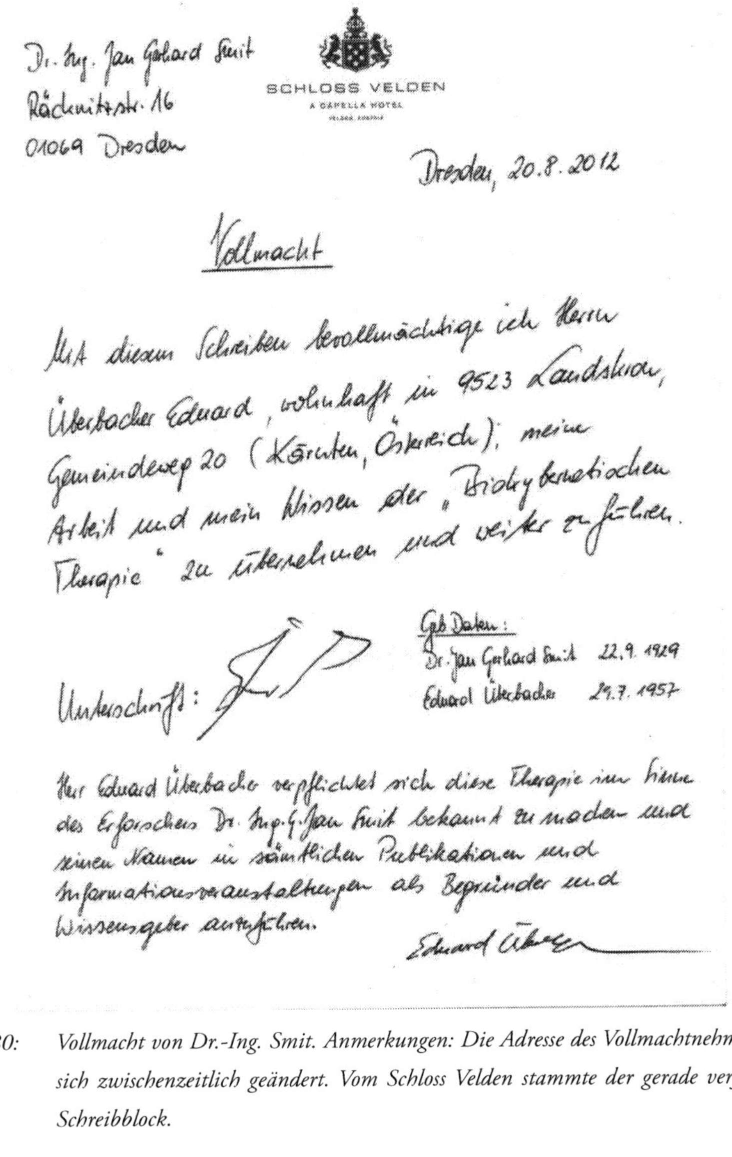

Dr.-Ing. Jan Gerhard Smit
Räcknitzstr. 16
01069 Dresden

SCHLOSS VELDEN
A CAPELLA HOTEL

Dresden, 20.8.2012

Vollmacht

Mit diesem Schreiben bevollmächtige ich Herrn Überbacher Eduard, wohnhaft in 9523 Landskron, Gemeindeweg 20 (Kärnten, Österreich), meine Arbeit und mein Wissen der „Biologgenetischen Therapie" zu übernehmen und weiter zu führen.

Unterschrift:

Geb. Daten:
Dr. Jan Gerhard Smit 22.9.1929
Eduard Überbacher 29.7.1957

Herr Eduard Überbacher verpflichtet sich diese Therapie im Namen des Erforschers Dr.-Ing. G. Jan Smit bekannt zu machen und seinen Namen in sämtlichen Publikationen und Informationsveranstaltungen als Begründer und Wissensgeber aufzuführen.

Eduard Überbacher

Abb. 80: *Vollmacht von Dr.-Ing. Smit. Anmerkungen: Die Adresse des Vollmachtnehmers hat sich zwischenzeitlich geändert. Vom Schloss Velden stammte der gerade verfügbare Schreibblock.*

Bibliografie

Biologische Kybernetik (Systemgrundlage)

Die Biologische Kybernetik (engl. biological cybernetics) ist die Wissenschaft, die sich mit den Steuerungs- und Regelungsvorgängen in Organismen und Ökosystemen beschäftigt.

Anerkannte Wissenschaftler:

- Valentino Braitenberg
- Joseph J. DiStefano III
- Werner Reichardt
- Holk Cruse
- Hans Drischel
- Bernhard Hassenstein
- Horst Mittelstaedt
- Frederic Vester
- Erich von Holst
- Franco Zucconi
- Botanik online: Kybernetik (Universität Hamburg)
- Biologische Kybernetik/Theoretische Biologie, Universität Bielefeld
- Max-Planck-Institut für biologische Kybernetik, Tübingen

Wikipedia: https://de.wikipedia.org/wiki/Biologische_Kybernetik

Buch Frederic Vester: Leitmotiv vernetztes Denken, Heyne Sachbuch 19/109, 1992

Lexikon der Biologie „Spektrum.de"
www.spektrum.de/lexikon/biologie/regulation/56046

Dr. med Dieter Sielmann
https://www.dr-sielmann.com/statik-des-menschen

Buchtipps:
- „Medi-Taping: Schmerzfrei durch den Alltag." Schnelle Hilfe bei muskel- und nervenbedingten Schmerzen, Dieter Sielmann, Hermann Christiansen, ISBN 978-3-8304-3823-6
- „Medi-Taping im Sport" Leistungsfähigkeit erhöhen – Verletzungen vorbeugen. Dieter Sielmann, ISBN 978-3-8304-6870-7

Muskulatur
Wikipedia, https://de.wikipedia.org/wiki/Muskulatur

Matrix- Rhythmus Therapie by Theres Maibach, Schweiz
https://www.bodywork-tm.ch/physikalisch.htm

Dr.-Ing. Jan Gerhard Smit
Website-Wiederherstellung durch „Wayback Machine" Internet Archive:
https://web.archive.org/web/20090929235125/http://home.arcor.de/drsmit/index.htm

Buch Manuskripte in der Datenbank TU Dresden:
- Manuskript: Schmerzen müssen nicht sein (Petition 2-16-15-8271-013805 in Google eingeben)
- Weitere Manuskripte: http://www.qucosa.de/recherche (Dr. Ing. Smit eingeben)

Manfred von Ardenne: Dr. Ing. Jan Gerhard Smit wurde vom damals berühmten Fernsehpionier und Kernphysiker Manfred von Ardenne (https://de.wikipedia.org/wiki/Manfred_von_Ardenne) abgeworben. Er entwickelte auch die weltweit erste Antidekubitus-Matratze, die auch heute noch gegen Wundliegen eingesetzt wird. Patentinhaber: sein Dienstgeber.

Gründer der „Kybernetik" – Norbert Wiener:
https://de.wikipedia.org/wiki/Norbert_Wiener

Buchtipp „Mikropressur" – Entfachung des vitalen Feuers im kristallinen Ozean des Lichts, Autor: Joska Ramelow, London. Deutschsprachige Ausgabe ISBN 978-046-495837-6

https://www.amazon.de/Mikropressur-Entfachung-vitalen-Feuers-kristallinen/dp/172869308X

Kontakt heute: Verein Arbeits- und Forschungskreis Biokybernetik nach Dr.-Ing. Jan Gerhard Smit, AUT Villach
https://biokybernetik-smit.com/

Coverbild mit Angelika Fürstler
https://www.angelikafurstler.de/home/

Biokybernetik nach Smit im Kino
https://selbstgeheilt.com

Erklärungen Faszien
Wikipedia: https://de.wikipedia.org/wiki/Faszie

Reflexzonen – Rudolf Siener
https://rudolf-siener-stiftung.de/

Energiebahnen-Meridiane
Wikipedia https://de.wikipedia.org/wiki/Meridian_(TCM)

Haus der Gesundheit Wenzenbach
https://www.hausdergesundheit-wenzenbach.de
https://ursulasimon.net/

Gesundheitshaus als Jurte
www.zeltwelt.ch

Dr. Claudius Kern, Selbstbau und Leichterde
https://jurtenbau.at/

Einfache Anleitungen – 13 Videos
https://gesundheitsknoepfe.com/

Erste Bücher Dr.-Ing. Smit: sie wurden nie redigiert oder verlegt. Sie sind jedoch in der Datenbank der TU Dresden, im PDF-Format abzurufen:

https://www.qucosa.de/recherche/ im Suchfeld „Dr. Ing. Smit" eingeben.

Hippokrates von Kos
https://de.wikipedia.org/wiki/Hippokrates_von_Kos

Biokybernetik nach Smit im Sport
https://biokybernetik-smit.com/sport/

„Europameisterin" im Nordic Walking Anna Maria Jernej
https://biokybernetik-smit.com/project/nordic-walking-queen

„Weltmeister" im Pentathlon Hindernisschwimmen
https://biokybernetik-smit.com/project/weltmeister_markus_weber/

Es gibt keine Website von ihm. Auf Facebook kann man Berichte finden. Einfach Markus Weber Weltmeister 2016 eingeben.

Biokybernetik Smit Brasilien/Südamerika
Prof. Anderson (Luftfahrtbehörde) im Video mit der Mutter eines behinderten Kindes.
https://www.youtube.com/watch?v=MW5LvVGSTS8

Biokybernetik Haus Brasil https://biokybernetik.com.br/contato

Die medizinischen Forscherinnen

- Video: Dr.ª med. Thamis B.S.Lirã: https://www.youtube.com/watch?v=xLkhi4mZcC8
- Profª med. Mariana Eri Sato Nishio: https://www.youtube.com/watch?v=2eTMiaZYts8

Irisdiagnostik

Dr.ª Nicéia Bearari https://www.instagram.com/nutriiris

Hilfsprojekt Lebensmittelausgabe

Video: https://www.youtube.com/watch?v=rbJDkGm4X2E

Hilfsprojekte seit 2016

Biokybernetik Action Social https://www.youtube.com/results?search_query=biokybernetik+action+social

Kinofilm Prof. Moscati

„Die Liebe, die heilt" Professor Moscati Neapel https://www.youtube.com/watch?v=MsbQi7BypzA

Hilfsprojekte seit 2016, für notleidende Kinder

https://www.youtube.com/results?search_query=biokybernetik+action+social

Lehrreicher Spielfilm über das Leben

„Der Film deines Lebens" https://www.youtube.com/watch?v=ofeUBvMkrS8

Spukhafte Fernwirkungen:

Wissenschaftsmagazin „Nature"
https://www.nature.com/articles/news.2008.1038

Holger Dambeck, „Spiegel.de": https://www.spiegel.de/wissenschaft/mensch/mysterioeses-quantenphaenomen-einsteins-spuk-ist-tausende-male-schneller-als-das-licht-a-572068.html

Landarzt Dr. med. Dieter Heesch
Artikel DZA Deutsche Zeitschrift für Akupunktur 2002. PDF-Download auf dieser Seite: https://www.sympathikus-therapie.de/fortbildung/mikropressur-und-reflexzonentherapie/

Sympathikus Therapie nach Heesch: https://www.sympathikus-therapie.de/therapie/

Literaturnachweise Dr. Heesch

1. Mann F. Revolution der Akupunktur. Gießen A.M.I. 1996 , p. 38.
2. Kellgren JH. Observation of referred pain arising from muscles. Clin. Sci. 3: 1938; 175.
3. Unschuld P. Antike chinesische Medizin: Die Vielfalt der Denksysteme. Dt. Ztschr. f. Akup. 1: 2000; 21-32.
4. Kühn JW. Brauchen wir Akupunktur und Traditionelle Chinesische Medizin? Ärztezeitschrift für Naturheilverfahren 1: 2001; 34.
5. Mann F. op. Cit.
6. Siener R. NPSO. Wiesbaden Heinrich Verlag 1996.
7. Gleditsch JM. Reflexzonen und Somatotope. Schorndorf WBV 1986 , p. 29.
8. Fleck FG. Augenakupunktur. Krefeld 1977.
9. Boel J. Skript zu einem Kurs „Augenakupunktur“. Berlin 1997.
10. Woo PJ. Onnuri – Su Jok Therapie. Moskau Verlag Su Jok-Akademie 1997.
11. Boel J. Skript zu einem Kurs „Augenakupunktur 2000“. Hamburg 2000.
12. Boel J. Skript zu einem Kurs „Augenakupunktur“. Berlin 1997.
13. Siener R. op. Cit.
14. Ötsch W, Stahl T. Das Wörterbuch des NLP. Paderborn Jungfermann 1997.
15. Shapiro F. Eye Movement Desensitization and Reprocessing. New York 1995.
16. Jones H, in Hogrefe H-C. Counterstrain. Manuelle Medizin 6: 2001; 320.
17. Gleditsch JM. op. Cit.

18. Steinhauser H, Koch H. Die Dorn-Methode und Breuss-Massage. Kursscript , p. 23.
19. [sic! Anmerkung des Verlags: Angabe fehlt in der Original-Quelle]
20. Gunn CC. Die Behandlung chronischer Schmerzen nach Gunn. Uelzen ML Verlag 1996.

Therapeut Otmar Wallensteiner: „richtig schwere Unfallfolgen"
Olympiasieger Mario Matt unter Insmitierungen von Otmar Wallensteiner:

- https://biokybernetik-smit.com/project/mario_matt_olympiasieg/
- https://de.wikipedia.org/wiki/Mario_Matt

Para-Ruderer Klaus Dolleschal
https://www.kleinezeitung.at/sport/kaerntnersport/5246888/Sensation_Dolleschal-sorgt-fuer-eine-Premiere

https://www.kaerntensport.net/oesterreichische-staatsmeisterschaften-im-rudern/

Gesundheit messen HRV-Systeme (Herzraten-Variabilität)
https://de.wikipedia.org/wiki/Herzfrequenzvariabilität

Prof. Fritz-Albert Popp
Natürliches Licht in lebenden Zellen „Der Advokat des Lichts" lautet die Überschrift in der Zeitschrift „Natürlich", Ausgabe 12/2003, Text: Reinhard Eichelbeck

Alexander Popp in einem Kongress: https://youtu.be/405Rr3WUQ8o

Website: http://www.reinhard-eichelbeck.de/

Bücher Fritz-Albert Popp:
- „Biologie des Lichts" (Paul Parey Verlag)

- „Molekulare und biophysikalische Aspekte der Malignität“ (Verlag Grundlagen und Praxis)
- „Die Botschaft der Nahrung“ (Verlag 2001) H.P. Dürr et al.
- „Elemente des Lebens“ (Die Graue Edition) Mae-Wan Ho et al.
- „Bioelectrodynamics Biocommunication“ (World Scientific) Marco Bischof
- „Biophotonen – Das Licht in unseren Zellen“ (Verlag 2001)
- „Tachyonen, Orgonenergie Skalarwellen – Feinstoffliche Felder zwischen Mythos und Wissenschaft“ (AT Verlag)

Natürliches Licht im Mohnblütenöl
https://www.zeitenschrift.com/artikel/mohnbluetenoel-die-heilkraft-des-sonnenlichts

Heiliger Gral
https://de.wikipedia.org/wiki/Heiliger_Gral

Die Hermetischen Gesetze „Hermes Trismegistos“
https://www.kybalion.de/

Buch „Die seelischen Ursachen der Krankheiten“
Von Björn Eybl, die Lehren von Dr. med. Mag. theol. Ryke Geerd Hamer IBERA Verlag, ISBN 9783850532299 – 1

https://www.thalia.de/shop/home/artikeldetails/A1018503252

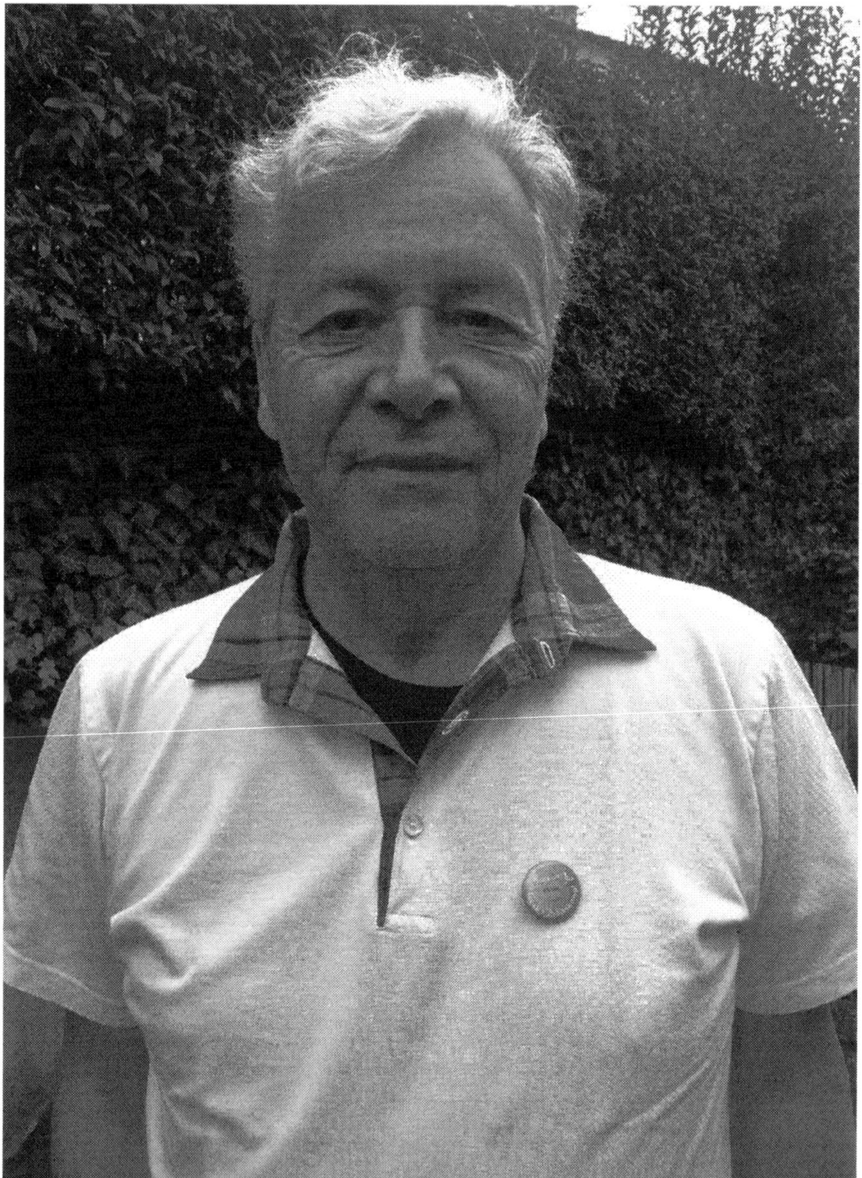

Autorenprofil Eduard Überbacher

Aufgewachsen als eines von 4 Kindern in einer österreichischen Kaufmannsfamilie. Der gute berufliche Erfolg führte mich nach 30 Jahren ebenso erfolgreich in den Burnout, und ein Umdenken zum Thema Gesundheit direkt in die wahre Berufung. Im Jahr 2010 lernte ich die physikalische Regulation nach Dr.-Ing. Jan Gerhard Smit kennen. Am 20.08.2012 führte mich der Weg zu ihm als Urheber, zur Klärung von unrechten Vorgängen gegen ihn. Im Januar 2013 Gründung des gemeinnützigen Vereins Biokybernetik nach Smit, unter Wohlwollen des Urhebers. Diese Workshops wurden im deutschsprachigen Raum sofort erfolgreich angenommen. 2018 Start erster Workshops und die Aufnahme weiterer Erforschungen in Brasilien unter der Führung der lieben brasilianischen Ärztin Dr^{a} med. Thamis B.S. und der Professorin Mariana Eri Sato Nishio in der med. Uni Sao Paulo. Die folgenden Jahre waren von Teamaufbau und Zusammenarbeit geprägt. Im Januar 2023 entstand das Manuskript zu diesem Buch im italienischen Muggia, nahe Triest. Denn es sollte am Meer sein. Unter stolzer Gesamtbilanz erfolgte nun im August 2023 die von mir gewünschte Zurücklegung des Vorsitzes im Verein, um zu neuen Ufern zu finden, welche brasilianischen Kindern den Start in ein menschenwürdiges Leben erleichtern soll. Die „Human Seeds Foundation, Brasil" wurde als Kinderhilfswerk von mir angeregt, um die begonnene Direkthilfe des Teams vor Ort finanziell besser unterstützen zu können. Als Samen für die Lebensgrundlage der Kinder, damit sie klares Wasser, vernünftiges Essen, und eine Chance auf Bildung und Beruf bekommen. Auf der Grundlage des Dr.-Ing. Smit Lebenswerks wurde es somit auch zu meinem Lebenswerk mit Sinn.

Notfall-Punkte

Liebe Leserinnen und Leser, diese Notfallpunkte bewirken „wahre Wunder“ bei Kreislaufschwächen, Ohnmacht oder Schmerzanfällen.

Diese zu kennen, gehört zum Grundwissen im Zusammenleben mit Menschen. Nehmen Sie einfach einen spitzen Gegenstand, der nicht sticht, und berühren Sie diese Punkte nur in einem Notfall in der gezeigten Reihenfolge. Bleiben Sie auch einige wenige Sekunden an diesen Punkten dran. Haben Sie gerade keine Spitze zur Hand, dann können Sie auch mit ihrem Fingernagel helfen. Wie der Begriff schon sagt: NUR BEI EINEM NOTFALL! Eine tägliche Aktivierung ist nicht ratsam! Diese Anleitung befindet sich hier auf der letzten Seite zum schnellen Auffinden!

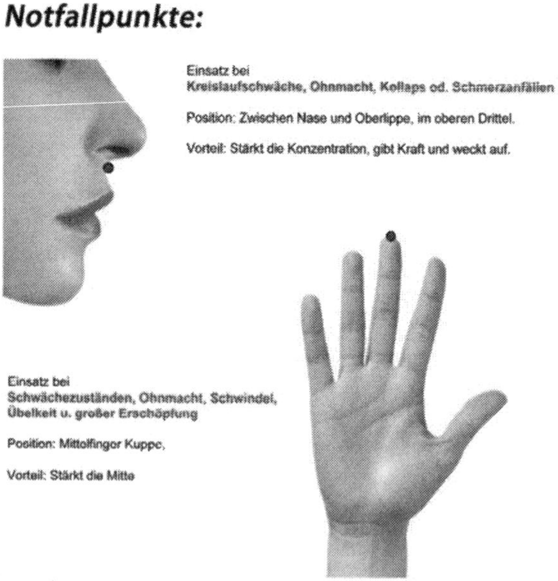

Abb. 81: Notfallpunkte

Aus dem Verlagsprogramm
www.loewenstern-verlag.de

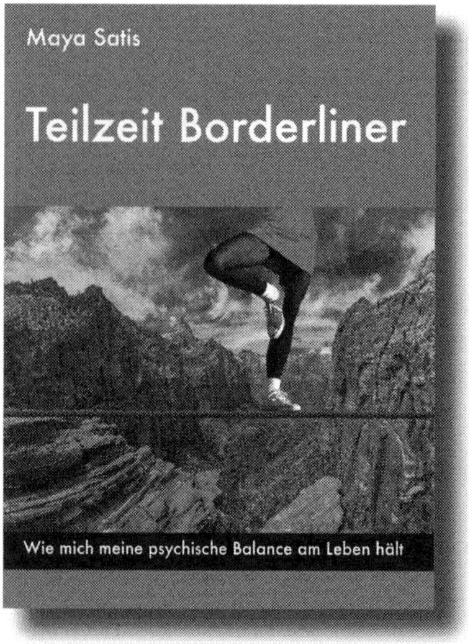

Maya Satis
Teilzeit Borderliner

Scheinbar harmlose äußere Einflüsse können bei Maya als Auslöser wirken, ihrem Leben ein Ende zu setzen. Wie sie dennoch überlebt, erzählt sie sehr eindrucksvoll und spannend in ihrem Buch.

ePUB-Ausgabe:	10,00 Euro
Kindle-Ausgabe:	9,99 Euro
Print-Softcover:	13,00 Euro
Print-Hardcover:	20,00 Euro

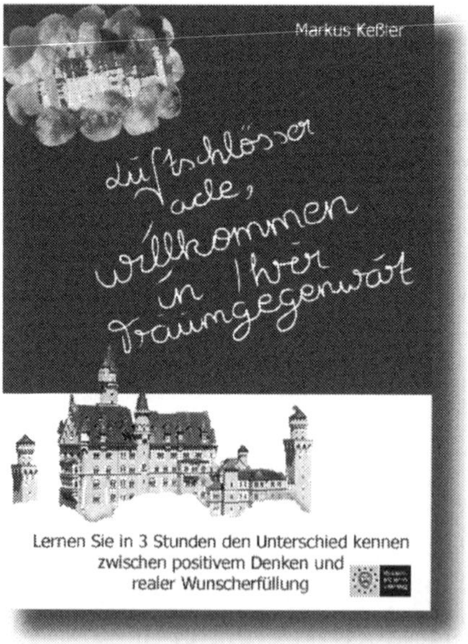

Markus Keßler
Luftschlösser ade, willkommen in Ihrer Traumgegenwart

Ein Buch aus der Praxis, das leicht verständlich die Geheimnisse eigener und fremder Kommunikationsmuster und Verhaltensweisen aufdeckt und entschlüsselt.

ePUB-Ausgabe:	7,90 Euro
Print-Ausgabe:	9,90 Euro

Hinweis: Der „LöwenStern Verlag“ hieß vor 2018 „Pilgerwege Verlag“.

FSC
www.fsc.org
MIX
Papier | Fördert gute Waldnutzung
FSC® C083411

Kolibri 360 GmbH
Ferdinand-Jühlke-Straße 7
99095 Erfurt, Deutschland
produktsicherheit@kolibri360.de